DICTIONNAIRE DU SANG

Acteurs de la Science

Fondée par Richard Moreau,
professeur honoraire à l'Université de Paris XII
Dirigée par Claude Brezinski et Roger Teyssou

La collection Acteurs de la Science est consacrée à des études sur les acteurs de l'épopée scientifique moderne ; à des inédits et à des réimpressions de mémoires scientifiques anciens ; à des textes consacrés en leur temps à de grands savants par leurs pairs ; à des évaluations sur les découvertes les plus marquantes et la pratique de la Science.

Dernières parutions

Roger TEYSSOU, *Les calculs de la vessie et la lithotritie,* 2024.
Anne-Marie MARION-AUDIBERT, *Au fil de nos entrailles*, 2023.
Norbert GUALDE, *L'Épidémie c'est l'homme, L'Anthropocène, l'épidémie, la syndémie, la démorésilience*, 2023.
Roger TEYSSOU, *Félix Le Dantec, Breton de Lannion et homme d'exception*, 2023.
Michel PINAULT, *Gustave Flourens : un intellectuel révolutionnaire. Du Second Empire à la Commune de 1871*, 2023.
Gérard GUILLET, *Cosmétiques : histoire et faces cachées. Du soin de peau au soin de soi. Pouvoirs, secrets et défis des cosmétiques*, 2023.
Paul MAZLIAK, *Xavier Bichat. La révolution en médecine*, 2022.
AVERROÈS, *Commentaire au Poème de la médecine d'Avicenne. Traduction, introduction et notes par Mahmoud Aroua,* 2022.
Jean-Marie AURADOU, Christian DUPIN DE SAINT CYR, *La réforme médicale avortée, 1778-1793*, 2022.
Roger TEYSSOU, *Histoire des statistiques des origines au XIXe siècle. Si les statisticiens m'étaient comptés…*, 2022.
Philippe DESHAYES, Gérard ENGRAND, Augustin MOUZE, Jean-Pierre RICHARD, *Accompagner l'entrée en recherche. Le séminaire « episteme »*, 2022.
Frédéric VIOUX, *La physique pour ceux qui n'aiment pas ça*, 2022.
Paul AVAN, *Giuseppe Tartini et le troisième son,* 2022.
Michel DUBUISSON, *Pierre-Charles-Alexandre Louis (1787 - 1872). Un médecin à l'aube de la médecine scientifique,* 2022.
Roger TEYSSOU, *Une histoire de la médecine (1500-1900)*, 2022.
Hugo PIERRARD, *La Pression atmosphérique et la santé. Une histoire de bulles*, 2021.
Guillaume REY, *Les stations en primatologie. Etude des cas de Makokou et Paimpont (1962-1989),* 2021.

Jean-François Schved

DICTIONNAIRE DU SANG

L'Harmattan

Du même auteur

La dernière gare — Berettyóújfalu ou la blessure des acacias,
L'Harmattan, 2009.

Transfusion en hématologie (Coauteur : Jean-Jacques Lefrère),
Éditions John Libbey, 2010.

Flux sanguin — Cris et chuchotements d'un médecin,
Éditions Glyphe, 2011.

Moi et mon crabe,
L'Harmattan, 2012.

Ces moments-là, las !,
Éditions Édilivre, 2016.

La Croix byzantine — Aïvali ou la mémoire des oliviers,
L'Harmattan, 2018.

Et je ne te laisserai pas seule,
L'Harmattan, 2020.

Meurtre à la faculté,
L'Harmattan, 2021.

Sous l'arbre, là-bas,
L'Harrmattan, 2022.

5-7, rue de l'Ecole-Polytechnique, 75005 Paris
http://www.editions-harmattan.fr
ISBN : 978-2-336-45435-1
EAN : 9782336454351

Au docteur Émeric Schved

Médecin de campagne,

mon modèle absolu.

« Le cœur. Dans sa réalité toute nue, sans son voile de mystère. Une masse informe de la taille d'un poing, couleur gris beige. Car telle est la couleur de notre corps, gris crème, gris marron, une vilaine couleur indécise, on a tendance à l'oublier. Personne ne choisirait pareille couleur pour les murs de son séjour ou la carrosserie de sa voiture. C'est la couleur de nos entrailles, de nos tréfonds, de ces endroits où la lumière n'accède jamais, où la matière se cache dans l'humidité, à l'abri des regards extérieurs — ce qui la dispense de bien présenter. Il n'y a qu'avec le sang qu'elle s'autorise une touche d'extravagance. Son rôle est de nous avertir ; sa couleur rouge est un signal d'alerte, lorsque la coque de notre corps est fissurée, lorsque la maille de nos tissus est déchirée. En réalité, l'intérieur de notre corps est privé de couleur. Une fois vidé de tout son sang, le cœur se présente comme un monceau de morve. »

Olga Tokarczuk
Les Pérégrins

A

Alcool — Le sang et l'alcool

L'alcool n'est pas un composant normal du sang. Sa présence n'y est jamais spontanée. Après ingestion, il passe rapidement dans la circulation ; le pic d'alcoolémie est atteint en une petite demi-heure, un peu plus si le sujet a mangé. Le taux sanguin est d'autant plus élevé que la quantité bue est importante. Un verre de vin à douze degrés suffit pour faire monter l'alcoolémie à 0,20 g/L voire 0,25 g/L. Deux verres doublent ce taux. Au-delà, les slogans prennent le relais.

Ces valeurs constituent des moyennes, mais femmes et hommes ne sont pas égaux devant l'alcool. Après ingestion, le volume dans lequel il se distribue après avoir été bu est plus faible chez les femmes du fait d'une plus grande proportion de tissu adipeux dans leur corps. Conséquence fâcheuse : pour une même quantité absorbée, l'éthanolémie est plus élevée chez elles. De même, 50 % des Asiatiques ont une faible résistance aux boissons alcoolisées. La responsabilité revient aux enzymes du foie, nommées acétylases ou déshydrogénases, chargées de métaboliser l'éthanol. L'une de ces enzymes est déficiente dans ces ethnies. Leur capacité à éliminer le toxique s'en trouve fortement altérée.

Au désespoir des automobilistes, la baisse de l'alcoolémie est un processus lent. Elle est en moyenne de 0,10 à 0,15 g par heure. Là encore, les femmes sont pénalisées, car cette décroissance est moins rapide chez elles. L'observation révèle qu'un délai minimum de deux heures est nécessaire pour éliminer deux verres de vin. Aucun médicament ou potion magique ne peut accélérer cette décroissance.

L'éthanol ingéré de façon répétée a divers effets sur le sang. L'un des plus remarquables concerne les buveuses ou buveurs réguliers chez qui les examens sanguins montrent une augmentation du volume moyen des hématies, appelée macrocytose. Cette conséquence de l'intoxication alcoolique chronique constitue parfois un élément de contrôle pour le médecin ou la justice devant un sujet affirmant qu'il a cessé de boire. La macrocytose persistante s'affiche alors comme un démenti. La justice s'est très tôt servie de ce paramètre. Dans certains cas, elle conditionne la restitution d'un permis de conduire, suspendu pour intempérance alcoolique, à la normalisation des résultats d'examens de laboratoire. Cette utilisation a pu donner lieu à des erreurs. La macrocytose ne peut pas suffire à poser le diagnostic d'alcoolisme chronique ou de poursuite d'intoxication, car bien d'autres causes d'augmentation du volume des globules rouges existent : prise de médicaments anti-infectieux, antiépileptiques, antimitotiques, carences vitaminiques, maladies hépatiques non alcooliques, exposition à des toxiques industriels. De plus, certaines personnes qui ne boivent jamais d'alcool et ne prennent aucun traitement ont physiologiquement des hématies de grande taille. La simple mesure de ce paramètre, sans tenir compte de l'ensemble des données cliniques et biologiques, peut donc conduire à de faux diagnostics, au même titre qu'un individu au faciès rougeoyant se verra volontiers qualifié d'alcoolique alors que cet aspect peut traduire une affection dermatologique, l'acné rosacée, ou une maladie hématologique associée à un excès de globules rouges, la polyglobulie.

Lorsque l'interrogatoire du sujet laisse planer le doute, le médecin dispose d'autres examens de laboratoire pour détecter la poursuite de l'intoxication éthylique, tels les dosages de gamma GT, de transaminases, ainsi que de divers paramètres aux noms impossibles à retenir.

Enfin, la législation a défini un seuil d'alcoolémie au-delà duquel la conduite en voiture est interdite. Il diffère selon les pays. Il est actuellement de 0,5 g/L pour la France et la plupart des pays de l'Union européenne. Le Royaume-Uni et Malte tolèrent 0,8 g/L. En Suède, Norvège et Pologne, le conducteur doit avoir moins de 0,2 g/L. La Hongrie, la République tchèque, la Slovaquie et la Roumanie ne tolèrent pas la simple présence d'alcool dans le sang. La mesure a du sens, car — faut-il rappeler ? — l'alcoolémie normale est de zéro gramme par litre de sang.

Ambigu — Les ambiguïtés du sang

« Athéna lui donna comme il venait de naître [...] deux gouttes provenant du sang de la Gorgone

— Et quel est l'effet de cette goutte sur la nature humaine ?

— Elle écarte les maux et entretient la vie.

— Et comment agit la seconde ?

— Elle tue. » (Euripide. *Ion*)

Le sang de la Gorgone avait le pouvoir d'entretenir la vie, mais aussi de tuer. Le sang prélevé sur le côté droit de la Gorgone pouvait ramener un mort à la vie, tandis que celui pris du côté gauche était un poison immédiat. Cette dualité rejoint celle du terme *pharmakon* (φαρμακον) qui, dans la Grèce ancienne, désignait en même temps le remède et le poison.

Le sang figure la vie et la mort. Toute définition du sang appelle son contraire. Il est identitaire et propre à l'individu, *mon sang* symbolise le moi ; mais en même temps communautaire, porteur présumé d'hérédité, *être du même sang*. Il est invisible sur le corps, mais présent dès lors que l'intégrité corporelle est touchée. Il est pur et impur, faste et funeste. On le décrit comme un liquide rouge alors que le plasma est translucide, sa couleur tient aux hématies en suspension. Dans les expressions issues du langage courant, il porte les qualités et les défauts de l'individu, son caractère, son tempérament. Quelqu'un a le sang chaud ou ne manque pas de sang-froid. On l'associe également à la nationalité ou à la région d'origine. Certains sont fiers d'avoir du sang français, espagnol, breton ou corse. Quant à l'ethnie ou la religion, les termes de sang noir, sang arabe ou sang juif rappellent, dans l'histoire voire l'actualité, combien ces concepts peuvent être problématiques.

Longtemps, la médecine a considéré que la maladie était par nature liée au sang et que le fait d'enlever le sang présumé malade suffisait pour soigner. L'important était de choisir le bon côté. La saignée devait-elle être pratiquée du côté du mal ou du côté opposé ? Les médecins pouvaient à leur guise user et abuser des saignées, négligeant une ambiguïté évidente. Les saignées réputées thérapeutiques ne guérissaient pas. Par leur répétition elles induisaient des maladies, carences en fer et anémies majeures. Ce traitement a probablement tué plus de patients qu'il n'en a guéri. Mortelle ambiguïté.

Une question s'est imposée devant des pertes abondantes de sang par hémorragies : peut-on le remplacer ? La transfusion sanguine, après bien des déboires, n'a vu réellement le jour qu'au début du XXe siècle. Dès lors est apparue une nouvelle ambiguïté. Le sang humain transfusé ne pouvait provenir que d'un don. Cette idée de don s'imposait puisque le sang, élément du corps, ne pouvait être considéré comme un bien. Il ne pouvait faire l'objet d'un contrat entre la personne qui donne et celle qui prélève. Le principe du bénévolat reste, en France, un des dogmes de la transfusion sanguine. En revanche, les établissements transfusionnels vendent le sang et ses dérivés aux structures de soin. La justification de cette ambiguïté, pas toujours bien comprise, entre la non-rémunération du don et la vente du sang et de ses dérivés, réside dans les coûts nécessaires à la préparation, la conservation, les analyses de sécurité — appelées qualification du don — et la délivrance des produits sanguins.

La transfusion sanguine a constitué un immense progrès médical. Nul ne peut contester qu'elle a sauvé de nombreuses vies humaines. Hélas, dans les années 80, en transmettant le virus du sida, elle a tué. Triste et nouvelle ambiguïté fatale. Certes, il y a eu des retards de décision, des erreurs voire des fautes commises, mais ces manquements ne sont pas à l'origine du drame. Ils ont surtout conduit à l'amplifier. Les contaminations avaient débuté bien avant que le virus ne fût découvert et que l'on disposât de moyens pour le déceler ou l'éliminer.

De nos jours, les techniques et indications des transfusions et des saignées sont bien codifiées. Des situations révélatrices de l'ambiguïté existent encore. Dans certaines maladies neurologiques, telle la *polyradiculonévrite*, deux traitements sont possibles. L'un recourt à la plasmaphérèse, prélèvement de sang en grande quantité compensé par la réinjection des globules rouges du sujet. Cette technique permet d'épurer du sang certains anticorps considérés comme nocifs. L'autre, tout aussi efficace, est une forme particulière de transfusion, donc d'apport de dérivés sanguins. Le procédé consiste à injecter au patient un mélange d'anticorps, préparés à partir de sang ou de plasma prélevé chez des donneurs volontaires, afin de neutraliser les anticorps responsables de la maladie. Prélever du sang ou en ajouter, éliminer des anticorps sanguins ou en perfuser, deux façons opposées d'arriver au résultat.

Certaines cellules sanguines, enfin, participent à l'ambiguïté du sang en pratiquant un double jeu. C'est le cas des plus petites parmi elles, les plaquettes. Elles sont indispensables à la vie, car le processus d'hémostase qui arrête ou prévient les hémorragies repose sur elles. L'absence ou la diminution importante des plaquettes expose à un risque d'hémorragies parfois mortelles. En parallèle, elles menacent la vie, car elles sont en partie responsables d'une des grandes causes de décès en occident, l'athérosclérose. Cette atteinte quasi inéluctable de nos vaisseaux s'installe grâce aux plaquettes qui lèsent les parois vasculaires et créent les conditions du développement des plaques d'athérome.

Anémie — Que d'erreurs commises sur ton nom

Si l'on s'en tient à l'étymologie, le mot anémie, formé du préfixe privatif grec *an-* (ἀν-) et de *aima* (ἁιμα) le sang, signifie absence de sang. Pour l'ensemble du règne animal, l'absence de sang signe la mort. L'anémie d'un être en vie est donc l'insuffisance de sang. Elle aurait pu s'appeler « hypohémie ». Plutôt que d'en changer la dénomination, l'important est de la comprendre.

Les deux types d'anémie

Deux sortes d'anémies s'opposent, tant dans leur origine qu'au vu de leurs conséquences : l'anémie aiguë et l'anémie chronique. La première résulte d'une forte perte de sang, à la suite d'une plaie vasculaire ou d'une hémorragie interne. Cette anémie aiguë peut être mortelle. Dans ce cas, la mort n'est pas due à la diminution du nombre de globules rouges, mais à la baisse massive du volume sanguin contenu dans les vaisseaux, ce qui a pour effet de désamorcer la pompe cardiaque.

Toute autre est l'anémie chronique. Elle s'installe lentement et relève de mécanismes différents. L'hémogramme, ou numération sanguine, permet de la diagnostiquer et d'en suspecter le mécanisme. Une erreur fréquente consiste à définir l'anémie comme la diminution du taux de globules rouges dans le sang. Or, les valeurs mesurées par le laboratoire sont des taux de cellules par millimètre cube de sang. Deux composants interviennent pour modifier ce taux, le nombre total de cellules et la quantité de plasma dans lequel elles baignent. Un taux bas d'hématies peut être dû à une baisse effective de leur nombre total — anémie vraie —, ou à une augmentation du volume de plasma. Une image illustre cette situation. Lorsque de l'eau est ajoutée à du vin, la quantité d'alcool reste la même, mais la couleur passe du rouge au rose. Avant de parler d'anémie, le médecin doit donc s'assurer qu'un taux bas de globules rouges est bien dû à un manque de cellules et non pas à un excès de plasma.

L'organisme ne sait pas compter les globules rouges. Il doit simplement disposer de suffisamment d'hémoglobine intra-érythrocytaire pour oxygéner ses tissus, quel que soit le taux des cellules qui la transporte. Lorsque celles-ci sont petites, la quantité d'hémoglobine disponible est réduite, et l'organisme peut se trouver en état d'anémie alors que le taux sanguin des hématies, lu sur l'hémogramme, est normal. L'examen attentif de leur volume rapporté à leur taux permet, avec les autres paramètres érythrocytaires, de prouver l'anémie qui se définit comme la diminution de la quantité totale d'hémoglobine contenue dans les globules rouges circulants.

Les grandes causes d'anémie chronique

Le diagnostic d'anémie posé, l'origine doit en être recherchée. À côté des grandes hémorragies, les causes possibles sont multiples. Les plus fréquentes sont les carences en éléments indispensables à la génération cellulaire : fer, vitamine B12, acide folique. Dans ces situations, l'apport thérapeutique des nutriments manquants suffit à corriger le désordre puisque la moelle n'est pas malade. L'anémie peut aussi être due à la diminution de production des éléments sanguins par une moelle osseuse atteinte de maladie, leucémie ou aplasie médullaire par exemple. Ici, seul le traitement de la maladie causale, lorsqu'il est possible, permettra de corriger l'anémie. Parfois, les hématies sont fragilisées du fait de désordres constitutionnels de l'hémoglobine ou d'anomalies de la membrane, ou bien par l'apparition d'anticorps dirigés contre les globules rouges. Ceux-ci ont alors une durée de vie raccourcie qui engendre l'anémie. Chaque type d'anémie relève d'un traitement spécifique, d'où la nécessité d'une bonne démarche diagnostique.

Au-delà de la médecine

L'anémie quitte parfois le champ de la médecine et de l'hématologie. Le terme est devenu synonyme de faiblesse. Les dictionnaires courants proposent les exemples d'*anémie de la production* ou d'*anémie de l'économie*. Plus conceptuel encore, Roger-Martin du Gard évoquait « l'anémie générale des croyances religieuses ». Blaise Cendrars donne une couleur insolite à l'anémie : « Un tremblotant rayon, fade, anémié, bleui, de la grande lumière du dehors ». Jean-Paul Sartre la politise et en fait un synonyme de carence : « Nul doute que cette anémie pratique devienne une anémie de l'homme marxiste ». Partisan d'un marxisme critique, il reproche au marxisme stalinien englué dans l'orthodoxie et l'autoritarisme une carence qui aboutirait par des dogmes rigides à l'élimination de l'homme. L'anémie atteint même la pourpre romaine, blâmée par Joris-Karl

Huysmans pour s'être détachée de l'art : « Hélas ! dans quel état d'abandon et d'anémie se trouve l'Église depuis qu'elle s'est désintéressée de l'art et que l'art s'est retiré d'elle ! »

Dans les mésusages, une mention particulière revient à un auteur français, prix Nobel de littérature, Romain Rolland qui écrit dans *Jean-Christophe* : « La nuit, la température de l'enfant avait des sautes effrayantes, elle passait sans transition de la grosse fièvre à l'anémie. »

Animaux — Le sang des animaux

Tous les animaux terrestres ont du sang. Les exceptions à la présence obligatoire du sang pour le développement de la vie animale se situent dans le monde marin. Ainsi les coraux, les méduses, et les éponges en sont-ils dépourvus.

En quoi le sang humain diffère-t-il de celui des autres animaux ?

La couleur de l'hémoglobine humaine est due aux quatre atomes de fer portés par chaque molécule. L'ion métal absorbe toutes les longueurs d'onde à l'exception du rouge. Le sang des animaux n'a pas toujours cette couleur symbolique. Lorsque le fer est remplacé par du cuivre, le pigment est bleu, d'où son nom d'hémocyanine. Ainsi, la limule, véritable fossile marin appelé aussi crabe au sang bleu, alors qu'elle n'est pas un crustacé, possède un sang — il vaudrait mieux parler d'hémolymphe — très particulier. Il prend une couleur bleue dès qu'il est oxygéné. De plus, il contient un seul type de cellules à fort pouvoir antibactérien, les amibocytes qui, lorsqu'ils se trouvent au contact de bactéries, induisent une coagulation du liquide dans lequel ils circulent. Cette propriété leur permet d'empêcher la prolifération bactérienne. L'hémocyanine, pigment transporteur d'oxygène, confère la même couleur bleue au sang des poulpes qui, non contents d'avoir huit bras, possèdent aussi trois cœurs.

Chez certains mollusques, comme le brachiopode, le pigment nommé hémérythrine confère au fluide une couleur rose ou violette. Quant à la légine antarctique, gros poisson de la famille des *Nontothenildae*, qui n'a ni globules rouges ni hémoglobine, elle survit dans les eaux glacées grâce à une protéine particulière de ses tissus, et à un sang qui fait office d'antigel. Ces particularités ne sont pas le privilège des animaux marins. Les scinques de Nouvelle-Guinée sont des lézards à sang vert. Cette teinte est due à la présence en grande quantité d'un produit de dégradation de l'hémoglobine appelé biliverdine.

Les globules rouges des humains et de la plupart des mammifères, à la différence de ceux des poissons, des reptiles et des oiseaux, sont dépourvus de noyau.

Le sang humain compte 4,5 à 5,5 millions de globules rouges par millimètre cube. Dans le même volume, les chiens et les chats en possèdent 5 à 9 millions tout comme les bovins et les camélidés. Parmi ces derniers, chez ceux qui vivent en altitude, tels les lamas et les chameaux de Bactriane, on relève des taux de 15 à 19 millions. Pour les chevaux, la norme est de 7 à 12 millions. Pour l'homme, une telle augmentation du nombre de globules rouges entraînerait une hyperviscosité sanguine mortelle. Ce n'est pas le cas pour ces animaux. L'explication tient à la petite taille de ces érythrocytes. Chez l'homme, le volume moyen des globules rouges est de 82 à 98 femtolitres (1 fL = 10^{-15} litres). Celui du chien est de 60 à 77 fL. Il se situe entre 40 et 60 fL pour les bovins ; pour les ovins et les caprins, il varie entre 20 et 40 fL. Ce volume est aussi celui trouvé chez le dromadaire dont les hématies nucléées ont une forme elliptique. Elles s'arrondissent lorsque l'animal fait son impressionnante provision d'eau : 100 litres en 10 minutes. Elles peuvent alors, en très peu de temps, tripler de volume.

L'homme est un animal à sang chaud. Il est capable de maintenir une température interne constante, quelles que soient les conditions extérieures. Cette propriété appelée *homéothermie* a été utilisée par le physicien allemand Daniel Gabriel Fahrenheit pour définir les températures de référence de l'échelle qui porte son nom. Le 0° Farenheit était défini comme la température la plus froide enregistrée à Dantzig durant l'hiver 1708-1709, alors que le 100° était la température du sang d'un cheval sain. Elle était aussi celle prise à l'aisselle chez sa femme. Par la suite, ces bases aléatoires ont été remplacées par des paramètres plus précis. L'homéothermie nécessite la possibilité pour l'organisme de produire de la chaleur. Les mammifères et les oiseaux disposent de cette propriété appelée *endothermie*. Certaines espèces ont réellement le sang chaud. Ainsi, la température moyenne des oiseaux est de 38 °C à 42 °C. En vol, période la plus calorifère, le pigeon peut dépasser 43 °C.

Les reptiles, les poissons et les amphibiens sont poïkilothermes. Ils adaptent leur température corporelle aux variations thermiques de l'environnement. Pour chaque espèce d'animal poïkilotherme existe une température optimale de confort, appelée température moyenne préférée. Elle se situe souvent entre 25 °C et 35 °C.

Les modifications de leur milieu intérieur ont leur limite. Par temps froid, le serpent s'engourdit et ne peut plus digérer, il cesse de s'alimenter. Par temps trop chaud, il meurt. Lorsque la température extérieure descend en dessous de 22 °C, les membranes de cymbalisation, responsables du « chant » des cigales mâles, deviennent rigides au point que les muscles abdominaux ne peuvent plus les déformer. Tous les cicadidés se taisent alors. Les poissons des eaux polaires évitent le gel du sang par un phénomène de surfusion qui permet de maintenir une substance à l'état liquide au-delà de son point de solidification. Le lampris est un poisson capable, par un système de chauffage interne, de garder sa température supérieure de 5 °C à celle de l'eau. Quant au crocodile, lorsqu'il est hors de l'eau et que la chaleur est excessive, il ouvre grand sa gueule pour refroidir le sang par évaporation de l'humidité buccale.

Les camélidés ont une conception particulière de l'homéothermie, bien adaptée à l'environnement où ils vivent. Par temps chaud, la température interne du dromadaire peut monter à 42 °C, ce qui lui permet d'économiser l'énergie et l'eau en réduisant les pertes cutanées et muqueuses. De plus, lorsqu'il élimine le quart de son poids par la transpiration, la teneur en eau de son sang ne s'abaisse que d'un dixième et le sang reste suffisamment fluide pour assurer sa fonction de transport d'oxygène vers les tissus périphériques. L'animal utilise plusieurs autres astuces pour s'adapter à la chaleur. Il a concentré toutes ses graisses dans sa bosse et n'a pas de pannicule adipeux sous la peau, ce qui réduit encore les pertes liquides par sudation. De plus, le pénis des mâles est tourné vers l'arrière, ce qui leur permet de refroidir le sang des veines fémorales en urinant sur leurs jambes. En revanche, par temps froid, l'animal peut abaisser sa température corporelle jusqu'à 32 °C et n'a pas besoin de puiser dans ses réserves pour la maintenir.

Un autre animal possède un système très élaboré d'adaptation à la chaleur et à la soif, l'oryx, magnifique antilope du désert, présent principalement en Afrique et dans la péninsule arabique. Au cours des journées torrides, il peut élever sa température corporelle jusqu'à 46 °C, ce qui, comme chez les camélidés, lui donne la possibilité de stocker la chaleur et d'éviter la transpiration. De plus, les vaisseaux sanguins qui alimentent son cerveau passent par les naseaux. Là, ils sont refroidis de 5 °C, condition de la survie, car les cellules du cortex cérébral sont très sensibles à la chaleur. La nuit il supporte l'abaissement de sa température corporelle jusqu'à 36 °C. Son anatomie et sa physiologie lui permettent ainsi de rester plusieurs mois sans boire.

Antiquité — Le sang des anciens

Le sang se conserve mal, mais laisse longtemps sa trace. Il nous raconte l'histoire des hommes.

Avec les momies, le monde égyptien antique nous a laissé un matériel considérable pour la recherche. L'une des questions qui se posent est l'origine des habitants de cette région. À l'aide de techniques sophistiquées et précises, les scientifiques ont pu déterminer les groupes sanguins des corps ainsi conservés. Ils ont mis en évidence, dans cet échantillon de population, une prévalence nette de l'antigène B, donc des groupes B et AB. Cette singularité n'existe pas chez les habitants de l'Égypte actuelle. Un travail intéressant avait été effectué par des auteurs italiens, S.M. Borgognini et G. Paoli, et publié en 1981. À partir des tissus de momies égyptiennes, ils avaient montré que la distribution des groupes sanguins de ces momies était identique à celle des leucodermes, Égyptiens à peau blanche. Ils trouvaient, en revanche, des différences significatives avec les populations négroïdes et les habitants des oasis. Ils avaient aussi comparé cette distribution des groupes sanguins avec celle des pays voisins et avaient conclu que les Égyptiens de l'antiquité avaient des caractéristiques génétiques semblables à celles des ethnies du Moyen-Orient. Ces éléments leur avaient fait avancer l'hypothèse que le peuplement de la vallée du Nil se serait réalisé à partir d'un foyer médio-oriental à travers l'isthme de Suez, en remontant le long de la vallée du fleuve. De nos jours, il semble que les Égyptiens les plus proches de ces premiers habitants seraient les Coptes. Par la suite, une hybridation avec les populations négroïdes méridionales d'origine subsaharienne aurait contribué à créer la diversité actuelle. Des travaux ultérieurs ont confirmé plusieurs de ces hypothèses. Ainsi, l'analyse des prélèvements effectués sur les momies a établi que toutes les momies pharaoniques étaient leucodermiques, à l'exception des souverains noirs de la XXVe dynastie qui régnèrent à Napata et Tanis entre 744 av. J.-C. et 656 av. J.-C. Ils étaient nubiens.

Un scientifique sénégalais, Cheikh Anta Diop, a mis en doute tous ces résultats. Durant toute sa carrière, cet anthropologue a cherché à montrer l'apport de l'Afrique noire à différentes cultures mondiales. Ainsi, il a comparé les cultures subsahariennes à celles de l'Égypte antique. Il s'est appuyé sur la linguistique, l'étude des textes anciens et la comparaison des caractéristiques des statues. Il a conclu que la civilisation égyptienne et les hiéroglyphes eux-mêmes étaient d'origine négro-africaine. Ses travaux ont été sévèrement critiqués, autant du fait des méthodes employées que de leur manque de rigueur. Ses démonstrations n'ont pas convaincu le monde scientifique mais Cheikh Anta Diop garde des adeptes.

En 2017, des chercheurs de l'Institut Max Planck en Allemagne ont pu analyser l'ADN de 90 momies trouvées sur le site d'Abousir el-Melek, au sud du Caire. Cela est d'autant plus remarquable que l'ADN se conserve mal sous ce climat aride, et que les techniques utilisées pour l'embaumement l'altèrent profondément. Les résultats contredisent les hypothèses de Cheikh Anta Diop et suggèrent que les anciens Égyptiens étaient proches des peuples du Levant, de la Syrie, du Liban et de l'Asie Mineure. Une partie des habitants de l'Égypte actuelle est d'ethnie noire. L'apport négroïde d'origine subsaharienne dans la population égyptienne s'est produit principalement à partir de l'an mille de notre ère.

Le sang étudié sur les momies nous apprend beaucoup sur le peuplement des pays où elles furent découvertes. En revanche, nous ignorons tout des maladies sanguines qui pouvaient exister à cette époque. Seuls les textes nous renseignent sur quelques traitements. Les soins appliqués pour les épistaxis (saignements de nez) chez les Assyriens figurent dans un document du VIIe siècle av. J.-C. Arad-Nana était le médecin personnel du roi Asarhaddon dont le fils, Ashuretilshamersitiuballistu, saignait du nez. Le praticien appelé à la rescousse a vivement critiqué les soignants précédents : « Les pansements n'ont pas été faits comme ils auraient dû l'être ; on les avait posés sur le cartilage du nez alors qu'il fallait effectuer un tamponnement. Cela ne constitue pas une gêne pour la respiration, mais atténue l'écoulement sanguin ». Le tamponnement nasal antérieur reste, de nos jours, le traitement des épistaxis.

Vers la même période, Homère décrit avec précision dans le livre XI de l'Iliade le soin d'une plaie : « Il (Machaon) coupe de son couteau le trait aigu et cruel, lave d'une eau tiède le sang de la plaie, y applique une racine amère qu'il a brisée entre ses mains et qui doit apaiser les douleurs. La blessure est séchée, le sang cesse de couler et les douleurs s'apaisent ».

L'abord chirurgical des saignements illustré par Homère, repris plus tard par Hippocrate, contraste avec le peu de connaissances qu'eurent les Grecs de la physiologie humaine. Platon affirmait que tout passait par le poumon qui contient l'âme intermédiaire et rafraîchit les circuits internes par la respiration. Pour Aristote, le cerveau assurait le refroidissement du corps, tandis que le cœur était le centre de la pensée d'où le terme de cardiocentrisme.

À côté de ces dérives sur la physiologie, les Grecs accordaient une place singulière à la symbolique du sang dont ils considéraient que les différences contribuaient à définir l'identité des groupes humains. Selon cette théorie, l'unité des Grecs ne relevait pas de la langue et de la culture mais d'une origine unique, donc d'une filiation. Le terme de consanguinité pourrait désigner cette conception, mais sa racine latine en exclut l'usage pour les Grecs. De plus, la *consanguinitas* n'avait pas la même signification chez les Romains. Elle recouvrait l'idée qu'un individu qui naît d'une mère ou d'un père citoyen romain pouvait acquérir la citoyenneté romaine. Ce principe juridique porte le nom de *droit du sang*. L'empereur Auguste reprit ce critère de citoyenneté, car il craignait que la multiplication du nombre des affranchis, postulant à la citoyenneté, ne vienne corrompre le sang du *populus* (le peuple). Plus tard, l'empereur Claude développa le principe que Rome tirerait sa grandeur de sa capacité à intégrer les étrangers. Beau concept, qui représente les fondements de tout humanisme, même moderne.

Aphérèse — La bien nommée

L'aphérèse désigne en linguistique la chute d'un ou plusieurs phonèmes à l'initiale d'un mot. L'exemple le plus classique est l'utilisation du terme *bus* en lieu et place d'autobus. La médecine en a fait usage pour regrouper sous un même vocable diverses techniques de prélèvement de plasma, appelé plasmaphérèse, ou de cellules, cytaphérèse. Ce faisant, elle a réalisé sur ces termes une aphérèse.

Plasmaphérèse

La plasmaphérèse, opération la plus courante, permet le don de plasma. Elle consiste en un prélèvement sanguin prolongé sur une période de 30 à 90 minutes. Un séparateur dissocie le plasma des cellules. Celles-ci sont réinjectées au sujet.

Le plasma collecté est immédiatement congelé. Le produit obtenu, appelé PFC (plasma frais congelé) est très utilisé en réanimation chez les grands brûlés, dans les syndromes hémorragiques sévères car il contient tous les facteurs de coagulation, ainsi que pour d'autres affections plus rares.

Le plasma prélevé peut aussi être fractionné. Il est riche en différents composants très utiles injectés séparément à des malades n'ayant besoin que d'un seul composé. Les principaux sont l'albumine, les immunoglobulines et les facteurs de coagulation.

La plasmaphérèse permet également d'épurer une substance du sang. La technique s'appelle échange plasmatique. Échange, car de grosses quantités de plasma sont prélevées et remplacées par un soluté de substitution, ou par le plasma du patient après une filtration spécifique qui le débarrasse des molécules indésirables. Ainsi peuvent être épurées les immunoglobulines pathologiques responsables de maladies auto-immunes ou d'hyperviscosité, mais aussi le cholestérol pour les graves hypercholestérolémies familiales.

Cytaphérèse

Les cytaphérèses ont pour but de prélever des cellules sanguines. La technique est proche de celle utilisée pour la plasmaphérèse, mais sa durée est plus longue, trois heures en moyenne. Deux trocarts veineux sont posés chez le donneur, un pour le prélèvement et un autre pour la réinjection du plasma et des cellules non retenues lors du tri.

Selon les cellules concernées, on distingue trois types de cytaphérèse :

— L'érythraphérèse consiste à prélever uniquement les globules rouges pour remplacer les hématies pathologiques d'un patient par des globules normaux, provenant d'un donneur de sang.

— La thrombaphérèse ou thrombocytaphérèse est une méthode très utile dans le cadre du don de sang. Elle permet de prélever une quantité importante de plaquettes, et de préparer, en vue de transfusion, des concentrés plaquettaires issus d'aphérèses (en abrégé CPA), destinés aux patients dont le taux de plaquettes dans le sang est très bas. Le traitement des leucémies aiguës engendre un besoin important en concentrés plaquettaires.

— Les leucaphérèses, prélèvements de globules blancs, s'utilisent chez les patients porteurs de taux très élevés de globules blancs lors d'affections hématologiques. Les leucocytes, dont le taux normal est de 4 à 10 000 par millimètre cube, peuvent s'élever à 2 voire 3 millions par millimètre cube. Cette situation est une urgence vitale.

Enfin, la cytaphérèse a un domaine d'application particulier d'une grande importance en hématologie, le prélèvement de cellules souches hématopoïétiques en vue d'une greffe de moelle osseuse. Le sujet prélevé peut être un volontaire sain, dans le cas de l'allogreffe, ou le patient lui-même lorsque le traitement prévu est une autogreffe. Le sang contient de très petites quantités de ces progéniteurs qui ont le pouvoir de générer toutes les cellules sanguines. La technique consiste à les *mobiliser*. Pour cela, des médicaments, les facteurs de croissance, les font sortir de la moelle osseuse et les mettent en circulation. La leucaphérèse permet de prélever ces leucocytes enrichis en cellules souches hématopoïétiques. Grâce à un tri automatisé, ces dernières sont isolées puis congelées jusqu'à leur réinjection chez le malade. Dès leur administration, elles iront se loger dans la moelle osseuse et pourront former de nouvelles cellules sanguines.

Artificiel — À la recherche du sang artificiel

Le sang artificiel est un vieux rêve qui a peu de chance de devenir réalité. Son utilité théorique est indiscutable : plus besoin de donneurs de sang, plus de difficultés d'approvisionnement en urgence lors de guerre, d'attentats, ou d'accidents de la route, et satisfaction des témoins de Jéhovah. À ce jour, la production de sang artificiel n'existe pas. Il est peu probable que l'on puisse à l'avenir accomplir cette prouesse. Le sang est beaucoup trop complexe. Il comporte des cellules et du plasma, solution aqueuse ionique, qui contient des glucides, des lipides et surtout une centaine de protéines, chacune ayant une fonction spécifique. Les techniques d'ingénierie cellulaire permettent de synthétiser en laboratoire la plupart des protéines, mais l'idée de fabriquer des globules blancs ou des plaquettes relève de la fiction pure. En pratique, la dénomination de sang artificiel évoque plutôt une substance capable de remplir le rôle essentiel du sang, le transport d'oxygène. L'objectif est donc de trouver un substitut aux globules rouges.

Les hématies, grâce à leur composant principal, l'hémoglobine, ont la possibilité de fixer des quantités importantes d'oxygène au niveau des poumons, pour le libérer dans tous les tissus. Là, elles récupèrent le gaz carbonique issu du métabolisme cellulaire et l'éliminent par les alvéoles pulmonaires, où elles se chargent à nouveau d'oxygène. Elles sont donc capables de « reconnaître » l'organe où elles se trouvent et ne se trompent pas dans l'attribution des gaz portés.

Plusieurs transporteurs d'oxygène ont été développés. Des chercheurs californiens ont élaboré de petites bulles de graisse, à partir de phospholipides et de cholestérol, dans lesquelles ils ont emprisonné de l'hémoglobine qui remplirait la fonction souhaitée. Ces *néohémocytes*, nom qu'ils leur ont donné, pourraient se garder six mois. Une société privée avait préparé deux composés issus d'hémoglobine bovine, appelés *Hémopure* (HBOC-1) à usage humain et *Oxyglobine* (HBOC-301) à usage vétérinaire. *Hémopure* a été testé chez l'homme dans des cas de chocs hémorragiques, mais l'absence de fiabilité et de sécurité de ces médicaments en a interrompu le développement.

Une autre approche, plus biochimique, avait donné de grands espoirs, les perfluorocarbures. Ces produits fluorés se classent parmi les gaz à effet de serre. Ils ont un fort pouvoir de réchauffement et, de ce fait, inquiètent les défenseurs de la planète. On les trouve aussi dans les revêtements des poêles et des casseroles antiadhésives. Leur intérêt, dans la quête aux substituts du sang, vient de leur capacité à dissoudre des quantités importantes d'oxygène. La recherche avait abouti à la préparation d'un produit nommé *Fluosol*, une émulsion composée de substances hydrophobes et lipophobes. Les essais chez l'homme avaient été encourageants. Le médicament avait obtenu l'agrément de la *Food and Drug Administration* américaine pour une utilisation dans l'angioplastie transluminale percutanée. Cette technique employée en cardiologie interventionnelle a pour but de rétablir le flux sanguin d'artères coronaires rétrécies par l'athérosclérose. L'absence de stabilité du produit a contraint le laboratoire à le retirer du marché. Depuis, des laboratoires de recherche ont élaboré d'autres perfluorocarbures. Aucun ne fait l'objet de développement clinique avancé à ce jour.

En France, l'équipe de Luc Douay à l'hôpital Saint-Antoine, a proposé une solution originale, générer de vrais globules rouges en laboratoire, à partir de cellules souches hématopoïétiques, composants normaux de la moelle osseuse d'où naissent les cellules sanguines. L'idée était donc de créer *in vitro*, à l'aide de milieux de culture enrichis de nutriments et de facteurs de croissance, un environnement identique à la moelle osseuse. Après de multiples tentatives, la production de globules rouges est devenue une réalité et des essais de transfusion chez l'animal ont montré qu'ils étaient viables et fonctionnels. Ce nouvel espoir est loin de répondre à la demande médicale. L'obtention de cellules en grande quantité est difficilement imaginable et le coût exorbitant en fixe les limites. Néanmoins, le résultat obtenu est un réel progrès scientifique.

Avion — Le sang et l'avion

Les messages rassurants des compagnies aériennes, renforcés par les statistiques les plus rigoureuses n'y feront rien : la peur de l'avion reste très répandue dans la population. Le rapport 2019 de l'Association du transport international (IATA) évalue le risque d'accident à 1 pour 884 000 vols. Les chiffres montrent qu'un passager pourrait voler tous les jours durant 535 ans avant d'être confronté à un accident responsable d'au moins un décès à bord. Rapporté au kilomètre parcouru, l'avion est 72 fois plus sûr que la voiture. En matière de mortalité, le moyen le plus dangereux est la moto. Viennent ensuite le vélo, puis les déplacements à pied, l'automobile, l'avion, l'autobus et le train. Pour ce dernier, le nombre de morts par million de personnes transportées est de 0,05. Ce chiffre est identique à celui obtenu pour l'avion. Il est de 0,1 par million pour la voiture.

Les effets du voyage aérien.

Lors du vol, le passager est soumis à quatre facteurs essentiels : la baisse de pression, la déshydratation, l'hypoxie et l'immobilisation prolongée. L'altitude induit une baisse de pression que la pressurisation de l'appareil compense en partie. Pour les niveaux de vol habituels, 10 000 à 12 000 mètres, l'*altitude cabine* reste inférieure à 2 000 mètres. La dépression engendrée est bien perceptible, parfois de façon douloureuse, au niveau des oreilles. Elle entraîne une diminution de la pression partielle d'oxygène, responsable d'une hypoxie qui peut être délétère pour les passagers porteurs de maladies hématologiques, telles les anémies, les néoplasies myéloprolifératives et surtout la drépanocytose. Cette maladie constitutionnelle de l'hémoglobine fragilise les globules rouges qui ne supportent pas le manque d'oxygène.

Dans un avion de ligne, la moitié de l'air ambiant de la cabine vient de l'extérieur, l'autre partie est recyclée. Cet air, renouvelé 20 à 30 fois par heure, est très sec, puisque son hygrométrie est inférieure à 10 %. C'est la raison pour laquelle les passagers ont tout intérêt à s'hydrater suffisamment en cours de vol. Enfin, l'immobilisation prolongée est une des causes les plus souvent imputées dans l'apparition de thromboses veineuses.

Phlébites et embolies pulmonaires.

Le transport aérien favorise la formation de caillots dans les veines et donc de phlébites. Elles peuvent se compliquer d'embolies pulmonaires par migration du caillot vers les poumons. La maladie thromboembolique, terme regroupant les deux aspects d'une même affection, peut survenir dès la sortie de l'avion ou dans les jours ou semaines suivant le voyage. Ce délai rend difficile l'évaluation du nombre d'accidents médicaux liés au vol. De plus, les passagers ne sont pas des « patients », ils n'ont pas de suivi médical.

Pour contourner ces difficultés d'évaluation du nombre de phlébites liées au voyage aérien, deux approches épidémiologiques, au moins, sont possibles. L'une est complexe, coûteuse et non dénuée de biais. Elle consiste à sélectionner un ou plusieurs vols puis à demander aux passagers qui en acceptent le principe de transmettre aux investigateurs tous les évènements médicaux survenus dans le mois suivant le voyage. La comptabilisation des maladies thromboemboliques apparues une à quatre semaines après le vol permet d'obtenir une évaluation du risque. La seconde possibilité est de traiter le problème de façon rétrospective. Des patients consultent pour phlébite ou embolie pulmonaire. Un questionnaire très précis leur est proposé. Il porte sur tous les faits et circonstances qui ont précédé la maladie thromboembolique : transports aériens et terrestres, intervention chirurgicale, immobilisation, prise de médicaments hormonaux par exemple. Le même questionnaire est soumis à un groupe de sujets qui n'ont pas développé de maladie thromboembolique. La comparaison des réponses est riche de renseignements sur les facteurs qui ont pu favoriser l'affection.

Facteurs favorisant la maladie thromboembolique

Les conditions du voyage sont souvent mises en cause. La durée du vol est un élément déterminant. La probabilité de développer une maladie thromboembolique est de 1 phlébite pour 5 000 vols de plus de 4 heures. Elle passe à 0,5 % pour les segments de plus de 8 heures. Les embolies pulmonaires n'apparaissent que pour des déplacements plus longs. Pour les trajets de plus de 12 heures, le risque estimé est d'une embolie pour 5 millions de voyages. Une donnée supplémentaire est l'effet de la répétition des vols dans une courte période. La multiplication des vols effectués dans le même mois augmente notablement la fréquence des thromboses. Enfin, les études ont montré que les trajets de nuit se compliquent plus souvent de phlébites et embolies. Le sommeil, parfois lourd de somnifères, et l'immobilisme qu'il induit constituent des facteurs d'aggravation du risque.

Les conditions de confort avaient conduit à soupçonner un *syndrome des classes économiques*. Les places plus exiguës seraient plus propices au développement de complications. C'est un fait avéré, les thromboses surviennent dans 95 % des cas chez des passagers des classes économiques. Ceci correspond précisément à la proportion de sièges dans un avion où les zones de luxe, business et première, ne représentent que 5 %. L'idée très répandue d'un syndrome des classes économiques n'est donc pas justifiée pour cette complication.

L'autre composante du risque est plus individuelle et propre au voyageur. L'âge, l'obésité, la grossesse, une chirurgie récente ou un antécédent personnel de phlébite sont des facteurs qui augmentent la probabilité de développer une phlébite lors de voyages aériens. Certains médicaments, en particulier les hypnotiques d'action rapide, très utilisés par les passagers de nuit, pourraient aussi favoriser cette complication. Diverses études ont montré le rôle aggravant des traitements hormonaux, tels les estrogènes à visée contraceptive. Ceci explique en partie que les phlébites liées au transport aérien soient deux fois plus fréquentes chez les femmes. Enfin, un certain nombre d'anomalies biologiques, regroupées sous le nom de thrombophilie, augmente le risque.

Pourquoi les phlébites ?

La quasi-totalité du voyage en avion consiste à rester assis et immobile. Cette situation a deux conséquences. Elle laisse les jambes en position déclive, et elle les prive des contractions musculaires mobilisatrices du flux sanguin. Elle constitue un handicap pour le retour veineux et favorise la stase, ennemie de la veine. Un autre élément est le stress, qui augmenterait de 2,5 fois le risque de phlébites. L'hypoxie mentionnée précédemment ne paraît pas influer sur le risque veineux. La déshydratation doit être prise en considération. Lors d'un voyage aérien, le passager perd de l'eau, car l'hygrométrie de l'air dans la cabine est inférieure à 10 %. Il est donc recommandé de boire, mais rien ne prouve que ce soit un moyen de prévention de la maladie thromboembolique.

Comment prévenir ces phlébites ?

Les enquêtes épidémiologiques ont montré que l'aspirine n'empêche pas la thrombose des transports aériens mais entraîne un risque de saignement. Cette thérapeutique, qui se voudrait préventive, doit donc être déconseillée, alors que des moyens simples, telle la compression élastique veineuse, ont montré leur intérêt. Outre le confort apporté, les chaussettes de contention, classe 2, niveau jarret, seraient un élément important pour prévenir les phlébites. L'adjonction d'une activité physique comme la marche, pas toujours facile à réaliser, ou la mobilisation musculaire statique, associées à une bonne hydratation, constituent des précautions raisonnables pour les voyages de plus de quatre heures. Ces méthodes sont principalement recommandées chez les passagers porteurs des facteurs de risque évoqués ci-dessus, sujets âgés, chirurgie récente, antécédent de phlébite, obésité, grossesse.

Le risque de maladie thromboembolique est le plus souvent associé aux déplacements en avion. En fait, tous les voyages sont concernés. En 2009, une revue des données publiées sur les complications veineuses liées aux transports a conclu que les voyages, tous modes de transport confondus, augmentaient de trois fois le risque de maladie thromboembolique. Chaque tranche supplémentaire de deux heures de trajet augmenterait ce risque de 18 %.

B

B12 — L'odyssée de la vitamine B12

La vitamine B12 est indispensable à la génération des cellules sanguines par la moelle osseuse. Elle intervient dans la synthèse de l'ADN, nécessaire à la production des hématies, des leucocytes et des plaquettes. Une carence de cet élément entraîne une augmentation de taille des globules rouges, appelée *macrocytose*, puis une anémie, qualifiée de macrocytaire.

La vitamine B12 est présente en grande quantité dans le foie, son lieu de stockage. L'organisme dispose de réserves pour quatre à cinq ans. C'est la raison pour laquelle les carences sont rares, et d'installation insidieuse. Elles peuvent être dues à des maladies digestives, gastriques ou intestinales, ou à des alimentations très déséquilibrées, n'apportant aucune protéine d'origine animale, tels que les régimes végétaliens intégraux liés au véganisme. L'étiologie la plus fréquente de carence en vitamine B12 est la maladie de Biermer. L'histoire de sa découverte vaut d'être contée. L'homme dont elle porte le nom, Anton Biermer, médecin interniste allemand du XIXe siècle vivant à Zurich, ne connaissait pas la vitamine B12, qui ne sera mise en évidence et isolée que 100 ans plus tard. Pourtant, il a décrit une forme grave mortelle d'anémie à laquelle il eut la bonne idée d'attacher le terme allemand *perniciöser* — devenue pernicieux en français — issu du latin *pernicies*, qui précède la mort. La tragique histoire de Sandor Ferenczi, disciple principal et ami de Freud, et atteint de cette affection, illustre bien cette évolution inéluctable à l'époque. La première intuition pertinente sur l'origine de la maladie est venue d'un médecin américain Georges Minot qui établit un lien avec la diète. Il a constaté que des patients développaient une maladie identique après s'être imposé une alimentation sans viande. Associé à William Murphy, il montre qu'en apportant un régime enrichi en viande, plus particulièrement foie et muscles, accompagné de légumes, de fruits, d'œufs et de lait, il corrige les anomalies hématologiques d'un certain nombre de patients. Le concept d'anémie carentielle voit le jour. Le rôle du foie est suspecté, d'autant que l'injection intraveineuse d'extraits hépatiques s'avère encore plus efficace. Ici intervient un troisième homme, William Bosworth Castle, qui oriente les recherches vers l'estomac. Des anatomopathologistes avaient remarqué la fréquence des atrophies de la muqueuse gastrique dans ces anémies carentielles. Castle effectue une série d'expériences qui n'auraient certainement pas eu l'accord d'un comité d'éthique. Elles consistent à introduire divers produits dans l'estomac à l'aide d'une sonde, chez des patients atteints d'anémie pernicieuse, afin d'en évaluer les conséquences sanguines. L'injection de liquide gastrique normal n'a aucun effet, pas plus que l'apport de viande de hamburger crue. En revanche, cette même viande restée une heure dans l'estomac de l'expérimentateur, puis régurgitée et instillée dans celui des patients déclenche la production de globules rouges. La publication initiale, en 1929, portait sur dix sujets traités ainsi. L'auteur concluait à l'existence dans l'estomac normal, durant la digestion de la viande de bœuf, de quelques substances capables de corriger l'anémie. Par la suite, en préparant une marinade carnée dans du liquide gastrique et de l'acide chlorhydrique, il a affiné la description d'un produit labile fabriqué par l'estomac. Ses travaux lui ont permis d'accéder à la notoriété onomastique puisque le composé ainsi révélé a pris le nom de facteur intrinsèque de Castle. Avant même d'avoir tout élucidé de la maladie et de sa physiopathologie, Minot, Murphy et Castle ont reçu le prix Nobel de physiologie en 1934.

Le chaînon manquant a été trouvé au début des années 1950, grâce à un délicieux protozoaire des étangs, nommé *Euglena Gracilis*. Cet unicellulaire ne peut pousser qu'en présence d'une substance isolée en 1948, la vitamine B12 ou cobalamine, objet de cet article. G. Ross a utilisé cette algue pour mettre au point un dosage biologique de la vitamine. Il a démontré que les patients porteurs d'anémie pernicieuse étaient atteints d'une carence en cet élément.

Divers travaux ont permis de comprendre la physiopathologie de la maladie de Biermer. La vitamine B12, indispensable à l'homme, provient de l'alimentation, principalement des viandes, mais aussi du poisson, des œufs et des laitages, produits d'origine animale. Les besoins quotidiens sont faibles, de l'ordre d'un à deux microgrammes par jour. Lorsqu'elle arrive dans l'estomac, la molécule de vitamine B12 rencontre une substance fabriquée par la muqueuse gastrique, le *facteur intrinsèque de Castle*, mentionné précédemment. Elle se lie à lui et pénètre dans l'intestin grêle qu'elle parcourt en totalité, sans être absorbée. À l'extrémité de ce long tuyau, dans la partie appelée iléon, le facteur intrinsèque est reconnu par un récepteur, auquel il s'accroche pour pénétrer dans l'organisme avec sa passagère, la vitamine B12. Celle-ci est alors dirigée vers le foie où elle est stockée, puis utilisée à la demande. Dans la maladie de Biermer, la muqueuse de l'estomac devient atrophique, elle ne synthétise plus de facteur de Castle, et la vitamine apportée par l'alimentation ne peut plus être absorbée. Les réserves hépatiques s'épuisent lentement. Cette maladie gastrique, d'origine auto-immune, entraîne en quatre à cinq ans une carence vitaminique sévère et une anémie, mortelle en l'absence de traitement.

Basque — Le sang basque

Les Basques constituent une ethnie particulière d'un à deux millions de sujets selon le critère d'évaluation choisi. Ils se répartissent, de façon à peu près égale, entre les territoires français et espagnol. Leur langue, appelée *euskara* ne ressemble à aucune autre connue en Europe ou dans le monde. La recherche de son origine a fait l'objet de nombreux travaux. Aucun n'apporte de réponse définitive. La singularité basque ne réside pas seulement dans la langue. La culture a ses particularités, avec sa gastronomie, son architecture, ses danses et ses activités physiques qui ne s'arrêtent pas aux différentes formes du sport national qu'est la pelote. Elles comportent aussi des compétitions dérivées des travaux traditionnels de la ferme et de la pêche. Ils donnent lieu à des défis reposant sur la force : tirage de corde, sciage de bois ou taille à la hache de troncs, levage de pierre, de charrettes ou de paille, lancer de barres à mine. Traditionnel aussi, le jeu de l'oie local relevait d'une cruauté d'un autre âge. Des cavaliers lancés au galop devaient arracher la tête d'une oie attachée par les pattes.

Le droit coutumier basque constitue une autre singularité. Il serait antérieur au droit romain. Le droit d'aînesse absolu « le premier né doit succéder en tout, sans que ses frères et sœurs n'aient rien à prétendre », et le droit de retrait lignager qui permettent de renoncer à son héritage ont longtemps persisté au Pays basque.

La génétique confirme la culture. Les données biologiques révèlent des particularités. Les premières constatations concernent les groupes sanguins majeurs, ABO et Rhésus. La population basque compte plus de 50 % de sujets du groupe O, quand la moyenne nationale est de 43 %. Elle comporte aussi très peu de sujets du groupe B. L'étude du système Rhésus a montré que 40 à 50 % de la population est Rhésus négatif, contre 20 % en France. Dans certaines zones géographiques, la fréquence du groupe O dépasse 60 %. La conséquence est que les sujets O Rhésus négatif représentent 15 % des Basques alors qu'ils ne sont que 6 % en France. Cette forte incidence intéresse beaucoup l'Établissement français du sang, qui gère la transfusion sanguine en France, car les sujets du groupe O négatifs sont, pour la transfusion, les véritables donneurs universels. Leur sang peut être transfusé à tout patient, quel que soit son groupe. Le sang basque révèle d'autres originalités, telle la faible fréquence d'un gène du groupe sanguin Duffy, la quasi-absence de la mutation V Leiden, anomalie héréditaire qui prédispose aux thromboses, retrouvée dans 3 à 7 % de la population française. L'appellation de génotype basque englobe toutes ces particularités biologiques.

L'origine du peuple basque reste une question controversée. Les données rapportées ci-dessus soulèvent diverses hypothèses, plus qu'elles n'apportent d'éléments de réponse. Les croisements entre linguistique et génétique fournissent des pistes intéressantes. La toponymie, science des noms de lieux et de leur étymologie, est riche d'enseignements. Dans le Pays basque et ses alentours, les noms des lieux de racine basque se distinguent aisément de ceux d'autre origine, romaine ou préromaine par exemple. Les travaux de Luigi Cavalli-Sforza, promoteur de la géographie génétique l'ont conduit à des hypothèses originales.

Une partie de ses recherches a utilisé des techniques bio-informatiques, dont une méthode bien connue des statisticiens, l'analyse en composantes principales. Le procédé consiste à collecter un grand nombre de données biochimiques et génétiques dans la population étudiée, puis grâce à un traitement informatique complexe, à constituer ou isoler un groupe porteur de caractéristiques similaires. Dans son travail le plus démonstratif, Cavalli-Sforza a réalisé une analyse en composantes principales à partir de la détermination de 95 gènes dont il a évalué la répartition dans les populations d'Europe et du Moyen-Orient. Les gènes inclus comportent, entre autres, les divers groupes sanguins dont ABO, Rhésus et Duffy, les groupes HLA et les gènes des immunoglobulines. L'analyse des données lui a permis de délimiter des aires géographiques de haute fréquence pour certaines associations de gènes et la diminution progressive de cette fréquence dans l'espace avoisinant, par phénomène de dilution. Les résultats sont spectaculaires. La première analyse trouve un lien entre des groupes de gènes et la zone géographique de diffusion de l'agriculture au néolithique. En d'autres termes, l'analyse, reportée sur une carte de l'Europe et du Moyen-Orient, permet de visualiser par ses caractéristiques génétiques, la population qui, venue d'Afrique, s'est sédentarisée dans le croissant fertile et a inventé l'agriculture et l'élevage. La deuxième analyse offre la possibilité de positionner sur la carte les peuples à l'origine des langues finno-ougriennes : finnois, estonien, hongrois et carélien. Sur la troisième analyse apparaît la trace des migrations de peuples indo-européens dont la langue est à l'origine des toutes les langues européennes, à l'exception des finno-ougriennes et du basque. La quatrième analyse trouve un parallèle entre la génétique et les aires géographiques occupées ou colonisées par les Grecs dans l'antiquité. Enfin, la cinquième analyse dessine assez précisément sur la carte le Pays basque, avec une dilution progressive des caractéristiques génétiques lorsque l'on remonte vers le nord-est en France ou vers le sud-ouest en Espagne.

L'analyse a été poussée plus loin. Elle introduit un parallèle entre les divers gènes et les données de la toponymie. La zone délimitée par l'analyse génétique est très riche en noms d'origine basque, qui se raréfient avec l'éloignement par rapport à cette zone. Curieusement, le territoire où la langue basque est majoritaire ne comporte aucune des grottes ornées par l'homme de Cro-Magnon. Pour ne citer que les plus célèbres, Lascaux, la Madeleine, Mas d'Azil et pour l'Espagne Ekain ou Altamira sont en dehors de l'aire définie par la toponymie basque. En revanche, le Pays basque est très riche en sites paléolithiques. L'interprétation séduisante, mais qui demande à être vérifiée, serait que les Basques descendent d'un des groupes humains venus de l'Est qui a colonisé l'Europe pendant la période paléolithique. La révolution néolithique, au cours de laquelle se sont développés l'élevage et l'agriculture, est apparue au Moyen-Orient, il y a 8 à 10 000 ans. Elle se serait étendue partout en Europe, sauf au Pays basque qu'elle n'atteindra que 3 000 ans plus tard. Elle n'a comporté que très peu de mixité génétique, d'où les caractères particuliers du sang basque.

Bernard Jean — Un pionnier de l'hématologie moderne

Jean Bernard est une figure majeure de l'hématologie française du XXe siècle, fondateur avec son maître Paul Chevallier de la Société Française d'Hématologie. Médecin, scientifique, grand résistant dès 1940, humaniste, écrivain, poète, premier président du Comité national d'éthique, il a appartenu aux trois académies : Académie française, Académie de médecine et Académie des sciences.

Associé à Marcel Bessis, il a été le premier à obtenir une rémission dans le sang et la moelle d'un cas de leucémie de l'enfant. Résultat surprenant lorsque l'on sait que le traitement utilisé était une exsanguino-transfusion qui consiste à remplacer totalement le sang de l'organisme, sans agir directement sur la moelle osseuse. La rémission est demeurée de courte durée. Médecin-chef de service à l'hôpital Saint-Louis à Paris, il a aussi dirigé l'Institut de Recherche sur les leucémies et les maladies du sang. Ses travaux ont constitué des avancées déterminantes dans leur traitement.

Ses recherches sur les leucémies sont les plus connues, mais c'est dans un autre domaine de la pathologie qu'il a laissé son nom : une maladie hémorragique héréditaire due à une anomalie constitutionnelle des plaquettes, la dystrophie thrombocytaire hémorragipare, appelée dans la littérature française et anglo-saxonne, maladie de Bernard-Soulier. Jean-Pierre Soulier était un hématologue de grande renommée, spécialiste de transfusion qui dirigea pendant trente ans le Centre national de transfusion sanguine.

Tout au long de sa brillante carrière, Jean Bernard a reçu honneurs et décorations. « Il ne les refusait pas », a ajouté, non sans malice Jacques-Louis Binet, lors de l'allocution qu'il a prononcée à la Société Française d'Hématologie, à l'occasion du décès de celui dont il avait été l'un des plus brillants élèves. Des souvenirs personnels permettent d'évoquer l'homme. Dans les congrès et réunions scientifiques, il s'avérait un étonnant orateur. Il était petit mais en imposait avec sa grosse tête. Son visage peu mobile dégageait à la fois douceur et fermeté. Il s'installait derrière le micro, souvent sans l'aide de diapositives. Il parlait sans emphase ni effets de scène, d'une voix presque monocorde. Mais quelque chose d'électrique passait entre lui et l'auditoire capté. Cette simplicité-là était du grand art.

Enfin, il a donné à la pratique médicale une dimension humaine qui a longtemps marqué les patients et leur entourage. Vers l'hôpital Saint-Louis convergeaient de l'Île-de-France ou de plus loin, des cas difficiles, dramatiques, en particulier des leucémies de l'enfant. Le médecin traitant avait dû annoncer la terrible nouvelle aux proches. Jean Bernard était très présent dans son service. Il recevait les familles dès huit heures du matin. Quelle que soit l'issue, la même reconnaissance s'exprimait chez les parents : « Il nous a reçus plus d'une heure… plusieurs fois », et : « il a toujours été très gentil ». Ce grand médecin, chercheur éminent, était aussi un homme attentionné, qui savait prendre le temps d'être aimable avec les petits patients, aussi bien qu'avec leurs parents.

Bloody Mary — Marie la sanglante

Bloody Mary est le qualificatif peu flatteur attribué à Marie Tudor qui, à 37 ans, devint sous le nom de Marie Ire, la première femme à gouverner l'Angleterre. Elle était la fille de Henri VIII et Catherine d'Aragon, dont les déboires obstétricaux, entre fausses couches et enfants mort-nés ou décédés en bas âge, n'ont laissé aucun héritier mâle au roi. Pour cette raison, il a demandé et obtenu le divorce, contre l'avis du pape, mais avec l'assentiment de l'archevêque de Cantorbéry. Le souverain avait un autre motif pour la répudier : il était follement amoureux d'une des suivantes de la reine, Ann Boleyn, déjà enceinte de ses œuvres. Il voulait l'épouser. De cette union naquit la future Élisabeth Ire d'Angleterre, ce qui n'a guère porté bonheur à sa mère qu'Henri VIII a fait décapiter sous les prétextes d'adultère, inceste et haute trahison. Les historiens s'accordent à penser qu'elle était innocente.

Marie Tudor n'aurait jamais dû régner. Son père l'avait déjà écartée du trône par la première loi de succession, au profit du fils qu'il avait eu avec Jeanne Seymour. Las ! L'enfant, couronné roi à six ans sous le nom d'Édouard VI, est mort à quinze ans, probablement de tuberculose. Pour lui succéder, il avait désigné sa cousine Jeanne Grey. John Dudley, duc de Northumberland et beau-père de Jeanne, avait été l'instigateur de cette décision. Le règne de Jeanne fut de courte durée, neuf jours exactement. Après avoir levé une armée, Marie Tudor a fait emprisonner Jeanne, surnommée dès lors la *Nine days queen (reine de neuf jours),* à la tour de Londres en même temps que son époux Guilford Dudley, fils de John.

Dans l'ordre d'accession au trône, Marie précédait sa demi-sœur Élisabeth, en vertu de la troisième loi de succession. En 1553, elle devient reine d'Angleterre et d'Irlande. Avant même d'être couronnée, elle ordonne l'exécution à la hache de John Dudley. Cet acte constitue le début de la carrière sanguinolente de Marie Ire. D'autres victimes suivent. Après avoir pensé les épargner, elle commande l'exécution de Guilford Dudley, de son épouse Jeanne Seymour et du père de celle-ci, le duc de Suffolk. Elle fait preuve de plus de mansuétude pour les frères de Guilford.

Ultérieurement, Marie ajoutera à ses titres celui de reine consort d'Espagne après avoir épousé Philippe, fils aîné de Charles Quint devenu Philippe II en 1556.

Son surnom de Bloody Mary n'est pas seulement lié à l'exécution de sa rivale et de son entourage. Marie Ire, profondément catholique, voulait rétablir cette religion que son père Henri VIII et son demi-frère Édouard VI avaient malmenée. Pour cela, dans le cadre des persécutions mariales, elle fait pourchasser et condamner à mort de nombreux réformateurs et dissidents. Le compte obtenu à partir du *Livre des martyrs* de John Foxe indique, entre 1554 et 1558, un chiffre de 284 personnes, exécutées plus souvent par le feu que par la hache. Il aurait été inconvenant, cependant, de surnommer la reine « Mary la flambeuse ».

Mary avait une lourde hérédité. Son père Henri VIII a certainement fait couler plus de sang qu'elle. Lui aussi a entamé son règne avec l'exécution, de deux ministres impopulaires. Il a fait décapiter sous des prétextes honteux, deux de ses épouses, Ann Boleyn et Catherine Howard, plusieurs nobles, ses proches collaborateurs, Thomas Cromwell, ministre et conseiller principal, et Thomas More, savant et humaniste. Au total, les victimes d'Henri VIII se comptent par milliers.

Marie a fait perdre la vie à nombre de ses sujets, mais n'a pas été en mesure de donner la vie. Elle a épousé en 1554 le prince Philippe d'Espagne, avec l'espoir d'avoir un héritier qui aurait empêché sa demi-sœur Élisabeth d'accéder au trône. Trois mois après le mariage, Marie la sanglante souffre de nausées, prend du poids et n'a plus de règles. Une grossesse est annoncée, mais neuf puis dix mois et plus passent, sans accouchement. Une évidence s'impose, les symptômes sont ceux d'une fausse gestation, appelée souvent grossesse nerveuse. Une récidive survient en 1557. À l'âge de 42 ans, Marie Ire meurt de maladie, probablement d'un cancer ovarien ou utérin. Elle laisse le trône à Élisabeth Ire qui s'empresse de rétablir la religion protestante au royaume d'Angleterre, mais n'a guère plus de succès dans la succession. Celle qu'on a surnommée à tort la reine vierge n'a pas eu d'enfant.

Ce ne sont ni la cruauté ni l'absence de scrupules de Marie Ire qui ont assuré la postérité du vocable *Bloody Mary*, mais un cocktail alcoolisé auquel son inventeur a donné ce nom. Dans les années 1920, Fernand Petiot était barman au Harry's Bar, appelé aussi Harry's New York bar, célèbre établissement parisien, situé entre l'avenue de l'Opéra et la rue de la Paix, fondé en 1911 par un jockey américain. Le cocktail était à base de jus de tomate et de vodka. Le barman lui a donné ce nom en raison de la couleur rouge du breuvage.

L'origine de cette dénomination fait l'objet d'autres explications. Dans l'une d'elles, Petiot — aucun lien avec le très sanguinaire médecin — raconte que les deux clients pour lesquels il a composé la boisson venaient de Chicago où ils fréquentaient un bar, le *Buckett of blood* (sceau de sang) dans lequel officiait une serveuse surnommée Bloody Mary. Plus romanesque est la paternité attribuée à Ernest Hemingway, client assidu du Harry's Bar, dont la femme avait pour prénom Mary. L'écrivain aurait demandé la mise au point d'une mixture dans laquelle l'odeur d'alcool serait cachée pour éviter que sa *Bloody Mary* à lui ne la perçoive. Quelle qu'en soit l'origine, le cocktail a poursuivi son chemin et s'agrémente maintenant d'ingrédients divers : jus de citron, sauce Worcestershire, sel de céleri, poivre et sauce Tabasco pour relever le tout.

Burton Richard — Hamlet saigne

Grand acteur shakespearien, Richard Burton était hémophile : « J'ai saigné toute ma vie », déclare-t-il lors d'une conférence à la Fondation Nationale de l'Hémophilie à New York. Deux de ses frères sont morts d'hémorragies après ablation des amygdales. La légende veut que son diagnostic ait été porté après une représentation d'Hamlet dans laquelle Richard Burton n'était pas apparu sous son meilleur jour. Copieusement hué, il rentre chez lui furieux. Il heurte un pied de téléviseur et saigne abondamment. Plusieurs points de suture sont nécessaires et les examens révèlent l'hémophilie. Il souffre d'une forme modérée, raison pour laquelle le diagnostic n'a pas été porté plus tôt. À la suite de cet incident, Elizabeth Taylor, liée à lui de façon passionnelle dans une union orageuse et parfois violente, ponctuée de divorces et de remariages, emportera toujours avec elle de la vitamine K. Ce médicament réputé antihémorragique est totalement inutile dans l'hémophilie.

Lorsqu'il jouait Hamlet, l'acteur devait croiser le fer avec Laërte, frère d'Ophélie. Il provoquait en duel le prince auquel il reprochait d'être responsable de la mort de son père Polonius. Laërte blessait Hamlet avec une épée empoisonnée. Un échange malencontreux des armes lui permettait d'occire son rival. Souvent, au cours de ce duel sur scène, les deux protagonistes s'égratignaient, générant de petits saignements. Un jour, Richard Burton, amer, remarqua : « Je saigne plus que Laërte. Bien sûr, je suis un combattant plus sauvage, mais lui arrête de saigner en vingt-quatre heures, alors que ceci me prend cinq jours ».

Avec Elizabeth Taylor, qui en a été la présidente, ils ont créé la Fondation Richard Burton pour l'hémophilie. Richard Burton est mort à cinquante-neuf ans d'une hémorragie cérébrale spontanée. L'hémophilie est probablement en cause, mais le grand acteur avait d'autres facteurs de risque, en particulier une intoxication tabagique et un alcoolisme majeur qui aurait été déclenché ou aggravé par le décès de son frère aîné dont il était très proche.

C

Caillot — Lorsque le sang coagule

Le caillot sanguin est dit *fibrino-cruorique* car il se compose de filaments de *fibrine* formant un réseau qui emprisonne des globules rouges (latin *cruor* : le sang). Sa formation est nécessaire pour faire cesser les saignements induits par des plaies vasculaires. Il peut aussi être dangereux. Qu'il se développe dans une artère coronaire, et c'est l'infarctus du myocarde ; dans la carotide ou l'une de ses branches, voici l'accident vasculaire cérébral ; dans la veine, c'est la phlébite avec sa redoutable complication, l'embolie pulmonaire. Les obstructions vasculaires, toutes localisations confondues, sont la principale cause de mortalité dans les pays occidentaux.

Pour désigner le caillot, les médecins utilisent souvent le substantif d'allure latine, *thrombus*, à partir duquel est née toute une famille de termes médicaux. La thrombose est l'affection liée à la présence du thrombus dans un vaisseau ; la thrombectomie est l'acte chirurgical consistant à extraire le caillot du vaisseau qu'il obstrue ; la thromboembolie rappelle que le caillot peut migrer vers les poumons et déclencher l'embolie pulmonaire ; la thromboprophylaxie regroupe l'ensemble des moyens utilisés pour prévenir l'apparition du thrombus ; les antithrombotiques sont les médicaments conçus pour lutter contre sa formation ou son extension, alors que les thrombolytiques induisent sa destruction. Proche au niveau sémantique, le thrombocyte est le nom savant de la plaquette. Il est peu usité, à la différence de ses dérivés, la thrombopénie et la thrombocytopénie qui désignent un taux insuffisant de plaquettes dans le sang. La thrombasthénie est une maladie constitutionnelle de ces cellules. Enfin, les termes thrombine, antithrombine et prothrombine complètent cette liste.

Le latin fut longtemps la langue des médecins qui parfois inventèrent des mots. C'est le cas de *thrombus*, qui ne figure dans aucun dictionnaire latin, alors que le *thrombos* (θρομβος) nous indique le dictionnaire Bailly, ouvrage de référence de tout hellénisant, est un grain arrondi, et par extension, le caillot d'un liquide coagulé. La date à laquelle le suffixe *-os* est devenu *-us* n'est pas connue. Thrombus existait au XVIe siècle. Ambroise Paré écrit dans l'un de ses traités : « Le sang se concrée en thrombus et après se pourrist. » L'inventeur de la cautérisation publiait ses travaux en français, puisqu'il ne parlait ni le latin ni le grec. Premier chirurgien du roi, il n'était pas médecin, mais chirurgien-barbier. Son éthique apparaît dans un échange qu'on lui prête avec le roi Charles IX qui lui demandait de « mieux soigner les rois que les pauvres ». Il répondit que cela lui était impossible, car il soignait « les pauvres comme des rois ».

Le dictionnaire historique Robert confirme : « Le caillot lui-même était nommé thrombus, n.m. depuis le XVIe siècle, francisé en *trumbe* au XIVe siècle par emprunt au latin médical, pris au grec *thrombos.* » Ce sont donc les médecins du XIVe qui ont créé ce néologisme. Dès lors, le pluriel du mot devient incertain.

En effet, dans la seconde déclinaison latine, les termes qui se terminent en *-us* héritent au nominatif d'un pluriel en *-i* : *dominus* devient *domini.* L'habitude et le pédantisme ont adapté les suffixes de pluriel latins au français. Plusieurs *thrombus* seraient des *thrombi*, au même titre que plusieurs *stimulus* se font *stimuli.* Cette réflexion amène deux interrogations. L'une est générale : le pluriel de la langue d'origine doit-il s'imposer dans la langue française ? Un exemple est le *scénario* qui, au pluriel, se déclinerait en *scenarii*, à condition de perdre cet accent aigu que l'italien ne reconnaît pas. Si la réponse est affirmative, des *cubitus* deviendraient des *cubiti*, os que la nouvelle nomenclature a fait changer de genre pour en faire des *ulnae*. Les deux *péronés ne* posaient aucun problème sémantique mais plutôt que *fibulas*, les voici *fibulae* (première déclinaison, comme *rosa*), sur le même modèle que *patellae* dénomination savante et moderne des anciennes *rotules*. La seconde interrogation est plus intrinsèquement liée à la langue latine. Le terme thrombus n'existait pas au temps de César. Comment savoir s'il appartient à la seconde déclinaison ou à la quatrième, dans laquelle les pluriels des termes qui se terminent en *-us* gardent le suffixe *-us ?*

Est-il besoin d'inventer un pluriel pseudo-latin, alors qu'un seul et unique thrombus bien placé au cœur d'un vaisseau d'importance vitale suffit à envoyer un homme chez Hadès, devenu Pluton en traversant l'Adriatique ?

Chanson — Le sang dans la chanson française

L'image du sang n'est pas fréquente dans la chanson française, mais sa présence est souvent signifiante.
Il figure, de façon tragique, dans *Le Chant des partisans* :

« Ce soir l'ennemi connaîtra le prix du sang et des larmes
Demain du sang noir séchera au grand soleil sur nos routes. »

Le sang noir est-il celui de l'ennemi, aux couleurs de l'infamie, ou bien celui que les partisans ont versé tout au long de leur chemin de courage ?

La chanson popularisée par Mouloudji *Comme un p'tit coquelicot* joue sur la similarité des couleurs. Le texte rappelle *Le Dormeur du va*l de Rimbaud. Une jeune femme est allongée,

« Mais sous le corsage blanc
Juste où battait son cœur
Y'avait trois gouttes de sang

Qui faisaient comme une fleur
Comme un petit coquelicot. »

Comme chez le poète, le sang est ce qui différencie le sommeil de la mort.

La chanson de Claude François *Mais quand le matin* masque, sous un de ces rythmes entraînants, que le chanteur affectionnait, une autre réalité qui apparaît dès le premier couplet :

« Des arbres géants
Couverts de fleurs de sang
Rampent vers moi
Je voudrais fuir, mais je ne peux pas
Je pousse un grand cri
J'me réveille dans mon lit
Mes mains tremblent
Je n'y peux rien, j'ai peur de la nuit. »

Claude François n'était pas l'auteur de ce texte écrit pour lui et sur lui. Car cet homme, décrit par ses proches comme colérique, volontiers tyrannique, capable d'être humiliant, voire violent, avait peur de tout, peur de vieillir, peur de mourir. Il veillait souvent très tard par phobie de la nuit porteuse de cauchemars, ce qu'évoque la chanson.

« ... mais quand le matin
Je vois le soleil, le matin
Aussitôt j'oublie
Les angoisses de la nuit. »

La corrida a inspiré de nombreux tableaux, mais aussi quelques chansons. Celle évoquée par Charles Aznavour dans *Le Toréador* décrit l'exécutant blessé par la bête :

« Ton habit de lumière
Est jeté lamentable
Avili de poussière
Et maculé de sang. »

À l'opposé, *La Corrida* chantée par Francis Cabrel conte de façon subtile et émouvante ce spectacle vu par le taureau qui assiste à sa mort. Il sent le sable sous sa tête, il est à terre. Le sang, omniprésent dans la corrida, est absent de la chanson. Acteur malgré lui, l'animal est le seul spectateur qui ne voit pas le sang, son propre sang.

En 2003, lors d'une soirée commémorant le traité d'amitié franco-allemande, le chancelier allemand Helmut Kohl entonna le dernier couplet de la chanson de Barbara, *Göttingen* :

« Oh, faites que jamais ne revienne
Le temps du sang et de la haine. »

Barbara, née Monique Serf a dédié cette chanson à la petite ville allemande de Göttingen où elle se rendit en 1964, invitée par un fervent admirateur, habitant de cette ville.

« Et tant pis pour ceux qui s'étonnent
Et que les autres me pardonnent
Mais les enfants sont les mêmes
À Paris ou à Göttingen. »

Et tant pis pour ceux qui s'étonnent que l'ex-petite enfant juive qui avait dû, avec sa famille, se cacher des Allemands pour échapper à la déportation, chante une ville allemande. Barbara confiait volontiers : « L'Allemagne était comme une griffe. » Elle a voulu écrire ce chant de réconciliation pour les *enfants blonds de Göttingen* qui ne doivent pas porter le poids du passé. Elle ajoute à l'hommage :

« Et lorsque sonnerait l'alarme
S'il fallait reprendre les armes
Mon cœur verserait une larme
Pour Göttingen, pour Göttingen. »

Le temps du sang et de la haine est passé. Faites que jamais il ne revienne.

Johnny Hallyday a intitulé un de ses albums *Sang pour sang*. Une chanson donne le titre à l'ensemble des textes. Son fils, David Hallyday, en composa la musique. Le message s'adresse à lui, sur une note émouvante, où pointent regrets et remords :

« Je n'étais pas là souvent, je sais
Et les années ont passé
Je ne t'ai pas vu grandir, c'est vrai. »

Plus loin apparaît cette humble requête en forme d'aveu :

« Aime-moi
Mais ne sois pas comme moi. »

Puis le sang revient, presque brutal, comme un fier symbole d'hérédité :

« Au-delà de nos différences
Des coups de gueule des coups de sang
À force d'échanger nos silences
Maintenant qu'on est face à face
On se ressemble sang pour sang. »

Au-delà du jeu de mots, le texte mêle deux aspects du sang, symbole de violence et d'hérédité.

Jacques Prévert a écrit une chanson sanglante, sous le titre *Chanson dans le sang*.

« Il y a de grandes flaques de sang dans le monde
Où s'en va-t-il tout ce sang répandu ? »

Il évoque dans les mots les flots de sang qui ont émaillé et continuent d'entacher l'histoire des hommes.

Le poète passe dans le texte un inventaire *à la Prévert* sur tout ce qui saigne et fait saigner, les meurtres, les guerres, les hommes et les enfants torturés, mais aussi le sang perdu par le couvreur qui tombe du toit. Et pourtant, la terre tourne toujours, avec ses grands ruisseaux de sang :

« Le sang coule… la terre tourne
La terre n'arrête pas de tourner
Le sang n'arrête pas de couler…
Elle s'en fout, elle tourne. »

Le sang, qu'il suinte lentement ou s'écoule à flots n'empêchera pas la terre de tourner et le monde de vivre ses folies.

« Le sang sèche vite en entrant dans l'histoire. »
chante Jean Ferrat.

À en écouter les paroles en même temps que la musique, la chanson n'est pas un art mineur.

Cinéma — De l'hémoglobine sur les écrans

Une métonymie fréquente consiste, au cinéma, à utiliser le terme d'hémoglobine pour désigner le sang. Comme un accessoire majeur du cinéma, il apparaît parfois d'emblée, avant le générique. Dans le film de Sergio Leone *Le Bon, la brute et le truand,* et dans plusieurs *James Bond* il inonde totalement l'écran dès le début. En revanche, il peut, sur les premières images, être beaucoup plus discret même s'il annonce sa présence ultérieure. Ainsi, une simple goutte de sang tombe, sautant de mot en mot sur le générique du *Bal des vampires.* Dans le générique de *American psycho,* quelques gouttes passent devant la caméra, accompagnées d'une musique légère, puis s'écrasent au sol ; un filet de sang s'écoule alors, décrivant dans sa chute de rutilantes arabesques. Un couteau apparaît. Il tranche violemment un objet boudiné ressemblant à un rôti. Les gouttes du départ reviennent mais elles sont devenues des framboises qui iront garnir le rôti. Au cours du film lui-même, l'irruption du sang, petite goutte ou tache grandissante sur un vêtement, signe un tournant dans l'histoire : début de dégénérescence d'une relation après une plaie involontaire, tabassage en règle, ou massacre en perspective.

Dans *Ça chapitre 2*, l'inscription « Come home » tracée avec du sang sur un mur annonce le retour de Pennywise, le clown diabolique qui répandra beaucoup d'hémoglobine.

Le rasage est un moment critique qui se prête bien à la première goutte de sang. Le plus spectaculaire est *Shave*, un court-métrage de Martin Scorcese. Sur la musique de *I can't get starte*d transcendée par la trompette de Bunny Berigan, un homme se rase. Il se coupe une première fois, puis une seconde et récidive de plus en plus violemment pour finir par s'égorger. Sur le crédit de fin s'inscrit alors la mention « Viet' 67 ». De fait, le court-métrage est une sévère critique de la guerre du Viêt Nam.

La citation de tous les films où apparaît le fluide serait impossible. Rouge dans la quasi-totalité des cas, sombre dans les films en noir et blanc, il est blanc dans *Sin City,* et bleu dans *Vicinity.* Il fait souvent l'objet d'une mise en scène afin d'amplifier l'effet de sa présence. Le contraste le plus fréquent et le mieux réussi est le sang sur fond blanc. Ce peut être de la neige comme dans *Le Docteur Jivago* ou *Les Liaisons dangereuses*, ou des draps de coton, ou encore du papier, tels un livre ou une partition de musique.

Le sang colore l'eau. Dans *Les Dix commandements,* Moïse transforme le Nil en un fleuve de sang, ce qui en rend l'eau impropre à la consommation. Hitchcock a utilisé, pour le film *Psychose*, le contraste formé par le sang sombre dans l'eau. La scène est devenue emblématique. Janet Leigh prend une douche plutôt sensuelle. Une ombre apparaît et brandit un couteau. Elle frappe à plusieurs reprises, l'actrice crie. L'eau continue de s'écouler, teintée de sang. Dans d'autres œuvres, la baignoire constitue le lieu privilégié d'eau ensanglantée. On s'y taillade les veines, on y tue à l'arme blanche, au pistolet, au fusil. Résultat spectaculaire assuré.

La symbolique du sang n'est pas oubliée dans le cinéma. Un pacte de sang scelle une amitié profonde. Les personnages surnaturels, dieux, anges ou vampires, ne saignent pas. Cette singularité permet parfois de les différencier des vivants.

Le sang coule à flots dans les films de vampires. Le mythique *Nosferatu* (1922) en fut le précurseur, suivi du *Dracula* de Tod Browning (1931), des *Dracula* des studios Hammer, de 1958 à 1974, marqués par la personnalité de Christopher Lee, jusqu'à celui plus récent (1992) de Francis Ford Coppola. En dehors de la présence des vampires, certains films ont rivalisé de liquide rouge qui suinte ou jaillit au point d'inonder des pièces entières. Le geyser des *Griffes de la nuit* qui macule le plafond, ou les hémorragies générées par la hache de *Shining* en constituent de bons exemples.

Dans *Les Griffes de la nuit*, Wes Craven fait dire à l'un des protagonistes : « Le gosse a été tué, ce n'est pas la peine d'amener une civière, mieux vaut une serpillière. » Derrière le cynisme abominable se cache une autre problématique que le cinéma aime montrer : le sang a coulé, il faut le laver. Shakespeare écrivait : « On ne lave pas du sang avec du sang, mais avec de l'eau. » La métaphore désignait les larmes. Au cinéma, lorsque le scénario l'exige, c'est la serpillière ou le balai humide parfois imprégné d'eau de Javel qui permet à l'assassin de dissimuler, de manière imparfaite ou naïve, son crime.

La présence de sang dans un film peut modifier sa classification, celle qui permet de donner des indications concernant le public auquel un film est adapté. Elle s'exprime souvent sous la forme d'un âge en dessous duquel il est interdit ou non recommandé. Les critères diffèrent grandement d'un pays à l'autre. Ils sont les reflets d'une forme de relations sociétales, de l'influence de la religion, du degré de tolérance vis-à-vis du sexe et de la violence. La simple présence de sang peut faire basculer un film de la mention « tout public » à une restriction d'âge. En 1981, Sam Raimi réalise un film d'une grande violence, intitulé *La Mort diabolique*. Découpage à la hache ou à la tronçonneuse, décapitation à la pelle et attaque au fusil de chasse apportaient leur flot de sang. Le film est classé « horreur » et, de ce fait, associé à une restriction sur l'âge. En 2002, ce même réalisateur crée le film *Spider-Man,* histoire de l'homme-araignée. Le franc succès remporté par le film l'incite à tourner un *Spider-Man 2*. Dans cette suite, Raimi insère une scène qui se déroule dans une salle d'opération, allusion franche à un passage de *La Mort diabolique*. Cependant, malgré une certaine violence, il prend soin de ne montrer aucune image de sang. *Spider-Man 2* a reçu la mention « tout public », indispensable à son succès en raison du public visé.

La présence de scènes sanglantes est un des critères qui peuvent conduire les censeurs chinois à interdire un film. Dans l'Empire du Milieu, ce rejet s'est étendu aux jeux vidéo dont le vaste marché chinois est une cible prioritaire. Pour contourner cet obstacle, la censure a imaginé de changer en blanc la couleur du liquide qui jaillit lorsqu'un individu est touché par une des nombreuses armes disponibles. Les autorités ont indiqué que ce changement de couleur, voire la mention qu'il ne s'agissait pas de sang, n'était pas une alternative suffisante.

Le cinéma est un monde composé de trompe-l'œil et d'effets spéciaux. Le liquide rouge qui inonde les écrans n'est pas du sang. Le procédé utilisé pour le simuler a varié au cours des âges. Dans *Intolérance* (1916), DW Griffith a recours au sirop de chocolat, substitut repris par Hitchcock dans *Psychose* (1960). Lorsque les films sont en noir et blanc, un liquide sombre suffit. Il est parfois enrichi de beurre d'arachide pour modifier la consistance et la lenteur d'écoulement. Avec l'arrivée de la couleur, la simulation impose de nouveaux artifices. L'adjonction de colorants alimentaires comme le rouge issu de cochenilles écrasées s'avère longtemps suffisante, mais les cocktails doivent, progressivement, s'enrichir encore. Une sauce barbecue, mixée à du coulis de framboise, fait parfois l'affaire. Ailleurs, de la maïzena imbibée d'eau et de marc de café et teintée d'un colorant alimentaire simule l'écoulement hémorragique. Plus tard, un mélange de thiocyanate de potassium et de chlorure de fer permet de préparer un rutilant thiocyanate de fer du meilleur effet. Mais c'est un maquilleur, Dick Smith, qui invente une des solutions les plus populaires. Elle est composée de sirop de maïs, d'oxyde de zinc et d'un agent mouillant appelé Photo Flow. Elle présente deux inconvénients. D'une part, elle est très salissante pour les costumes et les décors, d'autre part, elle est potentiellement toxique, du fait de la présence de l'agent mouillant. Les muqueuses de l'acteur ne doivent donc pas entrer en contact avec l'ersatz, d'où la contrainte d'adapter le scénario à ce risque.

La consistance du substitut au sang se doit de varier en fonction du type de blessure prévue dans le scénario. Ainsi, d'une plaie cutanée s'écoule, lent et majestueux, le fluide épais qui ira se répandre en douceur sur la peau, le sol ou un objet quelconque. Ailleurs, en revanche, une fontaine rouge peut jaillir après que l'acteur a reçu un coup de couteau, une balle de pistolet, des plombs de carabine, ou qu'il a été égorgé.

En fait, le cinéma progresse et abandonne peu à peu ses recettes de cuisine au profit de la technologie. Dans de récents films sanguinolents, tel *Le Zodiac*, les réalisateurs n'ont utilisé aucun liquide. Ils ont confié aux outils numériques le soin, parfaitement réussi, de simuler le sang.

Circulation — Et pourtant il circule

Le sang circule dans les vaisseaux. Poussé par les contractions rythmiques du ventricule gauche, le sang oxygéné est propulsé dans l'aorte. Les principales artères naissent de l'aorte, et se ramifient pour aller irriguer les tissus grâce au réseau de capillaires. Là, les globules rouges délivrent l'oxygène en échange de gaz carbonique. Ils reviennent ensuite vers le cœur en empruntant les voies veineuses. Le sang arrive ainsi à l'oreillette droite puis passe dans le ventricule droit d'où les systoles cardiaques l'expulsent vers les artères pulmonaires qui le conduisent aux poumons. Dans ce lieu d'échanges, il se charge à nouveau d'oxygène et libère le gaz carbonique que les voies aériennes rejetteront vers l'extérieur. Le sang oxygéné regagne le cœur par les veines pulmonaires qui le transportent vers l'oreillette gauche, d'où il rejoint le ventricule gauche grâce aux contractions auriculaires.

Ce schéma simplifié de la circulation sanguine que les enfants apprennent dès l'école primaire est demeuré longtemps inconnu. Un des responsables fut un élève de Pythagore, Alcméon de Crotone, qui vivait au Ve siècle av. J.-C. Il écrivit ce qui constitue probablement le premier livre de médecine grecque. Il nous en reste quelques fragments regroupés sous leur titre latin, *De Natura*. Anatomiste, il pratiquait des dissections humaines et animales qui lui ont permis de distinguer les veines des artères. Il a parfaitement su reconnaître le rôle des veines dans le transport du sang. Ses constatations sur les artères, qui lors des autopsies sont toujours vides de sang, l'ont amené à penser que ces tuyaux aux parois épaisses véhiculaient l'air expiré. Cette interprétation erronée s'est répandue. Hippocrate appelait *aorte* la trachée, alors qu'*arteria* désignait souvent les bronches. L'ambiguïté est restée sous le nom de trachée-artère, *trakheia arteria*, l'artère rugueuse, qui n'a rien d'un vaisseau sanguin puisque c'est un conduit respiratoire. Le fait que les artères soient vides lors des examens *post mortem* est dû à la perte de pression sanguine lorsque la pompe cardiaque s'arrête. La confusion aorte-artères-bronches est en partie à l'origine d'une théorie très en vogue dans l'antiquité, celle du *pneuma*. Ce terme, en grec ancien, signifie le souffle. Pour

Platon puis Galien, l'air inspiré passait par les poumons. En était extrait *le souffle* qui allait vers le cœur par les « artères » grâce auxquelles il remontait au cerveau. Plus tard, certaines expériences ont permis à Galien d'émettre l'hypothèse que les artères puissent contenir du sang. En revanche, il pensait que la cloison qui sépare les deux ventricules du cœur était percée et laissait passer le sang. Plus tard, les philosophes stoïciens ont considéré le pneuma comme le cinquième principe vital par lequel le corps est animé. Le pneuma désignait alors l'esprit ou l'âme. Le terme « âme » vient d'ailleurs du grec *anemos* (ἀnemo$) signifiant le souffle, le vent.

Tous les médecins et philosophes qui se sont penchés sur ces questions ont bien remarqué la synchronisation entre battements cardiaques et pouls, mais la théorie qui prévalait était que les mouvements sanguins se composaient de flux et reflux. La notion de circulation sanguine n'est apparue qu'au XVIe siècle. Le premier à employer ce terme de circulation sanguine est un médecin, philosophe et botaniste italien, Andrea Cesalpino, qui a même évoqué l'existence des capillaires. Sa théorie est tombée dans l'oubli tout comme celle de Michel Servet, médecin et théologien espagnol naturalisé français qui découvre la petite circulation pulmonaire. Il postule que les poumons envoient vers le cœur, par l'artère veineuse (qui désigne alors l'artère pulmonaire), de l'air mélangé à du sang. Il a le tort de publier ses idées dans un texte théologique intitulé *La Restitution du Christianisme*. Il veut prouver que le pneuma, donc l'âme, insufflation divine, est dans le sang. Le livre de cet homme à l'esprit brillant reflète des opinions contraires à celles de la religion. L'ouvrage est brûlé en place publique. Fort heureusement, un exemplaire échappe à l'autodafé. Jean Calvin a mis tout son acharnement pour retrouver Michel Servet et le faire condamner comme hérétique. L'infortuné médecin est brûlé vif dans des conditions abominables, après qu'il a refusé d'abjurer.

La vérité approchait lentement, mais l'histoire retient William Harvey comme le découvreur de la circulation sanguine. Il la décrit en 1628 dans un des ouvrages phares de la littérature médicale : *Exercitatio anatomica de motu cordis et sanguinis in animalibus* (Étude anatomique du mouvement du cœur et du sang chez les animaux).

Médecin anglais, il a étudié l'anatomie et la physiologie pendant cinq ans à la faculté de Padoue, en Italie. Revenu au pays, il a acquis une certaine notoriété qui lui vaut d'être médecin du roi Jacques Ier puis de Charles Ier. Il pratique de nombreuses vivisections chez l'animal, ainsi que des dissections *post mortem* sur des criminels exécutés, voire sur des amis, sa sœur et son propre père. La grande originalité de ses travaux consiste dans la description d'une circulation en circuit fermé, avec un retour constant du sang vers le cœur. Il mentionne parfaitement la contraction initiale des oreillettes qui propulse le sang vers les ventricules, d'où, grâce à une seconde contraction, il part vers les organes. Pour cela, le sang n'emprunte pas les veines comme on le croyait à l'époque, mais les artères qui ne véhiculent pas d'air. Harvey pense que le sang passe ensuite des artères aux veines en traversant tout le corps. Cette interprétation est erronée. Faute de disposer d'un microscope, il n'a pas trouvé le chaînon manquant, le réseau de capillaires, décrit plus tard par un physiologiste italien Marcello Malpighi.

Les découvertes de Harvey n'ont pas suscité un enthousiasme unanime dans le monde scientifique. Aristote et Galien étaient à l'origine de la plupart des connaissances médicales de l'époque. Leurs conceptions, dogmes intouchables, se trouvent bafouées et avec elles les enseignements dispensés en médecine. Ce sont les facultés de médecine françaises qui combattent le plus violemment les théories de Harvey. L'offensive est menée par Jean Riolan proclamé prince des anatomistes, mais aussi médecin du roi Henri IV, puis de Louis XIII et de la reine mère Marie de Médicis. Il écrit une critique vigoureuse dans ses *Opuscula anatomica*, relayée par son élève et successeur Gui Patin, doyen de la faculté de médecine de Paris, qui aurait inspiré à Molière le personnage de Thomas Diafoirus dans *Le Malade imaginaire*. La querelle des partisans du médecin anglais ironiquement surnommés « circulateurs », du latin *circulator* qui à Rome désignait les charlatans, contre les « galénistes », convaincus aux schémas de Galien voit se mêler aux scientifiques les écrivains. Boileau pense que le modèle traditionnel est le bon ; il s'oppose ainsi à Molière ou Descartes, adeptes de la théorie circulatoire. Les hypothèses de Harvey vont à l'encontre des certitudes véhiculées par la religion. Celle-ci, comme souvent dans l'histoire, met un frein aux avancées de la connaissance. Les idées de Harvey trouvent très vite un écho favorable chez les protestants anglais et ceux du nord de l'Europe, puis dans la jeune génération de médecins en France et en Italie, d'autant que d'autres découvertes liées à l'usage du microscope, telles la structure du poumon et celle des capillaires sanguins, viennent conforter ces nouvelles théories. Dans ce débat houleux, les « circulateurs » bénéficient d'un soutien royal inattendu. Louis XIV autorise en 1672 l'enseignement de la circulation sanguine au Jardin royal des plantes médicinales. Cette institution a été créée en 1635 à l'instigation de Guy de la Brosse par Louis XIII pour concurrencer la faculté de médecine de Paris. Elle relevait directement du roi et les cours dispensés en français étaient indépendants de l'omnipotente faculté. Elle a été, un temps, le seul lieu en France où était enseignée la circulation sanguine.

Coagulation — De l'état liquide à l'état solide

Le sang est un tissu liquide qui circule dans les vaisseaux. Un système veille à la fois sur sa fluidité et sur son maintien à l'intérieur de l'arbre vasculaire ; il a pour nom *hémostase*. Lorsqu'une plaie compromet l'étanchéité de ces tuyaux qui parcourent l'organisme, ce système complexe se met en action et arrête l'hémorragie en formant un caillot pour obturer la brèche vasculaire. Le processus comporte deux étapes, l'hémostase primaire et la coagulation. La première dépend surtout des plaquettes qui construisent un premier et fragile caillot blanc. La seconde consolide le tout en un caillot rouge. Une phase complémentaire, la fibrinolyse, évite la croissance exagérée de ce petit édifice. La coagulation repose sur l'activation en chaîne de protéines sanguines, précurseurs d'enzymes, appelées *facteurs de la coagulation.* Chacun porte un numéro écrit en chiffres romains. L'absence ou la diminution importante de l'un d'eux suffit à interrompre la chaîne et entraîne une maladie hémorragique. L'hémophilie, due à un déficit en facteur VIII ou IX, en est l'exemple le plus célèbre.

Les physiologistes ont mis longtemps à comprendre le mécanisme de la coagulation, cauchemar des étudiants en médecine, en pharmacie et autres sciences de la santé. La finalité consiste dans la transformation d'une molécule soluble, le fibrinogène, en fibrine insoluble qui constitue la trame du caillot. En 1905, un médecin allemand, Paul Morawitz, a effectué une synthèse des travaux publiés. Il a élaboré une première théorie de la coagulation fondée sur quatre facteurs : le fibrinogène, la prothrombine, une thrombokinase appelée aussi thromboplastine et le calcium. Pour plus de commodité, il les a affectés de chiffres romains et en a fait, respectivement, les facteurs I, II, III et IV.

Mary et le cinquième facteur

En avril 1943, Paul Owren, médecin à Oslo, voit arriver une jeune femme de 29 ans, prénommée Mary. Elle souffre d'une maladie hémorragique d'origine inconnue, responsable de saignements de nez incessants, mais aussi d'accidents cérébraux qui ont entraîné une cécité quasi complète. Owren constate que le sang de Mary coagule mal dans les tubes. Il pense qu'elle a un déficit en prothrombine mais le dosage s'avère normal. Un autre facteur manque donc. Un peu de plasma prélevé chez un sujet sain mélangé dans un tube à celui de Mary suffit à corriger l'anomalie. Cet effet disparaît si le plasma ajouté n'est pas frais. Il manque dans le sang de Mary, une substance *labile.* Cet élément, différent des quatre facteurs du schéma de Morawitz, devient le *facteur V.* Par la suite, les facteurs de coagulation nouvellement décrits porteront des nombres écrits en chiffres romains qui ne correspondent pas à leur ordre d'intervention dans la chaîne de coagulation, mais à la chronologie de leur découverte. En fait, la structure du facteur V reste longtemps inconnue. Il se définit comme le facteur labile dont l'absence dans le plasma engendre la maladie hémorragique de Mary. Cette particularité permet de le doser sans le connaître, à condition de disposer d'un échantillon du sang de Mary. Les demandes de dosage affluent alors d'Europe et des États-Unis. Mary se comporte en véritable héroïne. Chaque fois que Paul Owren la sollicite pour effectuer un don de sang, elle prend, malgré son handicap, le long chemin vers l'hôpital. Elle ne proteste jamais et refuse toute compensation financière. Elle affirme : « Si mon sort peut bénéficier à d'autres, il n'est pas de meilleure rétribution pour moi. » Par référence à l'hémophilie, Owren appelle *parahémophilie* le déficit en facteur V.

De cinq à treize

Cette découverte impliquait de modifier la théorie de Morawitz. Owren postula que le facteur V dérivait d'un hypothétique facteur VI plasmatique. En fait, ce dernier n'existe pas. En 1947, le groupe de Benjamin Alexander, à Boston, révèle une nouvelle pièce du puzzle dans des circonstances proches des précédentes. Une jeune fille est porteuse d'une maladie hémorragique. Des membres de sa famille ont une forte tendance aux saignements. Un composant, important pour la coagulation et différent du facteur V, manque dans son plasma. Owren a déjà utilisé le chiffre VI. Le nouveau venu prend donc, en 1952, le nom de *facteur VII*.

L'hémophilie était connue depuis longtemps. Dès 1936, les chercheurs avaient suspecté l'absence d'un facteur antihémophilique dans le plasma. Le Comité international a décidé, pour mettre à jour sa nomenclature, de lui attribuer le chiffre huit. En 1952, Rosemary Biggs et ses collaborateurs ont montré l'existence d'une seconde hémophilie, non liée à un déficit en facteur VIII. L'un des patients porteurs de l'affection s'appelait Christmas. La maladie a donc reçu le nom de *Christmas disease*. Cette façon originale, propre à l'hémostase, de conférer à une maladie le nom d'un patient plutôt que celui de son découvreur a persisté un certain temps. Le comité international a souhaité garder les dénominations plus neutres à l'aide de chiffres romains. Le facteur Christmas devient ainsi le *facteur IX*.

L'histoire se poursuit. Rufus Stuart souffre d'une maladie hémorragique sévère, considérée jusque-là comme un déficit en facteur VII. Il consulte Cecil Hougie qui montre que le chaînon manquant n'est pas le facteur VII mais un autre, alors inconnu, qu'il propose d'appeler *facteur Stuart*. La logique numérique prend à nouveau le dessus. Après VIII et IX vient donc le *facteur X*. En 1953 Robert Rosenthal, qui travaille au *Beth Israël Hospital* à New York, identifie une nouvelle maladie hémorragique qu'il baptise hémophilie C. L'élément manquant est un facteur non décrit. Il lui octroie un acronyme, PTA pour *plasma thromboplastin antecedent*. Le terme tombera en désuétude tout comme la dénomination de *facteur Rosenthal* que plusieurs auteurs ont voulu lui donner en hommage à son découvreur. L'hémophilie C devient le déficit en facteur XI. Cette maladie hémorragique héréditaire est particulièrement fréquente chez les juifs ashkénazes, population où il peut, dans sa forme modérée dite hétérozygote, toucher 10 % des individus.

Survient ensuite la triste histoire de John Hageman, ouvrier américain employé au fret ferroviaire. Il doit subir une intervention chirurgicale à Cleveland. Il n'a jamais souffert de saignements exagérés, mais les examens préopératoires systématiques découvrent une anomalie des tests de coagulation qui fait craindre des suites hémorragiques au geste opératoire. Toutes les précautions sont donc prises pour éviter de telles complications. Hélas ! Au douzième jour postopératoire, le patient meurt subitement. L'autopsie révèle la présence d'un volumineux caillot dans l'artère pulmonaire. John Hageman est donc mort d'une embolie pulmonaire massive ! Oscar Ratnoff étudie le plasma prélevé avant l'intervention, ce qui lui permet de décrire le déficit en *facteur Hageman*, qui sera appelé plus tard *facteur XII*. Curieusement, et pour le malheur du cheminot, un déficit de ce facteur altère les examens de coagulation du laboratoire dans un sens qui fait craindre, à tort, un risque de saignement. Des travaux ultérieurs ont confirmé que le déficit en facteur XII n'est pas une maladie hémorragique.

L'histoire à rebondissements de la description des facteurs de coagulation se termine avec la découverte par François-Henri Duckert, en 1960 du premier cas de déficit familial en facteur XIII. Ce dernier maillon qui stabilise le caillot a été cerné dans de nombreux travaux. Mais le déficit qui montrait son importance n'a été décrit que tardivement du fait de sa rareté.

Au fil du temps, le schéma de la coagulation est devenu de plus en plus complexe. De nouveaux composants non essentiels sont venus enrichir et compliquer sa description. Cette saga a laissé des traces indélébiles : la nomenclature atteint le chiffre XIII, alors que les facteurs III, IV et VI n'existent pas. Cette numérotation relève plus du hasard que de la logique, puisqu'elle n'est pas liée à leur ordre d'intervention dans la cascade de la coagulation qui commence par le facteur VII et se termine par le fibrinogène ou facteur I. Pour la coagulation du sang, le poids de l'histoire l'emporte sur la physiologie.

Composition — Ce que contient une goutte de sang

Le sang est souvent décrit comme un liquide rouge. Nous savons depuis les travaux d'Anton van Leeuwenhoek que ceci est faux. Le sang est un tissu liquide dans lequel le plasma est incolore mais contient des cellules aux couleurs vives.

Une simple goutte de sang renferme une grande quantité d'éléments, dont beaucoup sont indispensables.

Trois populations composent les cellules.

Les globules rouges, appelés aussi hématies ou érythrocytes, sont les plus nombreux, en moyenne 4,5 à 5,5 millions par millimètre cube. Ce sont eux qui donnent au sang sa couleur. Leur fonction unique est de transporter l'oxygène vers les tissus où ils prennent en charge le gaz carbonique qu'ils libèrent à leur retour aux poumons.

Les globules blancs ou leucocytes sont en quantité moindre : 4 000 à 10 000/mm3 chez l'adulte. Leur rôle principal est la défense contre les infections. Ils comportent cinq populations. Les anciennes méthodes de comptage, exécutées au microscope, étudiaient les répartitions entre ces cinq types de leucocytes et établissaient des pourcentages à partir d'une identification de 100 à 200 globules blancs. Les résultats, regroupés sous le nom de formule sanguine, étaient rendus sous forme de pourcentages dont l'interprétation était source d'erreurs qu'un exemple peut illustrer. Les polynucléaires représentent normalement 60 % des leucocytes. Une diminution à 20 % peut être due à une baisse réelle de leur taux ou à une augmentation de celui des autres leucocytes.

Les leucocytes se répartissent de la façon suivante. Chez l'adulte, les polynucléaires neutrophiles représentent 40 à 60 %, soit 2 000 à 7 500/mm3 ; les polynucléaires éosinophiles forment 1 à 5 %, soit 50 à 400/mm3 ; les polynucléaires basophiles sont peu nombreux, 1 à 2 % soit 100/mm3. Viennent ensuite les lymphocytes, 20 à 40 %, 1 000 à 3 500/mm3. L'enfant a des taux de lymphocytes plus élevés. Enfin, les monocytes constituent 2 à 8 %, soit 200 à 1 000/mm3.

Les plaquettes sont les plus petites cellules sanguines. Indispensables à l'hémostase pour prévenir ou arrêter les hémorragies, elles sont 150 000 à 300 000/mm3.

Le plasma est le support qui dans les autres tissus s'appelle la substance fondamentale. Il est donc le milieu liquide dans lequel baignent les cellules. Pour l'étudier, le sang doit être prélevé sur une solution anticoagulante. Après centrifugation ou décantation, le plasma surnage et peut être analysé. Il se distingue du *sérum* que l'on obtient en récupérant le surnageant dans un tube où le sang a coagulé. Les différences entre ces deux liquides se situent au niveau de certains facteurs de coagulation, absents du sérum mais présents dans le plasma.

Ce rôle primordial de transport de cellules n'est qu'une des fonctions du plasma. Constitué d'eau et d'électrolytes, il comporte un nombre élevé de substances, sucres, lipides et protéines qu'il apporte aux différents tissus de l'organisme. Parmi les sucres, le plus important est le glucose, indispensable aux cellules nerveuses. Pour les lipides, les plus connus sont les triglycérides et le cholestérol. Contrairement à une idée fort répandue, un seul type de cholestérol circule mais il est transporté dans le sang par des lipoprotéines. Certaines d'entre elles ont une densité élevée et sont classées HDL (*High density lipoproteins*) les autres, de densité plus faible sont les LDL (*Low-density lipoproteins*). Le cholestérol associé à ces dernières est souvent appelé « mauvais cholestérol » car il est associé à un risque plus élevé d'athérome. Les protéines sont en grand nombre et variées. On retient surtout les facteurs de coagulation, l'albumine, des immunoglobulines, anticorps supports de l'immunité, des hormones, de nombreuses enzymes comme les transaminases dont le taux peut refléter des dysfonctionnements hépatiques ou cardiaques, et diverses substances impliquées dans le métabolisme : urée, créatinine, bilirubines et protéines inflammatoires.

Le volume total du sang chez l'adulte est de 4 à 5 litres.

Conservation — Comment conserver le sang ?

Après son prélèvement, la conservation du sang se heurte à de nombreux obstacles. D'une part, il coagule rapidement dès qu'il n'est plus au contact des parois vasculaires. D'autre part, la diversité de ses composants, plasma, cellules, protéines de toutes sortes, souvent fragiles, pose, pour chacun d'eux, des problèmes spécifiques que la simple congélation, même extrême et rapide, ne résoudrait pas.

Lorsqu'il est gardé dans un récipient en verre, le sang coagule en quatre à huit minutes. Dans le passé, cette propriété a permis de rechercher des déficits de l'hémostase, à l'aide d'un test tombé en désuétude, appelé temps de coagulation. Aucun réactif n'était nécessaire pour le réaliser. Le tube contenant l'échantillon sanguin est mis au bain-marie et l'apparition du caillot est surveillée par retournement périodique et chronométrée. Le simple contact du sang avec le verre déclenche la coagulation. Toutes les surfaces dites mouillables ont cette capacité. Le recueil de sang dans un tube plastique ou un flacon de verre enduit de silicone ne fait que retarder la coagulation. Pour la bloquer, l'ajout d'un anticoagulant est nécessaire. Les bouchers et cuisiniers qui récupèrent le sang et veulent le garder liquide ajoutent du vinaigre. Cet ingrédient ne serait guère favorable aux cellules sanguines si la finalité est une transfusion. On doit à un chirurgien belge, Albert Hustin, bientôt suivi par un médecin chercheur argentin, Luis Agote, et un urologue montpelliérain, Émile Jeanbrau, la découverte et l'utilisation de l'effet anticoagulant du citrate de sodium. Ce composé entraîne une chélation du calcium. En d'autres termes, il se lie à lui et l'empêche d'agir, alors que cet ion est indispensable à la coagulation. De nos jours, le citrate reste la substance la plus utilisée pour anticoaguler le sang en prévision d'une transfusion sanguine, ou pour garder des échantillons de sang destinés à être analysés en laboratoire.

Un second écueil est la conservation des cellules sanguines en vue d'une transfusion. Le froid protège provisoirement les cellules, mais le simple maintien entre 2 °C et 6 °C ne suffit pas pour qu'elles demeurent vivantes et préservent toutes leurs fonctionnalités. En effet chacun des types cellulaires a ses particularités, pour ne pas dire ses faiblesses. Ainsi, les globules rouges, objets principaux du recours à la transfusion, sont fragiles. Mis en solution hypotonique ou privés de nutriments, ils éclatent. Ce phénomène s'appelle hémolyse. C'est la raison pour laquelle les concentrés de globules rouges sont conservés, en vue de transfusion, dans une solution nommée SAG-M (Saline Adénine Glucose Mannitol) qui les nourrit, respecte leur fragile membrane, maintient leur métabolisme et permet de les conserver 42 jours au réfrigérateur entre 2 °C et 6 °C. Ce délai est une durée légale au-delà de laquelle la qualité du produit transfusé ne répond plus aux normes établies. Cette durée peut paraître courte lorsqu'on la compare à la durée de vie moyenne des globules rouges dans l'organisme, mais elle tient compte du fait que le prélèvement comporte des cellules d'âge et d'espérance de vie variables.

Chez certains individus, l'existence de groupes sanguins rares, portés par moins de quatre personnes sur mille, peut conduire à une *impasse transfusionnelle*. Leur sang est incompatible avec celui de tous les donneurs habituels. En cas d'accident, d'hémorragie grave ou d'intervention chirurgicale, la nécessaire transfusion s'avère impossible faute de disposer de sang compatible. C'est la raison pour laquelle un procédé de conservation des hématies pour une durée prolongée a été mis au point, la congélation à très basse température. Elle permet de garder les globules rouges non altérés pendant plusieurs années. La technique est difficile. Un cryoprotecteur, le glycérol, doit être ajouté avant la congélation dans des surgélateurs spécifiques qui assurent le stockage à -80 °C. Ce procédé complexe et coûteux ne saurait être généralisé. En cas de besoin de transfusion, le sujet porteur du groupe rare peut avoir recours à son propre sang qu'il a déposé préventivement pour une mise en réserve auprès d'un centre spécialisé. Cette procédure est une autotransfusion. Cependant, la probabilité d'utilisation du sang par la personne dont il est issu est faible. C'est la raison pour laquelle, en France, l'Établissement français du sang a constitué une Banque Nationale de sangs de phénotypes rares, située au sein du site transfusionnel de Créteil. Cet établissement conserve 8 000 concentrés de globules rouges porteurs d'un des 250 groupes rares répertoriés chez l'homme. Les centres français peuvent, au besoin, faire appel à ces stocks pour leurs patients.

Ce procédé médical justifié par la nécessité de soigner s'appuie sur la solidarité. Il a été détourné à des fins plus individualistes. Certains personnages célèbres et riches, obsédés par l'idée d'avoir un jour besoin d'être transfusés, ont pu obtenir, moyennant finance auprès de structures privées situées à l'étranger, de laisser en dépôt des poches de leur propre sang congelé, auquel eux seuls pourraient avoir recours. Cette approche, lucrative pour les centres qui la proposent est aux antipodes du don solidaire, et d'une coûteuse inutilité.

Les plaquettes sont indispensables à l'hémostase. Lorsque leur taux sanguin est insuffisant, le patient est exposé à un risque hémorragique majeur. Il est alors nécessaire de lui transfuser des concentrés plaquettaires préparés à partir de dons de sang ou de cytaphérèse. Une difficulté vient de leur fragilité. Tout contact avec une surface mouillable, telle que le verre ou la plupart des plastiques, les altère. Elles ont une courte durée de vie. Dans les meilleures conditions, à des températures comprises entre 20 et 24 °C car le froid les détruit, les concentrés plaquettaires ne peuvent être conservés que cinq à sept jours.

La conservation du plasma nécessite de garder toutes les propriétés des différents composants. Les plus fragiles sont les facteurs qui interviennent dans la coagulation. Ils deviennent vite inopérants voire nocifs si le plasma est stocké à température ambiante ou à 4 °C. Après son prélèvement, la congélation rapide du plasma à très basse température permet de le conserver pendant une durée maximale de 12 mois. Le plasma frais congelé conserve intactes les protéines sanguines, dont l'albumine et les facteurs de coagulation. Il est très utilisé en réanimation.

Contamination — Le drame du sang contaminé

Scandale ou affaire du sang contaminé, ainsi a été dénommé le drame sanitaire survenu dans plusieurs pays mais auquel la France a conféré le plus de résonance. Il a consisté à distribuer des produits sanguins, sang, plasma, et facteurs antihémophiliques surtout, provenant de donneurs bénévoles porteurs du virus du sida. Les hémophiles sont devenus les principales victimes de ce drame, puisque plus de 50 % des hémophiles français ont été contaminés par le virus de l'immunodéficience humaine (VIH). La chronologie des faits doit être retracée, sans passion et avec la plus grande objectivité.

En 1981, le *Center for Diseases Control*, centre américain de surveillance des maladies, situé à Atlanta, identifie une nouvelle affection constatée chez les homosexuels californiens. Elle reçoit le nom de syndrome d'immunodéficience acquise, dont l'usage a gardé l'acronyme, sida. Dès 1982, les médecins américains soupçonnent la possibilité d'une transmission par le sang puisque des hémophiles traités par des produits issus de dons de sang ont développé la maladie. À cette époque, les laboratoires qui élaborent les médicaments destinés aux hémophiles, à partir de dons de sang ou de plasma, ont mis au point des dérivés appelés concentrés antihémophiliques très efficaces et d'utilisation facilitée. Ils peuvent en effet être conservés dans un réfrigérateur au domicile des patients. Les plasmas de plusieurs milliers de donneurs sont nécessaires pour préparer ces nouveaux concentrés. Les hémophiles de nombreux pays demandent de pouvoir bénéficier de ces traitements. En France, les médicaments antihémophiliques sont distribués par le Centre national de transfusion sanguine (CNTS), dirigé par un grand spécialiste de cette discipline, Jean-Pierre Soulier. Les hémophiles français, par le biais de leur association de patients, réclament, comme leurs homologues étrangers, l'accès à ces nouveaux médicaments. Le CNTS a le choix entre deux options. La première est de ne distribuer que les produits qu'il prépare, sous forme de *cryoprécipités*. Ils sont issus de mélanges de plasma de cinq à dix donneurs, donc moins exposés au risque d'inclure un prélèvement contaminé, mais d'emploi malaisé puisqu'ils doivent être conservés à très basse température et injectés par perfusion. La seconde option est d'importer les nouveaux produits. Jean-Pierre Soulier, averti par les alertes lancées aux États-Unis sur le risque infectieux des concentrés, explique dans une lettre ouverte aux hémophiles qu'il est préférable de privilégier une autosuffisance nationale et de réduire les importations. De plus, les États-Unis ont recours aux plasmas issus de donneurs rémunérés, stratégie que n'accepte pas la France, où le don bénévole est considéré comme un gage de sécurité. Contrairement aux accusations qui ont été portées contre lui, la démarche de Jean-Pierre Soulier s'inscrivait bien dans une logique sécuritaire et non financière.

En 1983, la démonstration est faite aux États-Unis que le sida est plus fréquent parmi les hémophiles traités par concentrés que chez ceux qui reçoivent du cryoprécipité. Pour réduire le risque que représentent les concentrés, le laboratoire américain Travenol-Hyland, propose un procédé qui permet d'inactiver les agents infectieux potentiels présents dans le produit, le chauffage. La méthode est une véritable prouesse, car les facteurs antihémophiliques sont très fragiles et résistent mal à la chaleur qui peut les détruire. Le médicament est commercialisé sous le nom de *Hemofil-T.* Cette même année, l'équipe de Luc Montagnier isole le virus du sida, appelé LAV pour *Lymphadenopathy associated virus* qui deviendra plus tard HIV, *Human immunodeficiency virus.* L'Association française des hémophiles et la Fondation nationale de transfusion sanguine présidée par Jean Bernard rejettent, hélas, la proposition de Jean-Pierre Soulier de rester au cryoprécipité et assignent deux objectifs. L'un consiste à évaluer les bénéfices et risques de ces composés traités par la chaleur, et le second est de viser l'autosuffisance nationale, en mettant l'accent sur une sélection rigoureuse des donneurs, ce qui vaut au journal *Libération* l'un de ses titres les plus navrants.

En 1984, plusieurs firmes proposent des produits chauffés que les spécialistes français de l'hémophilie réclament. Jacques Roux, directeur général de la Santé, oppose à cette demande un argument lourd de conséquences. Il considère que l'importation massive de médicaments étrangers serait une mesure trop coûteuse. Pourtant, toutes les données scientifiques concordent, l'utilisation de produits sécurisés par chauffage s'impose. Au CNTS, Jean-Pierre Soulier atteint par la limite d'âge est remplacé par Michel Garretta, médecin expert en gestion et en communication mais sans aucune formation scientifique, à la différence de son prédécesseur. Il a été nommé à ce poste par les autorités de tutelle, les politiques, avec une mission prioritaire, celle de redresser les finances du CNTS qui doit devenir une entreprise commerciale rentable. L'une de ses premières décisions est de rompre les négociations que le laboratoire Immuno a engagées avec Jean-Pierre Soulier pour l'achat de produits chauffés élaborés par cette firme. Le CNTS continue donc de préparer et distribuer des concentrés antihémophiliques non chauffés issus d'un pays où l'on apprendra plus tard que plus de 1 % des donneurs sont contaminés. Pendant ce temps, des preuves scientifiques s'accumulent.

Le 12 mars 1985, Jean-Baptiste Brunet, épidémiologiste de la Direction générale de la santé, écrit à son directeur : « Si la proportion de donneurs LAV positifs constatée au cours de l'enquête Cochin est représentative de la situation parisienne (6 %), il est probable que tous les produits sanguins préparés à partir de pools de donneurs parisiens sont actuellement contaminés. » En marge, le directeur note ce simple mot : « Vu ». Une solution au problème aurait pu venir du centre de transfusion de Lille où l'équipe de Maurice Goudemand a élaboré un procédé de chauffage qu'il propose au CNTS. Il se voit opposer une fin de non-recevoir.

Se joue alors la bataille des tests. Grâce à la connaissance acquise sur le virus, les laboratoires développent des tests qui permettent de déterminer si le donneur est ou non porteur du VIH. La firme américaine Abbott produit ce test, d'une excellente fiabilité. En France, l'Institut Pasteur, lieu de découverte du virus, tarde à le mettre au point. Qu'importe ! Le ministère fait retarder l'enregistrement du test Abbott jusqu'à ce que le test Pasteur soit autorisé.

Le 7 mai, une note du directeur bio-industriel du CNTS résume l'état d'esprit de l'entreprise. Il estime qu'il n'est pas acceptable de disposer simultanément des facteurs antihémophiliques chauffés et non chauffés, et suggère que « le stock de produits contaminés soit distribué dans sa totalité avant de proposer les produits chauffés de substitution. »

Le 26 juin, Michel Garretta adresse une lettre aux médecins et responsables du CNTS : « La distribution des produits non chauffés reste la procédure normale tant qu'ils sont en stock. » Ce même Michel Garretta avait reçu un mois plus tôt une note par laquelle il était informé que statistiquement tous les médicaments antihémophiliques issus du CNTS étaient contaminés. En parallèle, le ministère l'avait félicité pour avoir assuré l'autosuffisance de la France en produits antihémophiliques.

De commissions en comités interministériels, de lenteurs administratives en décisions appliquées avec retard, les erreurs, voire les monstruosités, évoquées ici auraient pu être étouffées sous la chape des « on ne savait pas », « on ne pouvait pas agir autrement », si une journaliste de *L'Évènement du jeudi*, Anne-Marie Casterets n'avait écrit, le 25 avril 1991, un article qui relance complètement le débat, sous le titre : *La tragédie des hémophiles*. Elle y détaille « l'affaire du sang contaminé » qui devient plus tard le « scandale du sang contaminé ». De multiples procès suivent, mettant en lumière les rôles des différents acteurs de cette tragédie que le président François Mitterrand résumait ainsi : « Le drame (...) découle, entre autres, d'une erreur d'appréciation de la collectivité médicale et de sa lenteur de décision. » Pourtant, en 1989, le chef de l'état avait retenu, à titre exceptionnel et au titre de sa réserve personnelle, le docteur Michel Garretta pour l'attribution de la Légion d'honneur. Malgré le refus du ministre de la Santé, Claude Evin, le président a insisté et Michel Garretta a reçu sa prestigieuse médaille le 1er janvier 1990. Parfois, à la différence de « la collectivité médicale et de sa lenteur de décision », la classe politique sait être rapide pour prendre des décisions qui ne s'imposent pas.

Contes pour enfants — Des histoires sanglantes

La symbolique sexuelle des contes pour enfants a été largement étudiée et commentée par les psychiatres et psychanalystes. Bruno Bettelheim y a consacré l'un de ses livres les plus connus, *La Psychanalyse des contes de fées*. Il est parfois difficile de suivre, voire d'accepter toutes les interprétations qu'il propose. *Peau d'âne* pose sans ambiguïté la question de l'inceste puisque le roi veut épouser sa fille. En revanche, voir comme Freud, dans le soulier de Cendrillon, le symbole des parties génitales de la femme est plus subtil, même si Bettelheim nous en donne la clef : « Un petit réceptacle où une partie du corps peut se glisser et être tenue serrée peut être considéré comme le symbole du vagin. » Dans toutes ces analyses et interprétations, le sang est un fil conducteur majeur, mais il peut être excessif d'affirmer avec Kafka que : « Il n'existe que des contes de fées sanglants. Tout conte de fées est issu des profondeurs du sang et de la peur. »

Dans les textes où il coule, les deux sources principales de sang sont la piqûre, intentionnelle ou non, au bout du doigt et la mort par égorgement. *La Belle au bois dormant* se pique le doigt avec le fuseau d'un rouet qu'une innocente vieille dame lui a tendu. Elle ne sait pas qu'à sa naissance, tant attendue par un couple jusque-là stérile, la méchante fée, invitée oubliée, avait prédit : « Lorsqu'elle aura quinze ans, la princesse se piquera le doigt avec un fuseau et tombera morte. » Fort heureusement, une autre fée adoucit la sentence et transforme la mort en un sommeil de cent ans. Un siècle plus tard, les versions divergent selon les auteurs. Pour les frères Grimm, le prince la réveille en lui donnant un baiser. Chez Perrault, le prince s'agenouille devant elle, ce qui suffit à la réveiller. Perrault a édulcoré le texte issu du *Pentamérone* écrit en 1634 par Giambattista Basile, dans lequel le roi viole sa fille Thalie pendant son sommeil. Pour Bettelheim, l'inéluctable piqûre au doigt symbolise les premières menstruations.

Dans *Blanche-Neige* des frères Grimm, c'est la bonne reine qui se désole de n'avoir pas d'enfants. Elle se pique le doigt en cousant. Le sang perle et trois gouttes tombent sur la neige. Lui vient à l'esprit une réflexion prémonitoire : « Ah, si j'avais une petite fille à la peau blanche comme la neige, aux lèvres rouges comme le sang et aux cheveux noirs comme le bois d'ébène. » Par le pouvoir magique du sang, son rêve se réalise, mais elle meurt en accouchant de Blanche-Neige. Peu de temps après, le roi épouse la méchante reine avec son miroir, ses lacets étouffants, son peigne empoisonné et la pomme offerte dans laquelle l'ingénue croque la partie rouge. Pour les psychanalystes, Blanche-Neige entre dans la sexualité. Elle meurt, au grand désespoir des sept nains, mais sera plus tard « ressuscitée » et épousera le prince.

Frau Holle est un autre conte des frères Grimm. Le récit narre l'injustice subie par une fillette de la part de sa marâtre. En plus de sa surcharge de travail, l'enfant, prénommée Marie, doit chaque jour s'asseoir sur la margelle d'un puits et filer jusqu'à ce que ses doigts saignent.

Un jour, Marie se pique le doigt et la bobine se trouve pleine de sang. La jeune fille veut la laver, mais l'objet tombe dans le puits. Craignant d'être grondée, elle plonge pour la récupérer. Elle arrive au pays de Dame Holle, pays souterrain où la fillette accomplit les tâches demandées avec l'espoir d'avoir une belle vie, une vie qu'elle connaîtra désormais comme une rédemption. Il est possible de lire ce récit au travers d'une goutte de sang, symbole de la vie et de la mort en même temps, de l'infortune et de la fortune.

Les frères Grimm reprennent le thème du sang avec *La Gardeuse d'oies*. Une princesse doit quitter sa mère. À l'heure des adieux, la vieille reine monte dans sa chambre, prend un canif et s'entaille le doigt pour le faire saigner ; elle s'empare d'un mouchoir blanc et laisse couler dessus trois gouttes de sang. Elle donne le mouchoir à sa fille et lui montre les trois gouttes en lui disant : « Garde-les bien, ma chère enfant, elles te seront précieuses et tu en auras grand besoin en cours de route. » Sur le chemin, la caméristé que sa mère lui a adjointe lui joue de mauvais tours. Mais elle est protégée par le sang magique de sa mère et les trois gouttes de sang parlent : « Si ta mère le savait, elle qui t'aime tant, son cœur se briserait ! » Hélas, en se désaltérant, elle perd le mouchoir ensanglanté. La caméristé tient sa vengeance puisque plus rien ne protège la princesse qui dès lors subira bien des déboires. À la fin, la caméristé qui a usurpé la place de la princesse est démasquée et jugée. On décide qu'elle ne mérite pas mieux que d'être enfermée nue dans un tonneau tout hérissé de clous pointus à l'intérieur et traînée par deux chevaux, de rue en rue, jusqu'à ce que mort s'ensuive. Ainsi finit dans l'horreur et le sang l'histoire d'un mouchoir blanc maculé de trois petites gouttes du fluide maternel.

La mort rôde dans les contes pour enfants. Curieusement, le poison, vecteur principal dans le théâtre, n'intervient pas. En revanche, on dévore, ou bien on égorge. Dans la version de Perrault, *Le Petit chaperon rouge* dont la couleur du vêtement n'est pas choisie au hasard, se fait dévorer par le loup, tout comme sa grand-mère. Les frères Grimm inventent une fin plus heureuse. Un chasseur tue le loup, lui ouvre le ventre et sort l'enfant et la grand-mère saines et sauves. Ce loup devait être édenté.

L'horreur est encore là lorsque l'ogre mange par erreur ses sept filles auxquelles *Le Petit poucet* a enlevé la couronne qui permettait à leur père de les reconnaître. Quel dommage ! Elles promettaient beaucoup, puisqu'elles mordaient déjà les enfants pour leur sucer le sang. *Hansel et Gretel* échappent par miracle à la marmite de la sorcière qui engraissait Hansel par la cuisine de sa sœur Gretel afin d'en faire un repas plus consistant. La sorcière finira carbonisée dans son four.

Dans tous ces contes qui mêlent sang et chair fraîche, la cruauté est décrite au sens étymologique de *crudelis*. Le sang coule, on se complaît dans le sang, le *cruor*. Le *crudus* est mis en scène pour constituer la trace, le fil d'Ariane d'un parcours initiatique. Dès lors, le conte est l'espace de la fascination pour le sang, ainsi que l'analyse Freud.

Perrault a intitulé son conte le plus sanglant *La Barbe bleue* et non pas Barbe bleue.

« Il était une fois un homme qui avait de belles maisons à la ville et à la campagne, de la vaisselle d'or et d'argent, des meubles en broderie, et des carrosses tout dorés ; mais, par malheur, cet homme avait la barbe bleue : cela le rendait si laid et si terrible qu'il n'était ni femme ni fille qui ne s'enfuit devant lui. »

Ce handicap est probablement symbolique, car un simple rasoir aurait pu supprimer cette infirmité. Il devait avoir un certain charme puisque l'homme a été marié plusieurs fois. Curieusement, ses épouses antérieures ont disparu. Une nouvelle mariée arrive au foyer plus par cupidité que par passion. Un jour, peu de temps après les noces, il lui annonce qu'il va partir en voyage. Il lui confie un trousseau de clefs qui permet d'ouvrir toutes les portes du château, y compris celle d'un cabinet dont il lui interdit l'entrée. Dès son départ, elle s'empresse de transgresser. Au début, elle ne voit rien parce que la pièce est sombre. « Après quelques moments, elle commença à voir que le plancher était tout couvert de sang caillé, et que, dans ce sang, se miraient les corps de plusieurs femmes mortes, attachées le long des murs : c'était toutes les femmes que La Barbe bleue avait épousées, et qu'il avait égorgées l'une après l'autre. » Pour son malheur, la clef lui tombe des mains et se tache d'un sang indélébile. Ce signe ne trompera pas le mari à son retour. Il lui annonce donc qu'elle subira le même sort. Mais là-haut, sœur Anne qui, pendant longtemps, ne voit « rien que le soleil qui poudroie et l'herbe qui verdoie » aperçoit, au loin, deux cavaliers. Ce sont les frères de l'épousée. L'un est dragon et l'autre mousquetaire. L'égorgeur n'a aucune chance contre de tels justiciers qui l'embrochent avec leurs épées.

La Barbe bleue n'a guère inspiré Freud qui n'y voit qu'une mise en garde contre la curiosité des femmes et la violence maritale. D'autres trouvent une explication différente, la véritable infirmité de la barbe bleue est son impuissance, d'où l'impossibilité de se raser et de se priver de ce symbole éminemment masculin et viril. Marc Soriano y voit même une allusion à la rivalité qui opposait Perrault à Boileau, resté impuissant après une malencontreuse intervention urologique pour une maladie de la pierre.

Ce conte, un des plus célèbres, a été conservé par les frères Grimm lors de leur sélection. Le travail de Jacob et Wilhelm Grimm avait, en effet, consisté à recueillir des légendes pour enfants afin de préserver ce patrimoine. Sur les 229 contes initiaux, 28 ont été supprimés, jugés trop violents et non adaptés pour les enfants. Parmi ceux-ci figure une histoire intitulée : « Comment des enfants jouèrent ensemble à s'égorger ? »

Corrida — Les arènes ne sont pas toujours sanglantes

Corrida est la forme abrégée de l'espagnol *corrida de toros*, course de taureaux. Ce terme évoque immédiatement des images, tableaux ou photographies, de taureaux sanguinolents, percés de piques et de banderilles avant que ne survienne, peut-être comme une délivrance pour l'animal, la mise à mort. Une tradition erronée voudrait faire remonter les origines de la corrida à l'antiquité grecque, voire crétoise. Des peintures et des statuettes trouvées à

Cnossos représentent effectivement des athlètes qui effectuent des sauts au-dessus de taureaux, animaux qui tenaient une place toute particulière dans la civilisation minoenne. Ces jeux athlétiques, sans dommage pour la bête, ne peuvent pas être à l'origine de la *corrida de toros*, évoquée ci-dessus, née en Espagne.

Sous le terme de corrida sont regroupés différents types de sports ou jeux tauromachiques qui pourraient se diviser en deux catégories bien distinctes : les corridas sanglantes et les non sanglantes.

Sanglante, en premier lieu, se trouve la *corrida de toros*, celle peinte par Goya, Manet, Picasso, Masson et bien d'autres, contée avec talent par Hemingway, Cocteau, Montherlant, Blasco Ibanez, García Lorca et même Théophile Gauthier. Après le tirage au sort et le *paseo*, défilé des participants, commence le combat. Anodines, dangereuses et spectaculaires, les passes de cape offrent les plus belles images, jusqu'à l'entrée des *picadors*, montés sur des chevaux. Lors de ce premier *tercio*, ils piquent le taureau à l'aide de longues lances pour réaliser une saignée afin de le calmer. Le sang rouge s'écoule sur le noir pelage de la bête. Les images sont là. Une précision est à noter, le picador n'a droit qu'à deux piques. Dans le second *tercio*, viennent les banderilles, bâtons couverts de papier de couleur, terminés par un harpon qui restera planté dans la masse musculaire à la base du cou. Le sang coule à nouveau. Enfin, lors du troisième *tercio*, la mise à mort aura lieu après un long ballet, la *faena* où le torero utilise la *muleta*, leurre de drap rouge, qui permet d'effectuer des passes entre le torero dans son habit de lumière et le taureau ensanglanté, déjà affaibli par les épisodes antérieurs.

Dans la catégorie des corridas sanglantes se classe aussi la *corrida portugaise* ou *tourada*. Elle diffère de la précédente par trois points : elle se pratique à cheval, les picadors sont interdits et le spectacle ne comporte pas de mise à mort. Pourtant, dès la première partie, celle de la *farpa*, le sang coule. La *farpa* est une sorte de lance terminée par un harpon que le cavalier fiche dans le dos du taureau avant de casser le manche pour laisser la lame plantée qui s'orne d'un drapeau. Viennent ensuite les banderilles, identiques à celles de la corrida espagnole, puis, après des exercices athlétiques effectués aux dépens de l'animal par de jeunes *forcados*, se déroule un simulacre de mise à mort à l'aide de banderilles. Ramené au *touril*, le taureau est achevé d'un coup de *puntilla*, poignard prévu à cet effet.

Très proche de la corrida portugaise, la *corrida de rejon* se pratique aussi à cheval. L'exécutant, appelé *rejoneador* plante dans la bête des *rejones* « de châtiment » qui remplacent la pique. Cette corrida se termine par une mise à mort à l'aide d'un *rejon* « de mort » dans laquelle une épée s'est substituée au fer du *rejon* « de châtiment ».

Pour compléter la liste des corridas sanglantes, il convient de citer les corridas dites goyesques, corridas espagnoles agrémentées de tradition costumières et de décors parfois somptueux. Enfin, les *novilladas* opposent de jeunes taureaux à de jeunes toreros rêvant de prendre *l'alternative* qui fera d'eux des *matadors*.

À côté de ces corridas sanglantes existent d'autres formes de tauromachie, sans dommage pour l'animal et qui s'inscriraient mieux dans la tradition méditerranéenne.

La *course camarguaise*, appelée aussi *bouvine,* en est une des variantes principales. Elle se pratique beaucoup dans le sud de la France, plus particulièrement le Gard, l'Hérault et les Bouches-du-Rhône. Le but est de récupérer des attributs fixés sur le front du taureau. Ces attributs sont au nombre de trois : la cocarde, les glands, sortes de pompons de laine blanche, et la ficelle, entourée autour de la corne. Les exécutants, appelés *razeteurs,* disposent d'un crochet en forme de peigne à quatre branches, avec lequel ils doivent essayer d'accrocher un attribut pour s'en emparer. Le razeteur doit, pour cela, approcher l'animal grâce à une très belle course, qui le conduit à raser les cornes du taureau (d'où le terme de *raset* donné à cette course) pour pouvoir saisir un attribut. Ce sport spectaculaire est dangereux pour le razeteur, mais pas pour le *biou*, nom local de ces taureaux cocardiers. Mieux, à Beaucaire, dans le Gard, deux statues ont été élevées pour des taureaux courageux, à la carrière exemplaire, nommés *Goya* et *Le Clairon.*

La corrida landaise est aussi une pratique sportive populaire, dans les départements des Landes et du Gers. Non sanglante, elle n'utilise pas des taureaux, mais des femelles, les vaches landaises dont les cornes sont pourvues de tampons pour réduire les risques d'accident. Très spectaculaire, elle reste néanmoins dangereuse. Le but est d'effectuer différents sauts au-dessus de l'animal, saut de l'ange, saut périlleux agrémenté d'une vrille ou saut à pieds joints. Comme dans la course camarguaise, les vaches landaises les plus performantes ont souvent de longues carrières.

L'Espagne pratique aussi des corridas non sanglantes. Dans le nord du pays, Navarre, Aragon, Castille et Pays basque, existe une forme de course de taureaux, la corrida de *recortadores* très proche de la course camarguaise. Après une course appelée *recort*, identique au raset, le *recortador* doit enfiler des anneaux sur les cornes du taureau. Pour accomplir ce geste, il effectue différents types d'écarts ou de sauts, parfois en s'aidant d'une perche. Ce sport est dangereux, puisque comme dans la course camarguaise, le taureau a les cornes nues.

Les corridas sanglantes sont constamment critiquées et remises en question par les associations de défense des animaux qui ont obtenu leur interdiction dans différents pays comme le Chili, l'Argentine, l'Uruguay et Cuba. En Espagne, la Catalogne où elles étaient une des grandes traditions les a interdites en 2010.

Crimes — Les crimes de sang, le sang des crimes

L'association des deux termes crime et sang est presque naturelle. Au premier abord, un *crime de sang* devrait être un homicide dans lequel le sang coule, du fait de plaie par arme à feu ou arme blanche voire d'attentats divers. En fait, trouver une définition exacte de cette expression s'avère difficile. Le crime, en droit, désigne une infraction grave qui certes recouvre assassinat et meurtre, mais n'implique pas nécessairement la mort. Torture, viol et autres monstruosités constituent des crimes passibles en France de la Cour d'assises. Il fut un temps où l'atteinte à la majesté du souverain était un crime. Le crime de lèse-majesté est passé dans le langage populaire avec une connotation ironique.

Si le droit international peine à trouver une définition consensuelle du crime de guerre ou du crime contre l'humanité, en droit français, le qualificatif « de sang » apporte un flou inattendu. Car le sang ne coule pas nécessairement lors d'un « crime de sang », expression qui n'a pas de réelle valeur juridique. Pour la plupart des ouvrages, la locution nominale crime de sang désigne un assassinat, un meurtre ou un homicide. Un homicide par empoisonnement, strangulation, pendaison, asphyxie, électrocution ou noyade est donc un crime de sang. Le sang ne coule pas hors de l'organisme mais cesse de couler dans les vaisseaux de la victime.

Le sang occupe une place privilégiée en sciences criminelles et médecine légale. L'application la plus connue est la recherche de traces de sang sur les murs ou le sol d'une pièce, sur un tissu ou tout autre support. Si l'on connaît de nombreuses méthodes pour laver les taches de sang, il est beaucoup plus difficile d'en effacer la présence, même ancienne. Ni le savon, la lessive, le vinaigre blanc, la brosse, l'eau oxygénée, le dentifrice, l'aspirine, le bicarbonate de soude, les enzymes ou tout autre procédé qui permet de ne plus voir la tache de sang ne viennent à bout des traces latentes que divers produits chimiques sont capables de révéler.

Le luminol est un composé chimique chimiluminescent qui émet une lumière bleu caractéristique lorsqu'il est en présence d'un activateur comme l'eau oxygénée. L'hémoglobine, par le fer ferreux (Fe^{++}) qu'elle contient, accélère cette réaction chimique. Le luminol dont la technique a été améliorée permet de détecter de minimes traces de sang. L'examen doit être effectué dans la pénombre ou l'obscurité. La luminescence est de courte durée, un appareil photo permet de fixer l'image. Les constantes cinétiques de la réaction permettent d'éviter les faux positifs liés à la présence d'autres métaux lourds. Un prélèvement fait immédiatement sur la zone détectée permet ensuite de confirmer que le fer, ainsi mis en évidence, a été apporté par l'hémoglobine. Il permet aussi d'étudier l'ADN qui fournira les renseignements les plus précieux sur l'origine du sang ainsi découvert, sang de la victime, sang de l'assassin ou de personnes présentes, que la biologie moléculaire identifiera par comparaison des profils génétiques.

À côté de cette application, l'analyse des traces de sang s'est enrichie des progrès d'une science plus récente, la morphoanalyse. En plus de la biologie classique, elle utilise des données physico-chimiques et mathématiques pour étudier les modalités et circonstances de la dispersion des traces de sang. Les experts cherchent à savoir comment le sang s'est posé, ou a été projeté là où il est, sa consistance, la taille et la forme des gouttelettes. Ils tentent ainsi de déterminer les mouvements des personnes qui perdaient leur sang, les positions respectives des protagonistes sur la scène de crime et parfois remontent jusqu'au type d'arme utilisée.

En sciences criminelles, le sang parle beaucoup.

D

Diego — La naissance de l'hématologie géographique

En 1955, à Caracas, Miguel Layrisse et ses collaborateurs publient dans *Acta Medica Venezuelana*, un article intitulé *Nuevo Grupo sanguineo encontrado en descientes de Indios* (Nouveau groupe sanguin rencontré dans des descendants d'Indiens). Les auteurs ont trouvé, dans le sang d'une femme d'ascendance amérindienne présentant des antécédents obstétricaux, des anticorps dirigés contre les globules rouges de ses enfants qui étaient porteurs d'anémie. À cette époque, neuf systèmes de groupes sanguins étaient connus. Or les anticorps découverts chez la mère reconnaissent un antigène qui n'appartient à aucun de ces groupes. Ces constatations suggèrent l'existence d'un dixième groupe sanguin. Un an plus tard, la description parue dans un journal local de faible diffusion est reprise et complétée par un article dans la prestigieuse revue *Nature*. Le premier auteur est un immunohématologiste de renommée internationale Philip Levine. Il confirme que Layrisse et ses collaborateurs ont permis la découverte d'un nouveau groupe sanguin. Ce groupe reçoit l'appellation de Diego, nom marital de la patiente. Il est à l'origine d'une discipline passionnante, l'hématologie géographique, englobée maintenant dans une science plus vaste, l'anthropologie biologique et génétique. Au départ, les auteurs avaient pensé que ce caractère génétique se limitait à quelques familles d'Indiens d'Amérique. Les surprises sont venues des études épidémiologiques qui révèlent une fréquence élevée du groupe Diego, appelé Di^a, chez les autochtones du Venezuela, du Brésil, de Guyane ou de Bolivie, avec des chiffres allant de 4 à 45 %. Sa présence paraît limitée aux populations dans lesquelles il a été découvert. Cette forte prévalence dans la moitié septentrionale de l'Amérique du Sud, l'Amérique centrale et le sud de l'Amérique du Nord contraste avec les données des États-Unis, du Canada et de l'Alaska, où il est absent.

D'autres études menées en Asie sont à l'origine d'une autre découverte. Diego, l'antigène « indien », est présent dans les ethnies dites mongoloïdes de Chine et du Japon, avec une fréquence qui s'élève entre 8 et 10 %. Elle subit un gradient décroissant du nord vers le sud.

Cette répartition sur deux zones très distantes a donné lieu à une hypothèse originale, qui sera confirmée par d'autres arguments scientifiques, sur la provenance des populations autochtones d'Amérique malencontreusement appelées depuis les erreurs d'approximation de Christophe Colomb, les

« Indiens ». Ces ethnies seraient originaires d'Asie et auraient migré il y a 15 000 ans en remontant vers le nord de la côte orientale de l'actuelle Russie. Ils auraient alors changé de continent en passant par la Béringie, nom donné au territoire hors d'eau qui, à l'époque, reliait l'Alaska à la Sibérie et est devenu plus tard le détroit de Béring. Certains se seraient ensuite installés en Amérique du Nord. D'autres ont continué à descendre par la côte ouest vers l'Amérique centrale puis l'Amérique du Sud. Divers arguments biologiques sont venus conforter cette hypothèse. Ainsi, dans le système Rhésus, 99 % des Amérindiens sont Rhésus positif. Une fréquence identique se trouve chez les mongoloïdes, alors que dans la population mondiale elle ne dépasse pas 80 %. Des études plus récentes menées à partir des groupes leucocytaires du système HLA ont révélé que deux sous-groupes HLA ont la même fréquence au sein des deux ethnies considérées. Un autre argument issu de la linguistique peut être avancé. Georges Dumézil a montré que les cinq premiers chiffres sont désignés par les mêmes mots chez les Indiens Quechua du Pérou et dans la langue des Mongols. La paléontologie a, elle aussi, apporté sa contribution, avec les investigations effectuées autour de la culture Clovis. Clovis est un site de l'état du Nouveau-Mexique aux États-Unis, où des fouilles archéologiques ont découvert des pointes taillées par flottage, procédé inhabituel. Ces pointes, retrouvées dans toute l'Amérique du Nord et jusqu'au Costa Rica, seraient la trace de migrants venus d'Asie par le détroit de Béring exondé.

L'hypothèse de l'origine asiatique des Amérindiens et du franchissement par le détroit de Béring est maintenant admise. Plusieurs questions restent en suspens. La première est la population initiale. Elle se situerait en Asie centrale ou du Nord. Les peuples se seraient alors orientés dans deux directions : vers le sud, générant un gradient nord-sud asiatique, et vers le détroit de Béring. La seconde interrogation porte sur la date de cette migration. On estime qu'elle aurait commencé pendant ou après le dernier maximum glaciaire il y a 15 000 à 20 000 ans et se serait poursuivie jusqu'au premier millénaire, probablement en trois vagues. Une troisième question concerne le mode de déplacement. Ont-ils marché seulement ou utilisé aussi les transports côtiers par mer ?

Des études de plus en plus sophistiquées remettent en cause les conclusions des précédentes sur les dates, le mode de déplacement et l'origine précise des premiers occupants du territoire américain. En dépit de cette évolution des connaissances, les grandes lignes demeurent. Elles apportent le constat que les déboires de madame Diego ont permis de comprendre le mode de peuplement de deux continents.

Don — Donner un peu de soi pour l'autre

« Vous donnez peu lorsque vous ne donnez que de vos biens. C'est en donnant de vous-même que vous donnez véritablement. » (Khalil Gibran)

Cette belle citation du grand poète libanais pourrait parfaitement s'appliquer au don de sang.

Le don de sang est le point de départ indispensable de la chaîne transfusionnelle. En France, il est régi par des textes réglementaires précis. La législation transfusionnelle a évolué depuis la première loi du 21 juillet 1952 mais un principe développé dans cette loi est resté intangible. Le don doit être volontaire, bénévole et anonyme. Chacun de ces termes revêt son importance. À travers eux se profile l'objectif prioritaire de la transfusion, la sécurité du receveur. Elle commence dès cette étape.

Le don ne peut être effectué que dans des sites agréés par le ministère de la Santé. L'interrogatoire préalable doit rechercher des contre-indications à ce don. Elles sont de deux ordres, liées à un risque pour le donneur ou susceptibles de mettre en cause la sécurité du receveur. Il faut s'assurer que le donneur est en bonne santé et que le geste ne présente pas de danger pour lui. Il importe aussi de dépister un risque d'infection récente, encore inapparente, qui pourrait être transmise au receveur. La problématique du sida a profondément perturbé cette étape préalable. Le postulant au don remplit un questionnaire sur sa santé, ses symptômes éventuels mais aussi ses habitudes et sa vie privée que l'examinateur peut compléter par des questions parfois délicates. Cet entretien repose avant tout sur la confiance dans l'honnêteté des réponses. L'examen clinique qui le complète est des plus sommaires.

Le don doit être volontaire et « bénévole », pléonasme, si l'on s'en tient à la définition du don : « Action d'abandonner gratuitement à quelqu'un la propriété ou la jouissance de quelque chose. » (Dictionnaire Robert). Pourtant, il est un élément majeur de sécurité. Un donneur qui envisagerait de tirer un bénéfice financier de son geste pourrait être tenté de minimiser ou de cacher des domaines de sa vie, de sa santé, voire de son comportement. L'obligation de non-rémunération, confirmée par les textes et tous les comités d'éthique français, n'est pas la règle dans nombre de pays étrangers où le don qualifié d'*éthique,* pour éviter le pléonasme, coexiste avec le don *rémunéré*. Pour la France, cette attitude s'inscrit dans un principe fondamental, la non-marchandisation du corps humain.

La notion d'anonymat est importante. Le donneur confie son sang au centre de transfusion sans connaître l'identité de la personne à qui il est destiné. C'est un acte de confiance ; il sait que ce produit précieux sera bien utilisé. À de très rares exceptions près, d'ordre médical, le don ne peut être orienté, c'est-à-dire dirigé vers un patient choisi par le donneur. Cette possibilité existe dans certains pays, en particulier ceux qui ne bénéficient pas d'une organisation transfusionnelle de même nature que celle mise en place en France. L'anonymat vise à protéger le donneur, puisque le patient qui reçoit le produit ne peut avoir accès à ce donneur. Imaginons qu'un patient transfusé développe une maladie transmissible par transfusion, liée à une infection méconnue chez le donneur qui aurait échappé à toutes les mesures de sécurisation (hypothèse rarissime actuellement). Ne serait-il pas tenté d'aller exposer ses griefs directement au donneur ?

Il existe trois types de dons : sang total, plasma et plaquettes.

Pour le sang total, le prélèvement de 420 à 480 ml selon le poids du donneur est effectué au bras, à l'aide d'un trocart. Le délai minimum entre deux dons doit être de huit semaines. La fréquence acceptée par les textes est de quatre fois par an au maximum chez la femme, six pour un homme. Ce prélèvement dure une dizaine de minutes.

Pour le plasma, la procédure, une plasmaphérèse, demande plus de temps, en moyenne 30 à 90 minutes. Le sang prélevé passe dans un séparateur qui permet de ne conserver que le plasma tandis que ses cellules sanguines sont réinjectées au donneur.

Le prélèvement de plaquettes s'effectue suivant une méthode proche mais dure en moyenne trois heures. Ici, après séparation, seules les plaquettes sont récupérées par le centre de transfusion.

Les principes éthiques exposés pour le don de sang total s'appliquent aussi à ces formes particulières de dons.

Drapeaux — Du rouge sur les drapeaux

Chaque pays doit avoir un drapeau. Héritière d'une vieille histoire ou d'une tradition, sa facture peut résulter d'un choix politique et parfois arbitraire des dirigeants. Aussi est-il fréquent qu'un changement majeur de régime s'accompagne d'une nouvelle définition de l'étendard national. Ce fut le cas lorsque l'URSS devint la Fédération de Russie, passant du rouge orné de faucille et marteau, au blanc, bleu et rouge de Pierre le Grand.

Le drapeau d'une nation doit à la fois évoquer son histoire et sa géographie, ses particularités, parfois ses composantes. Le message est véhiculé par les couleurs. Pour certains la teinte est uniforme, mais peut s'enrichir d'une inscription, d'un blason ou d'un symbole caractéristique du pays. La plupart des drapeaux nationaux comportent plusieurs couleurs. Toutes les variations se voient, depuis le simple bicolore en bandes horizontales ou verticales jusqu'aux figures géométriques les plus diverses conférant à l'ensemble une indéniable esthétique.

Les couleurs ont des significations singulières dont il est possible de tracer les grandes lignes. Le vert évoque les forêts, la nature, la terre fertile, l'espoir ou l'islam. Le bleu représente la mer, les fleuves ou le ciel. Le blanc symbolise la paix et la vérité. Le jaune évoque le soleil ou les minerais, le noir, pour des raisons évidentes, se retrouve souvent sur les drapeaux du continent africain. Ailleurs, il est témoin de l'unité de la nation.

Le rouge est la couleur la plus fréquente devant le blanc, le vert et le bleu. Même si l'on exclut les simples traits, les bandes, les figures et dessins géométriques cernés ou teints de cette couleur, il apparaît sur 133 drapeaux. Chaque état lui a attribué une signification. Celle qui revient le plus souvent est le sang versé pour la libération ou l'indépendance, celui des martyrs, des héros et des guerriers.

Certains pays ont des étendards uniformément rouges avec divers symboles apposés dessus. C'est le cas de l'Albanie pour laquelle le motif central est un aigle noir à deux têtes. Les drapeaux tunisiens et turcs se ressemblent beaucoup. Sur un fond rouge, apparaissent, pour la Turquie, le croissant blanc de l'islam et une étoile à cinq branches. Le choix de la Tunisie qui s'en est inspiré comporte les mêmes symboles, colorés en rouge et englobés dans une bulle blanche. Le Vietnam a opté pour une étoile jaune au centre d'un fond couleur sang, tandis que pour le grand voisin chinois, l'astre est dans le quart supérieur près de la hampe, entouré de trois plus petits symbolisant l'union du peuple entier autour du parti communiste. Ici, le rouge est l'emblème de la révolution. À Taïwan, cette couleur marque le nationalisme et le sacrifice ; elle est agrémentée, dans le coin supérieur, d'un rectangle bleu, image de légèreté. Au centre se dessine un soleil blanc considéré comme lumineux et altruiste. Sur le drapeau marocain, le fond rouge est signe de force et de bravoure. Il est frappé d'une étoile verte à cinq branches tels les cinq piliers de l'islam : profession de foi, prière, aumône, jeûne du ramadan et pèlerinage. L'ensemble exprime l'espoir, la paix, la sagesse et l'amour. Le rouge change de signification suivant les pays. À Trinidad, le rouge est signe de générosité et de chaleur humaine. Il est barré d'une bande noire pour la ténacité et l'unit. Un cadre blanc représente l'égalité et la mer. Pour Samoa, il rappelle le courage alors qu'aux Tonga il est le sang du Christ. Dans le coin supérieur côté hampe, une croix rouge, image chrétienne, est posée sur un fond blanc, symbole de pureté. On peut y voir le drapeau suisse en négatif. Plus surprenant le Groenland (*groen* : vert et *land* : terre), île à laquelle Erik Thorvaldson, dit le Rouge (!) a donné le nom de terre verte, ne porte pas la couleur de l'herbe sur son drapeau. Il est composé de blanc comme les glaciers et les icebergs, et de rouge. Curieusement, cette couleur y symbolise la mer.

L'étendard du Royaume-Uni, l'*Union Jack,* est un des 26 drapeaux composés exclusivement des trois couleurs, bleu, blanc et rouge. Il juxtapose avec élégance, au premier plan, une croix de Saint-Georges rouge pour l'Angleterre devant une croix de Saint-Patrick rouge elle aussi, pour l'Irlande du Nord et une croix de Saint-André, blanche sur fond bleu pour l'Écosse. Le drapeau du royaume de Marie la sanglante ne comporte pas de rouge mais il fournit son fond bleu à l'ensemble. Un liseré blanc autour de ces différents symboles permet le respect d'une des lois de l'héraldique. Elle impose d'éviter la contiguïté du rouge et du bleu. Plusieurs pays ont consciemment ou non suivi cette ancienne tradition, tels les états du Commonwealth, la France, l'Islande, le Cap-Vert, la République dominicaine et la Corée du Nord. Quant au dragon rouge sur fond blanc du pays de Galles, le pays dont le prince deviendra roi, il n'apparaît pas dans le drapeau du royaume.

Notre drapeau tricolore a été choisi le 27 pluviôse de l'an II, soit le 15 février 1794. Après quelques péripéties dues au retour provisoire de la monarchie, il est définitivement adopté grâce à Lamartine, le 25 février 1848. Le bleu de Sainte-Geneviève et le rouge de Saint-Denis y représentent les couleurs de Paris. Elles encadrent le blanc royal que Henri d'Artois, comte de Chambord, aurait voulu comme couleur unique pour la France. Ce choix le priva d'un trône auquel il aurait accédé sous le nom de Henri V.

Drépanocytose — La faucille, le parasite et l'hématie

La drépanocytose, du grec *drepanon* (*δρεπανον*), qui signifie la faux, est une maladie constitutionnelle des globules rouges. Elle entraîne une anémie chronique dans laquelle les hématies peuvent prendre une forme de faucille, qui explique la dénomination d'*anémie falciforme*.

Elle est due à une anomalie héréditaire de l'hémoglobine. L'hémoglobine normale chez l'adulte s'appelle hémoglobine A. Chez le sujet atteint elle est remplacée par de l'hémoglobine S, d'où le troisième nom de la maladie, *hémoglobinose S*. Les symptômes de l'affection sont liés à certaines propriétés physico-chimiques spécifiques à l'hémoglobine S. L'une des plus caractéristiques est sa capacité à se polymériser lorsqu'elle se trouve dans des conditions appauvries en oxygène. Elle s'organise alors en longs filaments rigides qui déforment l'hématie.

La maladie revêt deux aspects cliniques principaux. La forme mineure, dite *trait drépanocytaire*, est souvent asymptomatique ou comporte des signes modérés. La forme majeure est grave et émaillée de complications qui peuvent être mortelles. Cette différence est liée à la génétique de l'affection et à ses conséquences sur le contenu du globule rouge. L'hémoglobine est constituée de quatre éléments, composés chacun d'un noyau appelé hème et d'une chaîne protéique, la globine. Deux gènes commandent la synthèse de cette dernière, l'un est sur le chromosome d'origine paternelle, l'autre sur celui d'origine maternelle. Si un seul chromosome est atteint par la mutation — on parle de forme hétérozygote — le chromosome sain génère une globine normale. Dans le globule rouge coexistent alors, à parts égales, l'hémoglobine S et l'hémoglobine A qui empêche la constitution de polymères et donc la falciformation qui en résulte. Cette situation constitue la forme mineure de l'affection, le plus souvent asymptomatique. En revanche, lorsque les deux chromosomes sont mutés, l'organisme ne synthétise plus d'hémoglobine A. Toute l'hémoglobine de la cellule est de type S. Cette forme, dite homozygote, est la plus sévère. Elle se manifeste par une anémie chronique qui peut nécessiter le recours à des transfusions particulières appelées échanges transfusionnels. Ils consistent à prélever de grandes quantités de sang, puis à réinjecter le plasma associé à des globules rouges sains, issus de donneurs volontaires. Des complications aiguës sont fréquentes et redoutées. Elles entraînent de violentes douleurs abdominales, osseuses ou thoraciques, aggravées par de sévères difficultés respiratoires. Enfin, des accidents vasculaires cérébraux, parfois mortels, ne sont pas rares.

Ces accidents qui font tout le pronostic de la maladie sont dus aux anomalies des hématies, et favorisés par le manque d'oxygène. Les globules rouges sont détruits dans la rate d'où l'anémie. Un défaut principal des hématies est la perte de leur déformabilité. Cette propriété essentielle leur permet de circuler dans des vaisseaux de calibre inférieur à leur diamètre. Privés de cette capacité, ils obturent les petits vaisseaux, d'où le terme de crises vaso-occlusives. Les conséquences possibles sont des infarctus spléniques, responsables des crises douloureuses abdominales, des infarctus osseux ou des thromboses artérielles dont les plus graves, déjà évoquées, touchent le système nerveux central. Un autre tableau clinique sévère est le syndrome thoracique aigu. Il entraîne de la fièvre, des douleurs thoraciques et de grosses difficultés respiratoires. Il doit être traité en urgence.

La drépanocytose est la maladie génétique la plus fréquente dans le monde. Chaque année, 300 000 enfants naissent porteurs de la forme sévère. On dénombre, pour l'ensemble des continents, 6 400 000 malades drépanocytaires atteints de forme majeure et 300 millions de sujets porteurs du gène drépanocytaire, forme mineure.

Une question se pose : comment une maladie dont la forme majeure peut être mortelle a-t-elle diffusé aussi largement dans l'espèce humaine ?

Des réponses ont été apportées par l'étude de la répartition géographique de la drépanocytose. La zone la plus touchée est l'Afrique subsaharienne qui à elle seule représente 5 millions de malades. Viennent ensuite l'Inde, plus d'un million, le Moyen-Orient et l'Afrique du Nord avec 180 000 sujets atteints, l'Amérique du Nord 100 000, l'Amérique latine 85 000 et l'Europe 40 000 caractérisée par une plus forte prévalence dans le pourtour méditerranéen. En 1949, un généticien britannique, John Haldane, établit le lien existant entre la répartition mondiale du paludisme et celle de la drépanocytose. Il pense que cette association ne peut être fortuite. Cependant, il est difficile de comprendre comment une maladie acquise, le paludisme, aurait pu influencer l'apparition d'une maladie constitutionnelle héréditaire. Un premier élément de réponse vient de données épidémiologiques plus précises qui montrent une moindre fréquence du paludisme chez les patients drépanocytaires. Or, dans les zones où il sévit fortement, le paludisme constitue la principale cause de mortalité infantile. Une hypothèse a été émise : la drépanocytose pourrait protéger du paludisme. Ainsi, les enfants atteints échapperaient au risque de mourir en bas âge de l'infection parasitaire. Devenus adultes, ils transmettraient le gène drépanocytaire qui les avait protégés. Une prévalence accrue de gènes drépanocytaires augmente la probabilité de voir naître des enfants atteints de la forme majeure de la maladie. Les recherches ultérieures ont apporté une explication différente. Les individus porteurs du trait drépanocytaire peuvent contacter le paludisme mais développent des formes moins graves. Ainsi, les enfants drépanocytaires ne meurent plus, ou en tout cas meurent infiniment moins du paludisme. Dans les régions où cette parasitose est fréquente, ils auraient donc plus de chances d'atteindre l'âge adulte. La forte prévalence de la drépanocytose en zones impaludées telles l'Afrique subsaharienne, l'Inde et à un moindre degré le Moyen-Orient a trouvé là une explication.

D'autres questions restent en suspens.

L'une concerne les raisons pour lesquelles la drépanocytose s'est développée dans des régions si différentes. Pour l'Amérique du Nord et l'Amérique latine, il est admis que l'odieux commerce transatlantique d'esclaves africains, appelé « traite des noirs », a été un facteur de diffusion de la maladie génétique vers le nouveau continent. Les barrières ethniques et la politique d'apartheid ont concouru ensuite à favoriser mariages et alliances entre les populations d'origine africaine porteuses du gène. Pour l'Europe, la plus grande fréquence de l'affection dans le pourtour méditerranéen pourrait être liée au paludisme qui sévissait en Afrique du Nord et en Europe du Sud. Rappelons, sans prendre la défense du sinistre dictateur, que le paludisme a pratiquement disparu d'Italie après que Mussolini a fait assécher un certain nombre de marais italiens où pullulait le moustique responsable de la malaria.

Une seconde question est de déterminer les dates et lieux de naissance de la mutation drépanocytaire. Les analyses d'ADN de populations diverses suggèrent une apparition vers le néolithique, il y a 6 à 8 000 ans. La zone géographique d'apparition de la mutation a donné lieu à diverses interprétations. Partant du constat que plusieurs variétés de zébus ont une répartition proche de celle de la drépanocytose, des chercheurs ont émis l'hypothèse qu'un premier foyer de la maladie serait apparu au sein des populations veddoïdes vivant dans l'actuel Yémen. Les peuples porteurs du gène auraient ensuite migré avec leurs troupeaux vers l'est, au sud de l'Inde et vers l'ouest, en Afrique. La mutation se serait ainsi implantée dans ses futurs foyers principaux. Cette hypothèse originale a depuis été balayée par les progrès de la génétique moléculaire. On sait maintenant que la mutation responsable de l'apparition d'hémoglobine S est survenue de façon indépendante dans quatre ou cinq foyers distincts. Elle s'est transmise mais est restée inaperçue ou a disparu, sauf dans les régions où elle a eu pour effet d'avantager la survie et le développement des individus atteints.

Le paludisme aurait donc été le facteur de sélection qui a permis l'extension de la drépanocytose.

E

Epstein-Barr — Un virus responsable de maladies du sang

Epstein-Barr. Derrière l'association de ces deux noms se cache un virus dont la présence chez l'homme revêt des aspects d'une étonnante diversité depuis une banale maladie infectieuse jusqu'à de redoutables cancers.

L'histoire de sa découverte commence avec une affection exotique, le lymphome de Burkitt. Exotique parce qu'elle a été décrite en Afrique qui reste son aire de développement. En 1958, Denis Burkitt, chirurgien militaire irlandais, travaille en Ouganda. Il s'intéresse à l'existence chez des enfants de grosses tumeurs de la mâchoire, d'origine inconnue. L'affection était, jusque-là, considérée comme un sarcome, cancer évoluant aux dépens des tissus de soutien de l'organisme. Elle touche surtout les garçons âgés de 6 à 7 ans et se retrouve dans d'autres pays africains dont le Zaïre, future République démocratique du Congo. La maladie est une forme particulière de lymphome, terme désignant une maladie maligne du système lymphatique. Burkitt, associé à Denis Wright, étudie la distribution géographique de cette affection et acquiert très vite la conviction que cette néoplasie, favorisée par des conditions particulières de température et d'humidité, est d'origine infectieuse. Il publie plusieurs articles et développe ses hypothèses dans de nombreuses conférences. En 1961, Anthony Epstein, virologue britannique, assiste à l'une des conférences. Il entreprend avec l'aide d'une de ses étudiantes, Yvonne Barr et d'un autre pathologiste, Bert Achlong, de chercher le virus dans la tumeur et dans des cultures cellulaires établies à partir d'elle. En 1964, à l'issue de ces travaux, ils publient dans *The Lancet*, grand journal scientifique, la découverte du premier virus cancérigène humain, appelé depuis le virus d'Epstein-Barr. Nous savons maintenant qu'il appartient à la famille des Herpès virus. Ses cibles cellulaires sont les lymphocytes B qui, dans notre organisme, sont à l'origine de la synthèse d'anticorps.

L'histoire du virus d'Epstein-Barr connaît un premier rebondissement en 1968. Un couple de virologues allemands, W. et D. Henle, établissent sa responsabilité dans la mononucléose infectieuse. Cette maladie, fréquente dans les pays occidentaux, est rare en Afrique et dans les pays émergents, alors que des travaux sérologiques ont montré que 80 à 90 % des habitants ont été en contact avec le virus. La contamination par le virus d'Epstein-Barr pourrait donc donner lieu soit à une infection inapparente, dans la majorité des cas, soit à l'apparition d'une mononucléose infectieuse, soit, sous certains climats, à une maladie maligne du système lymphatique. Comment cela serait-il possible ? Une première piste est la mise en évidence du mode de contagion. Le virus ne se développe que chez l'homme. Il se multiplie dans les cellules de l'oropharynx. Il est présent en quantité dans la salive. Dans les pays dits riches, l'infection est tardive, le plus souvent à l'adolescence, période des premiers émois, des premiers flirts. Ceci explique pourquoi les Anglo-saxons l'appellent *kissing disease,* maladie du baiser. En fait, les brosses à dents, les couverts, les gouttelettes de salive éjectées dans l'air ou les relations sexuelles sont un autre mode de transmission. En Afrique, au Brésil et dans les pays émergents comme la Papouasie - Nouvelle-Guinée, la contamination est souvent beaucoup plus précoce et massive. Elle peut être favorisée par une pratique maternelle consistant à mâcher les aliments destinés à l'enfant afin d'en faciliter la digestion. De plus, et cette singularité rejoint les constatations de Denis Burkitt, le lymphome qui porte maintenant son nom se rencontre surtout dans des régions qui réunissent des conditions particulières. L'humidité et une faible altitude permettent la prolifération de moustiques, vecteurs du paludisme qui, avec la dénutrition, pourrait jouer un rôle dans la genèse ou l'évolution de la maladie.

L'histoire de ce modèle fascinant s'est considérablement enrichie. En comparant les diverses hémopathies malignes, les anatomopathologistes ont remarqué la présence, dans certaines formes de ces maladies, de cellules identiques à celles trouvées dans le lymphome endémique africain. Ils ont introduit la notion de lymphome *Burkitt-like* et de leucémies *Burkitt-like.* Les études plus poussées, en particulier à l'aide de la cytogénétique, ont confirmé qu'il existait bien, un peu partout dans le monde, des variants dits « sporadiques » du lymphome africain, non liés au virus d'Epstein-Barr. Un autre agent infectieux peut être en cause, le VIH qui engendre un déficit immunitaire sévère propice à l'apparition de ces formes cliniques.

Le virus d'Epstein-Barr est impliqué dans le développement d'autres maladies malignes : un cancer ORL appelé carcinome nasopharyngé, des lymphomes non-Burkitt telles les lymphoproliférations apparaissant après transplantations d'organes, et peut-être le lymphome de Hodgkin.

Récemment, un nouveau rebondissement est venu s'ajouter au palmarès de cet agent aux multiples facettes. Une équipe américaine a conduit sur 20 ans une large étude de sa prévalence chez plus de dix millions de jeunes adultes. Il est apparu que le risque de sclérose en plaques est multiplié par 32 après une infection par le virus. Sans trouver d'explications à ce fait. À partir de cet argument épidémiologique fort, ils ont émis l'hypothèse du rôle pathogène du virus d'Epstein-Barr dans la sclérose en plaques.

Érythropoïétine — Du médicament à la tricherie

L'érythropoïétine : découverte et physiologie

L'érythropoïétine est une hormone sécrétée par le rein. Elle stimule la production de globules rouges par la moelle osseuse. Sa mise en évidence remonte au début du siècle lorsque Clotilde-Camille Deflandre, élève de Paul Carnot, montre qu'il existe dans le sérum de lapins anémiques, un facteur capable d'augmenter le taux d'hématies chez l'animal auquel il a été injecté. Ils appellent ce nouveau composé *hémopoïétine*. Cette découverte est l'objet de critiques et tombe pratiquement dans l'oubli, jusqu'à ce que Kurt Reissmann trouve des résultats concordants en utilisant des modèles de rats placés en circulation croisée. Dans le sérum des animaux privés d'oxygène apparaît bien une substance qui a la propriété de stimuler la production d'hématies par la moelle osseuse. Elle reçoit le nom d'érythropoïétine, du grec *erythro-* (ἐρυθρο), rouge et *-poiein* (ποιειν), faire. Des travaux ultérieurs montrent que cette hormone est synthétisée par le rein et qu'elle permet à la moelle osseuse d'adapter sa production de globules rouges aux besoins de l'organisme en oxygène. Le mécanisme est le suivant : il existe, au niveau du rein, des « capteurs » qui mesurent le degré d'oxygénation du sang artériel. Lorsque ce taux baisse, les cellules rénales réagissent en libérant de l'érythropoïétine qui entraîne une augmentation du taux sanguin de globules rouges.

Lorsque l'organisme est en état d'anémie, la moelle augmente sa production d'hématies si elle le peut. Le stimulus n'est pas le faible taux de globules rouges lui-même, mais l'hypoxie qui en est la conséquence.

L'emphysème et les bronchopneumopathies obstructives sont des maladies graves, responsables d'insuffisance respiratoire. Les poumons deviennent incapables d'oxygéner suffisamment le sang. L'organisme, stimulé par l'érythropoïétine, produit alors des hématies jusqu'à l'excès. Pour compenser ce manque d'oxygène, il crée une polyglobulie pénible voire dangereuse. L'altitude engendre les mêmes conséquences. Au-dessus de 1800 mètres, l'air inspiré ne suffit plus à apporter suffisamment d'oxygène aux tissus. Là encore, l'organisme réagit en augmentant la production de globules rouges. Une situation analogue se voit lors des maladies cardiovasculaires. À l'état normal, le sang artériel ne se mélange jamais au sang veineux. Certaines malformations cardiaques ou vasculaires permettent la contamination du sang artériel par le sang veineux. Le rein perçoit l'appauvrissement en oxygène et sécrète de l'érythropoïétine. Les enfants porteurs de maladie bleue dans laquelle une malformation cardiaque entraîne une hypoxie par ce mécanisme développent des polyglobulies de traitement délicat. Les intoxications chroniques par le monoxyde de carbone (CO) ont le même effet.

Ce système qui régule à la perfection la quantité de globules rouges circulants en fonction des besoins en oxygène a ses limites. La principale est que son efficacité repose sur une moelle osseuse « en bonne santé ». Si une maladie de la moelle osseuse réduit sa capacité de production, l'érythropoïétine est sans effet.

Du médicament au sport

En 1985, la découverte du gène de l'érythropoïétine a permis aux laboratoires de biotechnologie de synthétiser cette molécule par génie génétique, avec l'espoir d'en faire un médicament. L'objectif est atteint en 1989. L'utilisation de l'érythropoïétine dite recombinante, notée en abrégé RHuEPO pour *Recombinant Human Erythropoietin* est approuvée aux États-Unis et les patients vont bénéficier de ce superbe progrès.

Les premiers concernés sont les patients porteurs de graves maladies rénales. Tous souffrent d'anémies chroniques, souvent sévères, du fait que leurs reins ne peuvent pas produire l'hormone. Le médicament traite l'anémie et transforme leur vie. Par la suite, les indications de l'érythropoïétine s'étendront à toutes sortes d'autres anémies, y compris celles induites par les chimiothérapies utilisées dans le traitement des cancers.

L'érythropoïétine a constitué un formidable progrès thérapeutique mais n'a pas tardé à intéresser les sportifs. Les sportifs — et leurs équipes médicales — ont constaté que l'augmentation de leur hématocrite, représentatif du taux sanguin de globules rouges, améliore leurs performances dans les disciplines qui requièrent des efforts continus ou prolongés tels le cyclisme, la course à pied ou la natation.

La première méthode utilisée pour augmenter l'hématocrite a été l'entraînement en altitude. Cette technique, physiologique et légale, a été expérimentée par les sportifs français qui préparaient à Font-Romeu les Jeux olympiques de 1968, prévus à Mexico situé à 2 240 mètres d'altitude. L'arrivée de l'érythropoïétine dans le monde du sport a modifié la donne. Pour faire monter le taux de globules rouges, l'entraînement en altitude n'était plus nécessaire ; quelques injections suffisaient. Le sport cycliste devient un des premiers grands adeptes de ce médicament détourné de sa finalité. L'effort demandé aux coureurs est considérable, en particulier dans les courses à étapes. Alors que les valeurs normales d'hématocrite sont de 40 à 52 % chez l'homme et de 37 à 46 % pour la femme, un vainqueur du tour de France a été surnommé « monsieur 60 % ». Le cyclisme a probablement été à la pointe dans l'utilisation de l'érythropoïétine. Il l'a aussi été dans la lutte contre cette fraude. Il n'est pas le seul sport concerné. L'athlétisme, en particulier pour les courses de fond et demi-fond, constitue un gros consommateur, tout comme la natation, le tennis et la plupart des sports d'équipes, football, rugby ou hand-ball pour ne citer qu'eux. Les conséquences de l'arrivée de l'érythropoïétine ont été remarquables au niveau des performances, d'autant que la triste pharmacopée du dopage en sport s'est enrichie d'autres agents stimulant la production de globules rouges mais aussi d'hormone de croissance, de corticoïdes et de diverses substances fournies par la recherche. Ces abus médicamenteux se sont avérés catastrophiques sur le plan de la sécurité. Ils ont été à l'origine de morts subites en plein effort survenues chez des compétiteurs non informés de ces dangers. La déshydratation s'ajoute à un hématocrite déjà anormalement élevé et expose le sportif à de graves problèmes cardiaques, aux embolies pulmonaires ou aux accidents vasculaires cérébraux. Les exemples ne manquent pas, même s'ils ont été couverts d'une omerta suscitée par les enjeux financiers parfois considérables du sport de haut niveau.

L'Union cycliste internationale (UCI), suivie par beaucoup d'autres structures, a tenté de s'opposer à ces pratiques. Le dépistage de la présence d'érythropoïétine se heurte à une difficulté, sa très courte durée de vie dans l'organisme. Dans les 24 à 48 heures après son injection, elle n'est plus détectable dans le sang ou dans les urines. Faute de pouvoir montrer la présence frauduleuse d'érythropoïétine dans l'organisme, l'Union cycliste internationale a mis en place des contrôles sanguins d'hématocrite au moment des courses. Ainsi, un coureur chez qui le taux est supérieur à 50 % se voit interdit de compétition. La raison, ou plutôt le prétexte, puisque la responsabilité de l'EPO ne peut être prouvée, est la dangerosité de pratiquer un sport intensif dans ces conditions. Des coureurs ont eu recours à un stratagème pour contourner cette mesure. Dès l'annonce d'un contrôle antidopage en fin de course, ils se sont fait injecter en perfusion une grosse quantité de sérum physiologique. En diluant les globules rouges dans la circulation, ce procédé permet d'abaisser artificiellement l'hématocrite.

La tricherie par l'EPO va probablement disparaître du sport de haut niveau, non pas du fait d'une moralisation extrême de tout le corps sportif, mais en raison de l'utilisation d'autres méthodes de dopage, difficiles à déceler. L'une est l'autotransfusion. En cours d'années, le candidat à la transgression effectue un don de sang pour lui-même. Le produit est congelé et lui est réinjecté la veille de la compétition. La précision de la quantité injectée permet de monter l'hématocrite à 49,5 %, juste en dessous de la limite autorisée !

Malgré tous ces abus, le médicament érythropoïétine reste un immense progrès thérapeutique.

Établissement français du sang — L'opérateur transfusionnel

En France, le sang a son établissement, précisément nommé Établissement français du sang ou EFS. Il a succédé à l'Agence française du sang (AFS), elle-même héritière d'un réseau transfusionnel complexe, de 160 établissements plus ou moins autonomes, souvent indépendants les uns des autres, établis selon des tailles et des statuts différents. Ils comportaient des postes de transfusion sanguine, des centres départementaux de transfusion sanguine, des centres régionaux de transfusion sanguine et un Centre national de transfusion sanguine. Au niveau des statuts, certains étaient intégrés dans des hôpitaux ou dans divers établissements de santé. D'autres y étaient simplement associés avec des budgets séparés, d'autres étaient gérés par les Conseils généraux. D'autres, enfin, avaient des statuts associatifs régis par la loi de 1901. La crise dite du sang contaminé a déclenché une refonte en profondeur du système. L'arrêté du 1er juillet 1992 imposait la création de l'Agence française du sang, groupement d'intérêt public composé de tous les acteurs de la transfusion : l'État, la Caisse nationale d'assurance maladie des travailleurs salariés, la Fédération hospitalière de France, l'Association pour le développement de la transfusion sanguine, la Fédération française des donneurs de sang et l'Agence nationale pour le développement de l'évaluation médicale. Les missions de l'AFS, devenu établissement public national, étaient larges, portant sur tous les secteurs de la transfusion, les contrôles et les autorisations. De fait, l'un des objectifs prioritaires était d'harmoniser les organisations régionales par fusion des structures existantes. Le nouveau schéma d'organisation territoriale amorçait le regroupement des établissements transfusionnels et aboutissait en 1998 à la mise en place de 40 groupements d'intérêt professionnel (GIP), opérateurs régionaux de la transfusion. Leurs tailles étaient très différentes. La loi du 1er juillet 1998, relative au renforcement de la veille sanitaire et du contrôle de la sécurité sanitaire des produits destinés à l'homme, a réaffirmé tous les principes éthiques sur lesquels reposait la transfusion sanguine en France. Surtout, elle instaurait un opérateur civil unique, l'EFS qui devait être créé le 1er janvier 2000. Il aurait en charge les cinq grands domaines de la transfusion : collecte, qualification des dons, préparation des produits sanguins dits labiles (globules rouges, concentrés plaquettaires, plasma, concentrés granulocytaires et produits de thérapie cellulaire), distribution des produits sanguins labiles et activités annexes à la transfusion. Conformément à la loi, le 1er janvier 2000, l'AFS devint l'EFS, établissement public de l'État, placé sous la tutelle du ministre en charge de la Santé. Son premier président est Christian Charpy qui avait présidé l'Agence française du sang. Une des difficultés rencontrées par l'EFS a été de regrouper les 40 GIP transfusionnels en 17 établissements régionaux dont 14 en métropole et 3 outre-mer. Les textes prévoyaient que l'EFS reprendrait les personnels, les locaux et le matériel ainsi que les contentieux. Parmi les 40 GIP transfusionnelles, la plupart perdaient des activités puisqu'à terme ne devaient persister, par établissement régional, qu'un seul site de qualification des dons et un seul site de préparation. Pour satisfaire tout le monde, personnalités politiques locales comprises, on a dissocié ces activités : un ancien GIP gardait dans sa ville le site de qualification tandis qu'un autre, parfois distant, gérait la préparation des produits. Ceci impliquait une logistique, des transferts de tubes et une informatique performante. Certains sites de GIP, moins « soutenus », abandonnaient les deux activités majeures : la qualification des dons et la production de dérivés sanguins. Ils ne conservaient que collecte et distribution. Le personnel attaché aux services supprimés devait être réorienté vers divers secteurs d'activité, voire vers d'autres établissements de santé. Une conséquence nouvelle, parfois difficile à faire accepter, concernait des directeurs de GIP qui perdaient titre et fonction. Dans son livre *Histoires de sang*,

Gérard Tobelem qui a dirigé l'EFS de 2009 à 2012, écrit : « Par la fusion de microbaronnies, ces regroupements donnèrent naissance à des grands et des petits duchés qui n'allaient pas tous faire le deuil de leur autonomie. Globalement, tout en étant sidérés de ce qui venait de se passer, certains barons, restés en place et devenus des ducs de la transfusion, allaient résister fortement au changement jusqu'à récemment. » Plus loin, il ajoute quelque peu amer : « En fait, en 2013, l'établissement français unique n'est toujours pas totalement unifié. Les résistances internes et externes, la complexité de la situation de départ, l'entre-soi sclérosant, le difficile équilibre entre centralisation et délégation, en même temps qu'il fallait refonder une nouvelle confiance ont ralenti cette unification. »

Après 2015, l'EFS a modifié son schéma territorial en s'adaptant à la refonte des régions. L'établissement compte maintenant 13 établissements régionaux dont 10 en métropole. Il est dirigé par un conseil d'administration composé pour moitié de représentants de l'État pour l'autre moitié de représentants des organismes de l'assurance maladie, des associations de patients et donneurs, des établissements de santé, des représentants du personnel et de personnes qualifiées. Pour compléter la gouvernance, un Comité d'éthique et de déontologie et un conseil scientifique ont été créés. L'EFS emploie maintenant plus de 9700 personnes, effectue un peu moins de 3 millions de prélèvements, tous types confondus, dont 2,5 millions de poches de sang. L'apparition régulière de nouveaux agents infectieux, favorisée par les transports internationaux et les mouvements de population le contraint en permanence à la vigilance et à repenser les moyens d'assurer la sécurité du receveur, dont chacun reconnaît qu'elle a atteint un très haut niveau en France.

Étymologie — Nommer le sang selon les époques et les langues

De tout temps, l'homme a vu couler le sang. Pour l'évoquer, il lui a attribué un nom ou un symbole. Dans l'écriture cunéiforme des Mésopotamiens, le même signe  désignait le sang et les vaisseaux sanguins. Les Mésopotamiens ne distinguaient pas le contenant du contenu. Ils utilisaient d'autres signes pour caractériser l'idée de sang vicié et de mort. Curieusement, le médecin akkadien s'appelait *asû*, celui qui connaît les liquides.

Dans les hiéroglyphes égyptiens, aucun signe n'indique spécifiquement le sang. Cependant, une goutte inversée (F 51 dans la classification de Gardiner) représente un morceau de chair.

Dans la Bible, deux vocables sont possibles pour le sang, *dam* et *ruah*. *Dam* est à rapprocher de *adom* qui désigne le rouge, mais aussi de *adama*, la terre d'où vient probablement le prénom Adam. Le mot utilisé pour le sang en arabe est *dam* (د م), en maltais *demm*. Le terme hébreu *ruah* signifie plutôt le souffle, le souffle de la vie. Il correspond au grec *pneuma* (pneuma). La théorie du pneuma très en vogue dans l'antiquité mêlait l'air et le sang.

Les Grecs nommaient le sang *aima* (ἀιμα) à l'origine de bien des termes médicaux en français : hématologie, hémorragie, hémophilie. Les dieux grecs n'avaient pas de sang, mais dans leur corps circulait un fluide particulier, l'ichor (ἰχωρ).

Le latin utilisait deux mots différents : *sanguis* était le sang présent dans l'organisme, mais aussi la force vitale, la descendance et la parenté alors que *cruor* représentait le sang rouge qui coule, évoquant meurtre et carnages.

Les termes trouvés dans les langues européennes pour désigner le sang échappent à certaines règles linguistiques. Dans les langues indo-européennes, qu'elles soient romanes (espagnol, français, italien, roumain), germaniques (anglais, allemand, anglais, danois, suédois), celtiques (gallois, irlandais), slaves (bulgare, polonais, russes) ou grecque, les linguistes ont montré qu'il était souvent possible pour les mots simples, d'usage courant, de retrouver une racine commune provenant d'une langue primitive parlée par les Indo-européens. Les exemples les plus courants sont les premiers chiffres 1, 2, 3, mais aussi des termes qui désignent la tête, l'œil ou la dent.

Le vocable sang échappe à ce constat. Il dérive du latin *sanguis* qui est devenu en espagnol *sangre*, en italien *sangue*, en roumain *sânge*, en catalan *sang* et en portugais *sangue*. En revanche, pour les langues anglo-saxonnes, les appellations utilisées viennent du protogermanique *blodem*, à l'origine de l'anglais *blood*, de l'allemand *blut*, du danois *blod*, du suédois *blod*, du frison *bloed*, de l'islandais blóð, et du néerlandais *bloed*. Dans les langues slaves, on trouve un vocable d'origine différente, qui a donné en russe *krov' (кровь)*, proche du *cruor* latin, en tchèque *krev*, en bulgare krŭv (КрЪВ) en ukrainien *krov*, en croate *krv* et en lituanien *kraujas*. Pour les langues finno-ougriennes (finnois, hongrois, estonien, carélien), une autre racine inconnue, sans lien avec les précédentes, apparaît. Elle est devenue en hongrois *vér*, et en finnois tout comme en estonien, *veri*. En Asie centrale, le kirghiz *кан*, le tatar *кан* et le kazakh қан (*qan*) sont à rapprocher du persan khun (خون) et du turc *kan*.

Le basque se singularise, bien évidemment, avec *odol* qui n'a de proximité avec aucune langue. Il en va de même de l'albanais *gjak*, du gallois *gwaed*, proche du moyen breton *gwad*.

F

Femmes — Le sang des femmes

Le sang fascine et souvent inquiète. Celui des menstruations en est une constante illustration. Ces écoulements sanglants vaginaux, comme leur nom l'indique, surviennent chaque mois. Ils ont été et restent, dans différentes cultures, les objets d'affirmations et de croyances invraisemblables, véhiculées à n'en point douter par la population mâle.

Au délicat « Une personne blessée chaque mois » évoqué par Michelet, s'oppose l'horrible « La femme, enfant malade et douze fois impure » d'Alfred de Vigny, qui résume nombre de croyances autour de ce saignement physiologique. Une notion d'impureté est associée, depuis longtemps (et souvent) à ce saignement périodique sans blessure. Lucien Lévy-Bruhl notait : « Dans les sociétés primitives, à peu d'exceptions près, il n'y a pas d'impureté plus redoutable que celle de la femme pendant son indisposition périodique. » Dans beaucoup de pays d'Afrique, les règles sont un sujet tabou et cette période est pour les femmes synonyme de honte et d'exclusions diverses. La mise à l'écart de la tribu, l'interdiction de cuisiner, l'interruption de scolarité en sont les marques les plus fréquentes. Ceci n'est pas l'apanage de l'Afrique. Au Népal, une tradition appelée *Chaaupadi* contraint les femmes à quitter le domicile pendant leurs menstruations. Cette exclusion se retrouve dans la plupart des religions d'Asie. Ainsi, les temples bouddhistes sont interdits aux femmes indisposées. Plusieurs pays d'Extrême-Orient ont instauré le congé menstruel, les raisons avancées : inconfort, fatigue, douleurs d'accompagnement méconnaissent peut-être d'autres arguments moins nobles qui ramèneraient à cette triste notion d'impureté. En Amérique du Sud, lorsqu'un homme a des rapports avec une femme pendant ses règles, il devient incapable de chasser.

Il serait fastidieux, inutile, voire condescendant, d'énumérer, par pays et continents, les rites et pratiques qui entourent les femmes en période d'indisposition, en omettant l'occident, ses coutumes et ses religions.

Au livre VII de son histoire naturelle, Pline l'Ancien affirme : « Mais difficilement ne trouvera-t-on rien qui soit aussi malfaisant que le sang menstruel. Une femme qui a ses règles fait aigrir le vin doux par son approche, en les touchant frappe de stérilité, les céréales, de mort, les greffes, brûle les plants des jardins ; les fruits de l'arbre contre lequel elle s'est assise tombent ; son regard ternit le poli des miroirs, attaque l'acier et l'éclat de l'ivoire ; les abeilles meurent dans leurs ruches ; la rouille s'empare aussitôt de l'airain et du fer, et une odeur fétide s'en exhale. Les chiens qui goûtent de ce sang deviennent enragés, et leur morsure inocule un poison que rien ne peut guérir. Bien plus, le bitume, substance visqueuse et collante qui, à une certaine époque de l'année, surnage au-dessus des eaux d'un lac de Judée, nommé asphaltite, ne se laisse diviser par rien, tant il adhère à tout ce qu'il touche, mais se laisse diviser par un fil infecté de ce virus. Les fourmis mêmes, animaux si petits, en ressentent, dit-on, l'influence, rejetant les grains qu'elles portent, et ne les reprenant pas. Ce flux d'une telle virulence revient chez la femme tous les trente jours, et il est plus abondant tous les trois mois. »

Sans remonter jusqu'à l'antiquité romaine, on trouve en France au XIXe siècle, certaines croyances populaires qui rappellent à quel point la longue ignorance de la physiologie féminine a donné lieu aux fantasmes les plus ridicules. « Le sang menstruel corrompt les viandes, fait tourner le lait et les sauces, avorter les melons, s'oppose à la fermentation du pain, trouble le vin, gâte les parties des hommes par un simple contact », « l'haleine d'une femme qui a ses règles laisse une tache sur l'ivoire ou sur un miroir, qui devient opaque », « un peu de sang menstruel brûle la plante sur laquelle elle tombe et la rend stérile ; l'arbre en meurt, c'est chose claire » (Eustache Deschamps), « si une femme grosse touche de ce sang, elle se blesse », « si un chien en goûte, il tombe dans l'épilepsie, et devient enragé », « la femme réglée gâte les salaisons du beurre et du porc ». Dans le Nord, « elle ne doit pas franchir la porte des raffineries lorsque le sucre cuit ou refroidit pour qu'il ne noircisse pas. »

À peine débarrassées de ce lamentable folklore, les religions occidentales apportent des réponses différentes sur ces questions, mais les fantasmes masculins de la physiologie féminine y sont bien perceptibles.

Que dit la Bible ?

« Quand une femme éprouve un flux, son flux étant du sang qui est en son corps, elle sera sept jours sans souillure. » (Lévitique)

Dans la religion juive, la *Niddah* désigne celle qui a ses règles, ou qui à l'issue de ses règles n'a pas procédé aux rites de purification. Ce terme de *niddah* a pour racine *ndd* ou *ndh*, rejet, expulsion, vagabondage. Les textes précisent que « Toute femme mariée doit, si elle veut avoir des relations sexuelles avec son conjoint, prendre un bain rituel quelques jours après la fin de ses règles. Sinon, elle reste dans un état d'impureté, elle est *niddah.* »

Après ses règles, la femme juive devra donc se rendre au *mikvé* pour se purifier avant d'avoir de nouveaux rapports sexuels.

Le Coran (Sourate II, 222) a une approche identique : « Ils t'interrogeront sur les menstrues. Dis : c'est une impureté. » Les compagnons du Prophète l'ont questionné à ce propos, à la suite de quoi Dieu lui a révélé : « Tenez-vous à l'écart des femmes pendant les menstrues. »

Lors des règles, et dans les jours de l'accouchement, huit actions sont illicites. En premier lieu, la prière ainsi que la prosternation lors de la lecture du Coran, car le Prophète a dit : « Si les menstrues arrivent, renonce à la prière. » Sont interdits aussi le jeûne, lire le Coran, porter le Coran, toucher le Coran, entrer dans une mosquée, faire la tournée processionnelle autour de la Ka'ba et avoir des rapports sexuels.

Le Christianisme n'a pas de recommandations et encore moins d'exclusion à l'égard des femmes réglées. On peut considérer dans ce fait les conséquences de l'*hémorroïsse*. Le terme désigne l'histoire d'une femme qui était atteinte d'une perte de sang vaginal depuis douze ans. Elle toucha la robe de Jésus pour guérir. Selon la loi, elle commet un acte interdit et répréhensible. Pourtant, Jésus ne le lui reproche pas et lui dit « Ma fille tu es sauvée. Va en paix et sois guérie de ton mal. » D'une certaine façon, il abolit l'idée d'impureté de la femme.
En revanche, la naissance dans une étable fait peut-être référence à une tradition selon laquelle le sang de l'accouchement constituait une souillure, d'où la pratique de ne pas accoucher dans une pièce commune.

La femme et l'homme — le mâle — n'ont pas la même perception du sang. L'homme, le guerrier, assimile le sang à une blessure et ne comprend pas le saignement spontané qui le dérange et l'inquiète, d'où cette attitude de fuite ou de condamnation. À l'opposé, le saignement s'inscrit dans le cours naturel de la vie de la femme, confrontée, dès la puberté à la vue du sang d'origine génitale.
Cette différence se retrouve lors de la naissance. Nous naissons dans le sang, quel que soit le mode d'accouchement. La femme vit nécessairement ce moment, alors que la présence de l'homme pendant l'accouchement est une pratique plutôt récente et pas toujours effective. Dans beaucoup d'ethnies ou de peuples, la femme accouche seule, ou est accouchée par les femmes. En témoigne, dans la langue française, la longue absence de l'équivalent masculin de sage-femme, terme devenu épicène avant d'aboutir à l'invraisemblable chimère *homme-sage-femme*. Enfin, l'appellation maïeuticien s'impose.
À la différence du sang menstruel, voire de celui de l'accouchement, le sang de la défloration n'inquiète pas. Il constitue dans certaines ethnies ou cultures la preuve indiscutable de la virginité de la jeune fille. Il sera parfois exposé fièrement sur un drap taché après la nuit de noces à condition que la défloration résulte d'un rapport sexuel lors de cette nuit de noces. Faut-il y voir là une forme de machisme guerrier ?

Fer — Un ion pour la vie

Chaque molécule d'hémoglobine comporte quatre atomes de fer. Un globule rouge renferme environ 280 millions de molécules d'hémoglobine et contient 1 120 millions de molécules de fer. La moelle osseuse fabrique en moyenne

2 millions d'hématies par seconde, soit 17 280 milliards par jour. Elle consomme quotidiennement 1,9 x 10^{22} molécules de fer. La masse atomique de ce métal est de 9,3 x 10^{-23} g, il faudrait en absorber 20 milligrammes par jour pour régénérer les globules rouges détruits. Or le besoin journalier d'un adulte est de 1 mg, il passe à 2 mg chez la femme en raison des pertes menstruelles. Par quel miracle l'espèce humaine a-t-elle survécu ?

La réponse est dans l'écologie médullaire. La moelle osseuse ne « gâche » pas, elle ne jette pas ce qui a déjà servi. De même que beaucoup d'individus naissent et meurent dans leur lit, les hématies naissent et meurent dans la moelle osseuse qui constitue le lieu de destruction quasi exclusif des globules rouges normaux. Cette singularité permet de récupérer le fer ainsi libéré pour synthétiser les nouveaux érythrocytes. Le précieux atome est donc en *circuit fermé* dans l'organisme, propriété d'autant plus intéressante que son absorption dans l'intestin n'est pas optimale. Une alimentation occidentale normale apporte chaque jour 8 à 12 mg de fer. L'organisme en retient seulement 1 mg, ce qui est suffisant pour compenser ses pertes qui sont minimes : les pertes digestives d'un individu en bonne santé sont de 0,7 mg/24 h, les pertes cutanées, liées à la desquamation des cellules de l'épiderme, sont de 0,2 mg/24 h et les pertes urinaires sont inférieures à 0,1 mg/24 h. Chez la femme les menstruations engendrent des pertes supplémentaires de 0,4 à 0,8 mg/24 h.

L'apport de fer par l'alimentation reste donc nécessaire pour compenser ces pertes. Que faut-il manger ? L'aliment le plus riche en fer est le boudin noir, puisque 100 g de ce mets à base de sang en fournissent 22 mg. Les viandes livrent en moyenne 10 à 15 mg pour 100 mg ingurgités, alors qu'aucun légume n'est en mesure de dépasser 10 mg pour le même poids ingéré. Le fer associé à l'hémoglobine ou à la myoglobine, protéine des muscles, est mieux absorbé que celui des végétaux. Parmi ceux-ci, le légume le plus riche est la lentille sèche, puis viennent les haricots blancs secs et les germes de blé. On peinerait à trouver les épinards chers à Popeye dans cette liste. Les épinards apportent très peu de fer ; l'histoire de Popeye est riche d'enseignements et de « fake news » qu'il est intéressant de résumer.

L'anecdote de la fausse information sur le fer des épinards commencerait en 1870, lorsqu'un biochimiste allemand du nom d'Evon Wolf entreprend d'évaluer la composition nutritionnelle des aliments. Pour les épinards, il calcule une valeur de *2,7 mg* pour 100 ml de feuilles fraîches. Il se raconte ensuite que quelqu'un, sa secrétaire ou lui-même, commet une erreur de virgule et note *27 mg* pour 100 ml. Cette histoire d'erreur typographique qui figure dans nombre d'articles scientifiques est régulièrement enseignée mais n'a jamais été confirmée. En rechercher la trace s'avère vain. Plus étonnant, si la valeur de 2,7 mg pour 100 ml est exacte, on ne trouve nulle part la publication, voire la simple mention, de travaux d'Evon Wolf sur cette mesure ! Une autre explication attribuerait l'erreur à un chercheur suisse de l'université de Bâle. Il aurait assimilé le taux de fer évalué dans les feuilles séchées à celui des épinards frais qui contiennent 90 % d'eau. La confusion entraînerait une surestimation de dix fois. En fait, il semble que toutes ces anecdotes de virgule mal placée ou de légumes séchés soient tout aussi fausses que la prétendue richesse en fer des *spinach* chers à Popeye.

La suite de la saga des épinards se situe en 1919, dans une bande dessinée intitulée *The Thimble Theatre.* Elzie Crisler Segar crée un personnage qu'il nomme Popeye sous la forme d'un marin borgne. Dix ans plus tard, le gouvernement américain décide, pour des raisons sanitaires, de promouvoir la consommation de tous les légumes, y compris celle des épinards. Dans cette optique, un des dessins de la série montre Olive qui s'effraye de voir son compagnon Popeye manger de l'herbe. Elle lui demande s'il est un cheval. Ce à quoi le marin répond qu'il se nourrit d'épinards, riches en vitamine A, qui le rendent très fort et en bonne santé. À ce moment-là, il n'est pas question de fer. Mais Popeye affirme aussi que la vitamine A lui donne une santé de fer ! Est-ce de cette ambiguïté qu'est né le mythe des épinards et du fer ?

La fausse information des épinards riches en fer responsables de la force prodigieuse de Popeye a été ensuite reprise à des fins commerciales. Lors de la Seconde Guerre mondiale, les gouvernements l'ont utilisée pour promouvoir les « jours sans viande », car ce produit était alors difficile à trouver. La croyance selon laquelle les épinards permettraient un apport majeur de fer est encore très ancrée dans la population, malgré tous les démentis. Pour accabler un peu plus l'aliment cher à Popeye, il convient d'ajouter que ces légumes sont riches en acide oxalique connu pour s'opposer à l'absorption du fer par l'intestin.

Les carences en fer, modérées ou sévères, restent assez fréquentes dans la population générale. On estime que 3,5 milliards de personnes dans le monde seraient en manque de fer. La carence atteint plus particulièrement les femmes du fait des règles. Ces insuffisances sont souvent favorisées par des régimes et habitudes alimentaires déséquilibrés dont les viandes sont exclues. Les carences martiales peuvent être à l'origine d'anémies dites ferriprives. On en trouve la trace dans l'affection décrite au XVIe siècle sous le nom de *chlorose*. Visionnaire, Thomas Sydenham recommande en 1681 la prise de fer pour le traitement de cette affection fréquente chez les jeunes filles. Il préconise l'usage d'une potion préparée en faisant macérer du fer dans du vin froid du Rhin, additionné ensuite de sucre puis chauffé pour obtenir la consistance d'un sirop.

D'autres remèdes traditionnels ont utilisé le fer sous différentes formes pour traiter non seulement la chlorose mais aussi beaucoup d'états de fatigue, pas toujours carentiels qui, dans l'imagerie populaire, restent associés à un manque de fer. Il est ainsi conseillé dans certaines contrées de boire de l'eau dans laquelle trempent des clous rouillés pour guérir les anémies de toutes sortes. L'eau doit être bue lorsqu'elle est de couleur orange. Plus sophistiquée et encore pratiquée, une technique consiste à planter des clous de fer dans une pomme qu'il faut laisser reposer la nuit. Au matin, on croque la pomme dont les clous sont retirés. Ce traitement est judicieux, puisque les chimistes ont montré plus tard que la rouille ainsi générée grâce à l'acide malique de la pomme était riche en fer réduit, ferreux (Fe^{2+}), mieux absorbé que le fer ferrique (Fe^{3+}). La coutume reposait donc sur un rationnel scientifique ignoré.

Fèves — Abstiens-toi de la fève !

« Abstiens-toi de la fève, abjecte nourriture ! Je te répète ici l'ordre de Pythagore. » (Callimaque)

Pythagore, né en 580 av. J.-C., était un illustre savant, philosophe, mathématicien et scientifique connu de tous les écoliers pour son théorème, découvert, en fait, mille ans avant lui par les Mésopotamiens. Selon Callimaque, poète grec du IIIe siècle av. J.-C., Pythagore aurait éprouvé une véritable abjection pour le *kuamos (κυαμος)*, nom grec de la fève. Cette légumineuse papilionacée, autrement appelée *faba vulgaris*, est très répandue dans le pourtour méditerranéen où elle constitue aujourd'hui encore une source importante de nourriture. L'ostracisme vis-à-vis de cet aliment est confirmé par Empédocle, philosophe et poète adepte des idées pythagoriciennes. Il écrit dans un poème : « Ô malheureux, très malheureux, abstenez-vous de toucher aux fèves. » Plusieurs raisons sont avancées pour expliquer ce rejet. Les plus triviales concernent leur *nature venteuse* et ses conséquences. Dans une réflexion un peu plus élevée, le grand Aristote pense que Pythagore proscrivait les fèves au prétexte qu'elles avaient la forme de testicules ou parce que « la fève ressemble aux portes de l'Hadès, car c'est l'unique plante qui n'a pas de nœuds. » Il y a probablement là un jeu de mots sur le grec *agonatos* (ἀγονατος), qui signifie tout à la fois « sans genoux », c'est-à-dire « sans articulation » et « sans gond », comme les portes de l'enfer.

Dans ce débat où nous ne saurons jamais la vérité, l'hématologue peut formuler une interprétation, qu'au vu des affirmations précédentes, rien ne pourra contredire. Pythagore ou l'un de ses disciples serait porteur d'un déficit constitutionnel en G6PD, responsable d'une intolérance aux fèves, appelée favisme. Ainsi posée, cette hypothèse diagnostique n'a de sens que pour les initiés. Il faut donc revenir au sang, plus précisément aux globules rouges découverts vingt siècles plus tard. Ces cellules possèdent quelques enzymes indispensables à leur bon fonctionnement. L'une d'entre elles endosse le nom obscur de glucose 6 phosphate déshydrogénase, abrégé en G6PD. Lorsqu'un sujet est porteur d'un déficit constitutionnel de cette enzyme, ses hématies ne supportent pas les aliments ou médicaments susceptibles d'entraîner un apport brutal d'oxygène qui constitue pour elles un stress oxydatif dangereux. Les fèves contiennent de l'acide favique, agent oxydant très puissant. Il provoque chez les patients porteurs de ce déficit un véritable éclatement de très nombreux globules rouges. Cette destruction parfois spectaculaire s'appelle hémolyse aiguë. Elle peut être gravissime. Le tableau est impressionnant. Il associe une fièvre élevée avec de grands frissons, un ictère et une pâleur. Bon observateur, attentif à son alimentation et à celle de ses disciples, Pythagore n'aurait certainement pas manqué de faire ce rapprochement entre le mal mystérieux et la fève, ce qui conférait à cette dernière son caractère à la fois dangereux et sacré.

On estime que 420 millions de personnes dans le monde sont porteuses d'un déficit en G6PD. Il est très présent dans le pourtour méditerranéen, en particulier au Moyen-Orient et dans les îles grecques ou italiennes. La prévalence maximale se situe en Sardaigne où la maladie atteint 25 % des garçons. L'affection transmise par les femmes ne touche que les mâles.

Les fèves ont peut-être coûté la vie à Pythagore. Diogène Laerce, biographe des philosophes antiques, écrit que « pour éviter de piétiner les fèves, il fut tué par des gens d'Agrigente à un carrefour. » Il aurait eu une telle phobie de ces paisibles légumineuses que, traqué avec ses disciples par les soldats de Denys, tyran de Syracuse, il aurait refusé d'en traverser une plantation. Ses poursuivants l'ont alors rattrapé et égorgé.

G

Gastronomie — Mettre le sang au menu

« Homme, n'as-tu jamais goûté de ton sang, quand par hasard tu t'es coupé le doigt ? Comme il est bon, n'est-ce pas ? » (Lautréamont)

L'homme n'est pas réputé hématophage, mangeur ou buveur de sang, comme le sont les sangsues, les vampires ou les moustiques. Le sang s'intègre cependant dans la gastronomie.

Le bouillon noir, *melas zomos* (μελας ζωμος), était la nourriture principale des Spartiates. Ce mets semi-liquide, dont le nom décrit la couleur, était composé de porc assaisonné de sel et de vinaigre, trempé dans du sang et cuit à feu doux pendant plusieurs heures. Divers rapports antiques font état du goût désagréable de cet aliment qui conférait force et vigueur aux Lacédémoniens, compatriotes de Léonidas.

Le boudin est probablement l'une des plus anciennes charcuteries connues, puisque certains l'identifient dans l'Odyssée d'Homère, écrite au VIIIe siècle avant notre ère. Ulysse *aux mille ruses* est de retour incognito à Ithaque. Son fils Télémaque l'a reconnu et l'introduit au palais où se tiennent les prétendants à la couche et à la couronne royale. Au chant XVIII, Irus, un mendiant, fameux pour sa voracité, veut le chasser des lieux et le provoque. Il lui propose d'en venir aux mains. Le *puissant* Antinoos décrit le menu que pourra partager le vainqueur : « Vous voyez bien sur les flammes ces entrailles de chèvre que nous avons concoctées pour notre repas du soir. » Différentes traductions identifient là une préparation de boudin. Ulysse gagne le combat, il reçoit la récompense promise au vainqueur, mais nous ignorons s'il l'a mangée.

Une autre tradition attribue l'invention du boudin à un cuisinier grec nommé Aphtonite, dont nous ignorons tout. En fait, Marcus Gavius Apicius, gourmet romain qui vécut entre 25 av. J.-C. et 37 apr. J.-C. est, sans conteste, l'auteur de la première recette accessible. Son *De re coquinaria* est le seul livre de cuisine de l'Antiquité qui soit arrivé jusqu'à nous. À côté de divers modes de préparation de saucisses ou de boudin, on y trouve des mets raffinés tels le chevreau à la parthe ou le tian d'asperge.

Le boudin n'a cessé d'être consommé. On attribue aux Vikings la promotion de ce plat en France, tandis que de l'autre côté de la Manche, le boudin devenait le *pudding*. Au moyen-âge, il faisait partie des plats canailles, au même titre que les potées ou ragoûts dégustés dans les tavernes. Une recette précise figure dans l'un des plus anciens livres de cuisine française, le *Mesnagier de Paris*, écrit à la fin du XIIIe siècle par un auteur anonyme, peut-être un notable parisien soucieux de l'éducation culinaire de son épouse.

La préparation commence dès la tuade du cochon. Le sang récupéré lors de l'égorgement est traité pour éviter qu'il ne coagule. La méthode courante pour l'anticoagulation culinaire est le brassage avec dix pour cent de vinaigre. L'opération est fastidieuse comme en témoigne Émile Zola dans *La Faute de l'abbé Mouret* : « Depuis le matin, elle roulait sa masse énorme de la cuisine à la basse-cour. Elle devait faire rouler le boudin. C'était elle qui avait battu le sang, dans deux larges terrines toutes roses au grand soleil. » Le sang défibriné à l'aide du fouet puis filtré est mélangé avec de la graisse issue de la tête et de la gorge de porc, ainsi que des oignons, puis aromatisé. Ensuite vient l'embossage qui consiste à pousser délicatement le tout dans un segment de boyau préparé à cet effet. Une double ligature en ferme l'extrémité. La cuisson de cette préparation dans l'eau bouillante est recommandée.

Son ancienneté et sa diffusion expliquent en partie les nombreuses variantes du mets : boudin de Paris à l'oignon, boudin angevin aux légumes et aux herbes, boudin de Lyon à la crème, et l'exotique boudin créole, aromatique, parfois très pimenté. Toutes ont un point commun : la noirceur conférée par le sang cuit, ce qui le différencie totalement de son jeune frère, le boudin blanc, inventé au XVIIe siècle, qui mêle dans un boyau viande blanche, graisse de porc, lait, œufs, crème et farine.

Par sa nature même, le boudin est exclu de l'alimentation des végétariens, des musulmans et des juifs, ce que soulignait Voltaire qui, bien que non végétarien et édenté, n'en consommait pas : « Nous sommes juifs comme vous, ne mangeant point de boudin. »

Plus récent mais aussi célèbre, le canard au sang appelé parfois caneton à la planchette est une préparation rouennaise. Elle serait née de l'imagination de Henri Denise, chef de l'Hôtel de la Poste à Duclair. Le sang constitue la base de la sauce. Il est obtenu à l'aide d'une *presse à canard*. Le canard doit être tué par suffocation pour garder le précieux liquide. Après séparation des pattes et du magret, les os, la peau et de la graisse de l'animal sont placés dans une sorte de pressoir qui permet de recueillir le composant nécessaire. Le foie préalablement broyé est ajouté à la sauce que les cuisiniers de La Tour d'Argent enrichissent de Madère et Cognac.

D'autres recettes moins connues associent le sang sous différentes formes. Pour Régine Lorfeuvre-Audabram, il existe trois états du sang à visée culinaire : caillé, liquide ou cuit dans un bouillon pour les boudins.

Le sang caillé ou figé peut être frit, associé à des tomates et des poivrons, mélangé avec du pain comme dans la *sanquette* cévenole ou bien avec de la farine. Il entre dans la composition du *sanguinaccio* napolitain. Il peut être aussi cuisiné en crêpes noires. La gastronomie scandinave propose le *blodplättar,* appelé aussi crêpe au sang dont l'ingrédient principal est le sang de renne ou de porc. Elles peuvent se déguster avec de la confiture d'airelle.

Le grand cuisinier Menon, personnage énigmatique du XVIIIe siècle connu pour ses écrits culinaires, serait l'inventeur du sang liquide utilisé comme liaison, en particulier pour les gibiers. Le sang s'obtient par saignée ou à la presse. Il est immédiatement mélangé à du vinaigre pour éviter qu'il ne coagule.

Les viandes ne sont pas l'apanage de la liaison au sang. Dans la recette de la lamproie à la nantaise ou à la bordelaise, il est recommandé de vider le poisson de son sang qui sera mélangé à la sauce à base de beurre, de farine et de vin.

Le sang trouve hélas une autre place dans la gastronomie. Les coupures sont fréquentes en cuisine. Les trancheuses et divers couteaux sont parfaitement affûtés, l'ouverture des huîtres relève d'un habile tour de main. Les plaies peuvent être profondes, parfois très hémorragiques. Une technique d'hémostase très répandue chez les cuisiniers veut que l'on ajoute aussitôt sur la blessure du poivre qui aurait des propriétés hémostatiques. Cette thérapeutique empirique ne saurait être conseillée. D'une part, aucune donnée clinique ou expérimentale ne confirme cette propriété aux pipéracées. D'autre part ce geste peut être néfaste, car le condiment saupoudré sur la plaie est une source potentielle d'infection. De plus, si une suture est nécessaire, le chirurgien aura les plus grandes difficultés pour nettoyer correctement la lésion et éviter d'insérer ces corps étrangers dans la cicatrice.

Globule rouge — Altruiste, souple et écologique

Les globules rouges constituent, de loin, la principale population cellulaire du sang. Habituellement réduits à leur acronyme, les GR ne méritent que partiellement leur nom. La couleur annoncée est juste, mais la forme ne l'est pas. *In vivo* la cellule n'est pas un *petit globe,* mais un disque biconcave de six à huit microns de diamètre. Deux autres appellations peinent à se substituer à celle-ci. La première insiste sur la couleur, *érythrocyte* formé de *erythro* (*ἐρυθρο),* rouge, et du suffixe -cyte. Les livres indiquent souvent que la terminaison -cyte vient d'un mot grec signifiant *la cellule*, alors que les Grecs ignoraient ce qu'était une cellule. En réalité, le vocable grec *kutos* (*κυτος*), à l'origine de ce suffixe, désigne un objet creux ou une cavité. La seconde appellation est *hématies*, terme qui révèle à quel point ces éléments se sont identifiés au sang, tant leur influence tinctoriale et surtout leur nombre font oublier les autres. Dans un millimètre cube, elles sont 4 500 000 à 5 500 000/mm3, soit 1 000 fois plus que les globules blancs. Les chiffres totaux sont impressionnants. La moelle osseuse détruit 2 millions de globules rouges par seconde et en fabrique autant pour compenser ce massacre. Elle doit donc synthétiser, environ, 200 milliards d'hématies chaque jour.

Comment imaginer qu'une mécanique, si sophistiquée soit-elle, puisse, à l'avenir, remplacer la substantifique moelle ?

Le globule rouge naît dans la moelle des os plats où ses ancêtres, les progéniteurs, s'appellent des *érythroblastes*. La maturation de ces derniers s'accompagne de modifications importantes. Pendant que le cytoplasme se charge en hémoglobine qui sera le composant principal, la taille de la cellule diminue et le noyau se condense. À la fin, le résidu nucléaire est rejeté vers l'extérieur. Cette évacuation laisse toute la place nécessaire au pigment écarlate.

Le globule rouge a une durée de vie moyenne de 120 jours. L'examen du sang au microscope permet de reconnaître les plus jeunes. Ils portent de petites particularités morphologiques et sont appelés réticulocytes. Leur comptage est très utile pour caractériser certaines anémies. Un taux élevé dans le sang témoigne d'une bonne vitalité de la moelle osseuse.

Lorsqu'il arrive dans le courant sanguin, l'érythrocyte a acquis sa forme définitive, celle d'un sac d'hémoglobine accompagné d'enzymes et dénué de noyau. Il peut, dès lors, remplir sa fonction, oxygéner les tissus, grâce aux propriétés étonnantes de l'hémoglobine, détaillées dans l'article consacré à cette molécule. Certaines particularités de cette cellule méritent d'être soulignées.

— Le globule rouge est altruiste. Il véhicule des quantités importantes d'oxygène mais n'en consomme pratiquement pas ; son métabolisme se fait à l'état réduit. Pendant le transport, l'hémoglobine se lie à l'oxygène mais ne s'oxyde pas. L'image quelque peu triviale serait celle d'un employé-transporteur de fonds qui porte des sommes d'argent considérables mais n'y touche pas, se contentant de vivre de peu.

— Le globule rouge est d'une grande souplesse. Il mesure six à huit microns de diamètre. Pour amener l'oxygène le plus loin possible dans les tissus, il doit passer dans des capillaires de deux à trois microns. Ceci est dû à une propriété majeure de sa membrane, la déformabilité qui lui permet, une fois la voie étroite franchie, de retrouver sa forme initiale. La perte de cette capacité peut lui être fatale.

— Le globule rouge est autoréparable au prix de quelques séquelles. Lorsqu'il est agressé par des anticorps, de la fibrine ou d'autres obstacles, il ne se dégonfle pas comme un pneu crevé mais s'ampute d'une partie de sa membrane et se répare. Il y perd sa déformabilité, se fait plus fragile et s'arrondit. Il devient donc un vrai *globule* ou *sphérocyte*. Il peut aussi acquérir parfois un aspect en larme, en triangle ou en goutte. On l'appelle alors un *schizocyte*.

— Dans beaucoup de cas, lorsque le globule rouge est malade, un simple examen au microscope permet de faire un diagnostic. Ainsi, au cours de certaines hémoglobinopathies, il peut prendre la forme d'une faucille (*drépanocyte*), d'un ballon de rugby (*ovalocyte*) ou d'une bouche (*stomatocyte*). Il peut émettre des prolongements membranaires qui lui confèrent très grossièrement l'aspect de feuilles d'acanthe (*acanthocyte*), très différent du caractère spiculé en oursin que provoque sur lui l'anoxie (*échinocyte*). Parfois, il revêt l'apparence d'une cible (*cellule-cible*). Il peut grossir (*macrocyte*), maigrir (*microcyte*), devenir pâle (*hypochromie*) ou porter un anneau, des inclusions, voire d'autres anomalies.

— Enfin, le globule rouge est écologique. L'organisme a inventé pour lui le recyclage. Après avoir transporté tant d'oxygène ou de gaz carbonique, il revient mourir sur son lieu de naissance. Là, les macrophages résidents le dévorent. La moelle récupère alors les composants principaux, dont le fer. Elle pourra ainsi synthétiser de nouvelles hématies. Elle économise aussi les acides aminés ; l'organisme élimine ensuite les déchets érythrocytaires non utilisés dans les selles, après un passage dans le foie.

Greffe — Quand la moelle osseuse devient médicament

Historique de la greffe de moelle osseuse

La première tentative de greffe de moelle osseuse a été effectuée en 1958 par Georges Mathé dans des conditions qui font douter de son succès réel, alors que les groupes HLA (qui fait l'objet d'un article du présent ouvrage) et le système majeur d'histocompatibilité n'avaient pas encore été décrits par Jean Dausset. Moins discutable est la première greffe de moelle chez un patient américain atteint de leucémie, réalisée par Edward Donnal Thomas, prix Nobel de physiologie en 1990. Le donneur était le frère jumeau du malade. À la différence des transplantations d'organes, rein, foie ou cœur, la greffe médullaire ne nécessite pas le rétablissement d'une continuité vasculaire. Le geste consiste en l'injection par voie intraveineuse de cellules souches compatibles qui iront coloniser la moelle osseuse du receveur. L'appellation exacte est donc greffe de moelle osseuse et de cellules souches hématopoïétiques.

Georges Mathé avait constaté grâce à une série d'expériences que des souris porteuses de leucémies pouvaient être guéries par une séquence de traitement associant une radiothérapie à forte dose, pour détruire toutes les cellules de la moelle osseuse, suivie d'une injection de moelle prise chez des souris saines. En 1958, six physiciens irradiés accidentellement dans un réacteur nucléaire à Vinca, en Yougoslavie, sont adressés à l'hôpital Saint-Louis. Après de nombreuses concertations, Georges Mathé, assistant de Jean Bernard, propose d'injecter aux patients des cellules médullaires issues de sujets sains. Des volontaires acceptent d'effectuer un don de moelle. Les médecins leur prélèvent par ponction osseuse un demi-litre de suc médullaire mélangé avec des cellules sanguines. Quatre des six sujets traités survivent. Les conclusions de cette belle histoire qui traditionnellement marque le début de la technique ont été fortement remises en question. Tout d'abord, on ignore la dose exacte de radiations reçues par chacun des ingénieurs. Ils portaient sur eux des dosimètres, détecteurs individuels de rayons capables de mesurer la dose reçue. Ces capteurs se sont révélés totalement saturés. L'irradiation était donc importante, mais ne pouvait être quantifiée de façon précise. Les patients ont été classés, de manière quelque peu arbitraire, en trois groupes, irradiation forte (supérieure à 1000 rems), intermédiaire ou faible.

La greffe n'est peut-être pas responsable de la guérison des malades. La surveillance de leurs cellules sanguines a montré qu'au bout de quelques semaines circulaient principalement des globules rouges issus des patients eux-mêmes. En d'autres termes, la moelle osseuse des patients, même irradiée, avait été capable de reprendre sa propre activité pour assurer cette guérison.

Par la suite, Jean Bernard et Georges Mathé ont essayé de traiter des leucémies par irradiation totale suivie de greffe mais le fort taux d'échec a contraint d'interrompre les travaux.

La découverte du système HLA par Jean Dausset a permis l'essor de la greffe de moelle osseuse qui a pu prendre sa place dans la thérapeutique des leucémies et des aplasies médullaires. Les premiers succès réels sont à attribuer à Edward Donnal « Don » Thomas qui a traité un patient atteint de leucémie aiguë par chimiothérapie et irradiation suivie de greffe de moelle. Le donneur était le frère, jumeau vrai du malade. La compatibilité HLA était donc parfaite.

Aspects actuels

La greffe fait maintenant partie de l'arsenal thérapeutique dont disposent les hématologues dans les maladies graves de la moelle osseuse. Les indications les plus fréquentes restent les leucémies aiguës et d'autres maladies médullaires malignes. Dans ces indications, elle s'effectue après un traitement chimiothérapique à forte dose, parfois associée à une irradiation de tout le corps (*Total Body Irradiation*). Ce conditionnement a pour but de tuer les cellules leucémiques. Il détruit aussi les cellules saines, dont celles du système immunitaire du receveur. Elles pourraient être responsables d'un rejet. La greffe permet de faire recoloniser la moelle par des cellules normales. Il s'y ajoute un effet thérapeutique inattendu. Parmi les éléments injectés, issus du donneur, figurent des cellules immunitaires qui s'attaquent aux cellules leucémiques résiduelles du malade. Ce phénomène, appelé greffon contre leucémie (GVL: *graft-versus-leukemia)* s'avère très bénéfique pour la guérison. En revanche, une complication inverse, grave et potentiellement dangereuse, peut survenir : l'attaque immunologique des tissus normaux du receveur par les cellules greffées. Cet effet secondaire redouté, s'appelle réaction greffon contre hôte (GVH: *graft-versus-host)*. Elle entraîne des troubles pulmonaires, cutanés et digestifs parfois majeurs, voire mortels.

Un autre groupe d'indications de cette thérapeutique concerne les aplasies médullaires qui se caractérisent par l'incapacité de la moelle à produire les cellules sanguines en quantité suffisante.

La greffe de moelle constitue aussi une option possible lors de certaines maladies constitutionnelles, hémoglobinopathies sévères et déficits immunitaires graves.

Une fois l'indication posée, l'étape critique est le choix du donneur. La compatibilité dans le système HLA est déterminante. Ce système est tellement complexe que les chances de trouver un sujet compatible dans la population générale sont très faibles. C'est la raison pour laquelle la première enquête porte sur la fratrie. La probabilité de compatibilité HLA chez un frère ou une sœur est statistiquement d'une sur quatre, alors que la moyenne d'enfants par famille française est inférieure à deux. En dehors des rares situations de gémellité vraie, l'absence de compatibilité dans la fratrie est fréquente. D'autres possibilités doivent être envisagées, dont la recherche d'un donneur en dehors de la famille.

Pour cela, les autorités de santé ont mis en place, sur la base du volontariat, de larges registres de donneurs potentiels. Les candidats au don doivent être en bonne santé et âgés de moins de 65 ans. Un prélèvement sanguin permet la détermination de leurs groupes HLA. Les résultats sont conservés dans des fichiers informatiques que les équipes de greffe peuvent interroger lorsqu'un de leurs patients en attente de greffe médullaire ne dispose pas de donneur familial compatible. Si aucun donneur compatible n'est trouvé sur le fichier national, les équipes de greffe peuvent s'adresser à d'autres fichiers, principalement européens et nord-américains. Dans les cas favorables, un sujet compatible est trouvé parmi les dizaines de millions de donneurs potentiels. Une lourde organisation est alors mise en place. Des techniques de laboratoire vérifient la compatibilité par mise en contact direct de cellules. Si toutes les conditions sont réunies, les médecins procèdent au prélèvement des cellules souches et les transfèrent vers le site où sera réalisée la greffe.

Malgré la taille des registres, l'appariement donneur-receveur n'est pas toujours possible. Les hématologues peuvent alors avoir recours à des donneurs dits en appariement incomplet, avec un risque accru de réaction greffon contre hôte sévère. Enfin, deux autres stratégies ont pu être développées. La première consiste à effectuer la greffe à partir de sujets qualifiés d'haplo-identiques (semi-identiques). Le donneur est ici un germain, parent ou enfant, choisi parce que sur les dix antigènes testés cinq sont identiques à ceux du receveur. Cette technique récente a, peu à peu, pris la place réservée à une seconde source possible de cellules hématopoïétique, le cordon ombilical.

Le sang de cordon ombilical du nouveau-né a, en effet, des propriétés très particulières. Il contient un taux élevé de cellules souches hématopoïétiques non différenciées, qui peuvent dans un organisme où elles sont injectées, donner naissance à toutes les cellules sanguines. Éliane Gluckman et son équipe ont utilisé cette propriété pour réaliser la première greffe de moelle à partir de sang de cordon en 1988. Pour développer cette stratégie, les agences de santé de plusieurs pays ont créé des banques de sang de cordon placentaire.

Lorsque les conditions de la greffe sont réunies, la collection d'une certaine quantité de moelle du donneur volontaire est nécessaire. La technique initiale nécessitait d'effectuer plusieurs ponctions médullaires effectuées en différents points du corps, pour éviter une trop grande dilution des cellules souches hématopoïétiques par du sang. Ces prélèvements multiples s'effectuaient sous anesthésie générale.

Un immense progrès a consisté à récupérer les cellules souches hématopoïétiques dans le sang du donneur. On parle alors de cellules hématopoïétiques périphériques. On savait depuis longtemps que des éléments de ce type circulaient dans le sang, mais qu'ils étaient en quantité trop faible pour permettre la réussite de la greffe. L'idée fut d'associer une mobilisation des cellules puis de les trier parmi toutes les autres. Le principe consiste à injecter au donneur un facteur de croissance hématopoïétique, le G-CSF (*granulocyte-colony stimulating factor*) qui a pour effet de stimuler le passage dans le sang des cellules souches, récupérées ensuite par une technique de tri cellulaire reposant sur la cytaphérèse. Le sang passe en prélèvement continu dans l'appareil dans lequel les cellules souches hématopoïétiques sont repérées et récupérées. Les cellules sanguines non sélectionnées sont remises dans la circulation.

Toutes ces greffes sont appelées allogéniques, car elles sont issues d'un donneur. Elle se différencie d'une autre approche développée en parallèle, la greffe autologue au cours de laquelle les cellules souches sont prélevées chez le malade lui-même, alors qu'il est en rémission. Elles sont conservées jusqu'à leur utilisation. L'autogreffe a lieu après un traitement intensif soit par chimiothérapies à fortes doses soit par une combinaison radiothérapie et chimiothérapie. Les indications actuelles de ce type de traitement sont les lymphomes en rechute sensibles à une chimiothérapie de rattrapage, les myélomes, ainsi que certains cancers de l'enfant de mauvais pronostic.

La greffe de moelle osseuse a permis des progrès considérables dans le traitement des maladies malignes ou incurables de la moelle osseuse. Elle reste une thérapeutique lourde, coûteuse et dangereuse que maîtrisent les équipes spécialisées dans ce domaine.

Grossesse — Les modifications du sang lors de la grossesse

Pendant la grossesse, et plus particulièrement lors du troisième trimestre, le sang maternel subit de nombreuses modifications. L'une des principales concerne les globules rouges dont le taux s'abaisse tout au long de la gestation, entraînant une diminution de l'hématocrite et du taux d'hémoglobine. Ces trois paramètres concordants ont fait parler à tort d'*anémie de la grossesse*. Des mesures plus précises que la numération globulaire, l'hématocrite ou le taux d'hémoglobine ont montré que lors de la grossesse, en l'absence de carence ou de maladie associée, l'anémie n'existait pas. Bien au contraire. Pendant cette période, la masse totale des globules rouges s'élève, réalisant une *polyglobulie*, phénomène inverse de l'anémie. La baisse des trois paramètres s'explique par l'augmentation constante du volume plasmatique qui entraîne une dilution des globules rouges (hémodilution). Les variations physiologiques des paramètres érythrocytaires lors de la grossesse constituent de « fausses anémies par hémodilution ».

Toutefois, de vraies anémies peuvent exister en cours de grossesse. Elles sont dues, le plus souvent, à des carences en fer ou en acide folique, consommés par le fœtus pour assurer sa propre production de globules rouges. Le déficit en folates chez la femme enceinte favorise aussi une malformation neurologique grave de l'enfant, la *spina bifida*.

Le fœtus tire son oxygène du sang maternel. Ce transfert materno-fœtal est un phénomène passif car la pression partielle d'oxygène du sang maternel est supérieure à celle du sang fœtal. De plus, le fœtus possède une hémoglobine particulière, appelée hémoglobine F. Elle a une forte affinité pour l'oxygène et peut « aspirer » celui des hématies maternelles au niveau du placenta, pour le conduire vers les tissus fœtaux. Là, les hématies fœtales se chargent de gaz carbonique qu'elles transfèrent, par le placenta, vers le sang maternel d'où il sera éliminé par les poumons de la mère.

Les autres lignées sanguines sont moins touchées en cours de grossesse. Néanmoins, une augmentation des leucocytes et une diminution du taux des plaquettes sont fréquentes. L'interprétation en est délicate, même si dans la quasi-totalité des cas, cette baisse est sans cause décelable ni conséquence.

À côté des modifications cellulaires, le système de l'hémostase, qui assure la coagulation du sang, subit d'importantes perturbations. Pour la plupart elles vont dans le sens d'une hypercoagulabilité, donc celui d'une tendance aux thromboses. Ainsi, plusieurs facteurs voient leur taux augmenter, tels le fibrinogène, le facteur VIII et le facteur Willebrand. La diminution de certains inhibiteurs, l'antithrombine et la protéine S aggrave le phénomène. Leur rôle physiologique est d'empêcher l'activation de la coagulation, génératrice de thromboses. Le placenta lui-même synthétise une substance activatrice, appelée facteur tissulaire. Tous ces éléments concourent à l'augmentation du risque de phlébite pendant la grossesse, estimé à une thrombose veineuse profonde toutes les 1000 à 2000 grossesses. La complication majeure est l'embolie pulmonaire. La seule prévention possible est d'éviter les facteurs aggravants, telles la prise de poids ou la réduction d'activité physique, or les conditions obstétricales conduisent parfois les maïeuticiens à imposer un repos strict avec alitement aux patients.

Outre le risque thromboembolique veineux, qui persiste dans les premières semaines du post-partum, le système d'hémostase génère une autre préoccupation en obstétrique, la possibilité, en fin de grossesse, pendant et après l'accouchement de survenue d'hémorragies graves. Elles constituent la première cause mondiale de mortalité et de morbidité maternelles. Ces complications hémorragiques sont à l'origine de 140 000 décès par an dans le monde dont une dizaine en France. L'existence d'un *placenta praevia,* terme qui désigne une implantation du placenta au-dessus du col de l'utérus, et le décollement placentaire sont responsables d'hémorragies brutales avant l'accouchement. Les hémorragies du post-partum, souvent imprévisibles et potentiellement mortelles, sont liées à des insuffisances de contraction utérine ou à une rétention placentaire, voire parfois à des plaies du tractus génital. Cette présentation dramatique des hémorragies du post-partum et de leurs dangers peut être tempérée. Une bonne surveillance de la grossesse permet de prévenir un certain nombre d'accidents hémorragiques. Une prise en charge rapide du saignement, lorsqu'il survient malgré tout, en limite les conséquences.

Groupes sanguins — Des clefs ouvrant la porte à la transfusion

Les groupes sanguins constituent un système de classification lié à la présence de certaines substances caractéristiques, les antigènes, à la surface des globules rouges. On devrait donc parler de groupes érythrocytaires, car les autres cellules sanguines portent aussi des groupes : leucocytaires, plaquettaires et tissulaires. Les plus connus pour les globules rouges sont les systèmes ABO et Rhésus. Il en existe d'autres. On reconnaît 43 systèmes de groupes sanguins, d'une grande complexité, auxquels s'ajoutent les séries, représentées par des antigènes de faible incidence.

Le système ABO est le plus important. Découvert par Karl Landsteiner en 1901, il est lié à la présence à la surface des globules rouges de sucres antigéniques, c'est-à-dire capables de déclencher une réponse immunitaire. Lorsque le sucre est la substance A, les sujets sont de groupe A ; ils sont B si le sucre est la substance B ; AB si leurs hématies portent à la fois A et B. La lettre O désigne les hématies qui ne portent ni A ni B. Un élément caractéristique des groupes ABO est que tout individu a dans son plasma un anticorps dirigé contre la ou les substances non présentes à la surface de ses globules rouges. Ainsi, les sujets A ont tous dans leur plasma un anticorps anti-B, les B ont un anti-A, les O ont à la fois un anti-A et un anti-B et les AB n'ont ni anti-A ni anti-B. Ces particularités sont d'importance majeure pour la transfusion, puisqu'elles conditionnent les règles de la compatibilité transfusionnelle. Ces principes intangibles reposent sur une constatation qui peut s'énoncer de la sorte : « Les antigènes du donneur ne doivent pas rencontrer les anticorps du receveur. » En conséquence, un sang du groupe A ne doit pas être transfusé à un sujet du groupe B, puisque celui-ci a obligatoirement des anticorps anti-A, ni à un sujet O qui a toujours des anti-A et des anti-B. L'application de cette règle à tous les individus fait apparaître qu'un sujet O dont les globules rouges ne portent ni l'antigène A, ni l'antigène B, possède un sang qui peut être transfusé à tous les autres groupes. Il est donneur universel pour le système ABO, le plus important en cas d'urgence. Un sujet AB n'a pas d'anticorps anti-A, ni anti-B ; il peut donc recevoir de tous les groupes, il est considéré comme receveur universel dans ce système. Du sang A peut être transfusé à des sujets du groupe A, la transfusion est dite isogroupe, ou à des sujets AB. Le sang B peut être transfusé à des sujets des groupes B et AB.

Les groupes ABO sont retrouvés chez tous les humains, mais la fréquence des groupes A, B, O et AB varie suivant les populations. Pour la France, 44 % des individus sont de groupe A, 10 % de groupe B, 4 % de groupe AB et 42 % de groupe O. Ces chiffres sont différents selon les régions, ainsi 60 % des Basques sont de groupe O. La répartition entre les groupes varie aussi selon les régions du monde. Le groupe B est rare dans les pays scandinaves, alors que sa fréquence augmente lorsque l'on se dirige vers l'est. Elle atteint 31 % en Asie du Sud-Est, 38 % au Japon et 40 % en Inde. À l'opposé, le groupe O est le plus répandu en Amérique du Sud, sa fréquence est de 70 % au Pérou. Cette caractéristique est liée aux particularités des Amérindiens qui sont pratiquement tous de groupe O.

Le Rhésus est le deuxième système de groupe sanguin érythrocytaire pour son importance. Il a été décrit en 1940 par Karl Landsteiner, découvreur des groupes ABO, associé à Alexandre Wiener. Il tire son nom de celui du singe m*acacus rhesus* — dont la dénomination scientifique est *macaca mulatta* — chez lequel il a été découvert. Landsteiner et Wiener veulent savoir s'il existe des antigènes communs à l'homme et aux singes. Pour cela, ils injectent du sang de *macacus rhesus* à des lapins. Ceux-ci développent des anticorps dits « anti-rhésus ». Les deux chercheurs testent alors in vitro la réactivité du sang humain vis-à-vis de ce sérum anti-rhésus. Ils s'aperçoivent que chez la plupart des sujets (80 % aux États-Unis ou en Europe) la mise en contact du sérum anti-Rhésus avec le sang déclenche une agglutination. L'interprétation est qu'il existe, à la surface des hématies de 80 % de la population, un antigène commun à l'homme et au singe. Ces sujets sont classés « Rhésus positif ». Les 20 % de sujets dont les globules rouges ne sont pas agglutinés par le sérum anti-rhésus sont donc « Rhésus négatif ». Landsteiner et Wiener viennent de découvrir le second système majeur des groupes sanguins, le système Rhésus. Simple au début, il apparaîtra beaucoup plus complexe par la suite. L'antigène, porté par les globules rouges, et qui détermine le caractère Rhésus positif ou négatif du sujet, est l'antigène D. D'autres antigènes lui sont associés, notés C, c, E et e.

Les applications transfusionnelles du système Rhésus sont majeures. La règle de base consiste à ne pas transfuser du sang rhésus positif à un sujet rhésus négatif, sauf urgence absolue. En revanche, il est possible, sauf exception, de transfuser du sang rhésus négatif à un sujet rhésus positif ou négatif. En rapprochant cette règle de celles des groupes ABO, il s'avère que les seuls vrais donneurs universels sont les sujets O Rhésus négatif. Ici encore, il existe des variations interethniques. En France, la fréquence des individus rhésus négatif est de 15 %. Les sujets basques comptent plus de 40 % de Rhésus négatif. Dans cette population, la fréquence de donneurs universels vrais, O rhésus négatif, est de 15, % contre 6 %

dans la population française. Quant aux Amérindiens dont nous avons vu qu'ils étaient tous du groupe O, ils portent tous l'antigène D. Ils sont donc Rhésus positif.

En dehors de la transfusion, le groupe Rhésus a une autre application majeure en obstétrique, la maladie hémolytique périnatale. Certaines femmes, après une première grossesse normale, présentaient des problèmes obstétricaux de gravité croissante. Les grossesses ultérieures donnaient souvent lieu à des complications. Les nouveau-nés développaient de graves anémies, voire des œdèmes diffus (tableau dit d'anasarque fœto-placentaire). Parfois survenait une mort fœtale *in utero*. La découverte du système Rhésus apporta une réponse à cette énigme. La maladie hémolytique périnatale, tel est le nom de cette affection, se rencontre chez les femmes rhésus négatif, dont l'enfant est rhésus positif. La grossesse est l'équivalent d'une transfusion. La première grossesse se déroule normalement, car la mère Rhésus négatif n'a pas d'anticorps anti-D. Au moment de l'accouchement, des globules rouges Rhésus positif de l'enfant passent chez la mère, et réalisent l'équivalent d'une petite transfusion. La conséquence est l'apparition chez la mère, après l'accouchement, d'anticorps anti-D qui lors de grossesses ultérieures, peuvent traverser le placenta, se fixer sur les hématies du fœtus, et le mettre en danger. La médecine dispose maintenant d'un moyen de prévenir l'immunisation maternelle dans ces circonstances. L'injection d'anticorps anti-D effectuée à l'accouchement, voire pendant la grossesse, détruit les hématies fœtales passées dans le sang maternel, et empêche l'apparition d'anti-D synthétisés par le système immunitaire de la mère.

Autres groupes

Les groupes sanguins ne se résument pas à ABO et Rhésus. De nombreux autres groupes érythrocytaires existent. Sauf exception, ils sont d'importance transfusionnelle moindre. Parmi ceux-ci, le groupe Kell est le plus immunogène après le système Rhésus. Les autres se sont vu attribuer des noms divers, Duffy, Kidd, MNSS, Dombrock, Lutheran, Lewis, P… Pour éviter cette accumulation disparate de noms propres ou d'initiales incompréhensibles, la Société internationale de transfusion sanguine (ISBT : International Society of Blood Transfusion) a référencé les groupes existants en leur attribuant une numérotation. Ainsi, le groupe ABO est 001, MNSS est 002, rhésus est 004. La liste s'arrête à 035, mais il existe d'autres antigènes présents sur les érythrocytes classés en séries et collections.

H

Hématologue — Le sang et ses spécialistes

L'hématologue est un praticien de santé spécialiste du sang. Il devrait tout savoir sur le sang et ses maladies, mais les connaissances dans ce domaine, comme pour l'ensemble de la médecine, se sont considérablement enrichies. Elles sont maintenant trop larges pour être toutes sues d'un même individu. Les spécialités et sous-spécialités se sont multipliées, l'époque des hématologues omniscients est révolue.

Une première distinction concerne trois catégories : les cliniciens, les biologistes et les praticiens de la transfusion. Certes, les cliniciens ont tous des connaissances sur la biologie du sang, les centres de transfusion ne pourraient pas se passer de biologistes et les transfuseurs ont de bonnes compétences en clinique, mais l'évolution des structures, des pratiques et des réglementations pousse chacun à s'apparenter préférentiellement dans l'un de ces trois groupes.

Ici encore, les champs sont trop vastes, et les sous-spécialisations abondent. Certains, en activité libérale ou rattachés à des centres hospitaliers non universitaires, continuent d'exercer l'hématologie générale. D'autres ont plutôt opté pour l'oncohématologie. Ils prennent en charge les patients atteints de maladies malignes. Diverses orientations apparaissent à nouveau. Une partie des oncohématologues se focalise sur les hémopathies développées aux dépens des cellules médullaires, leucémies et myélodysplasies, activité qui en abrégé professionnel ésotérique devient « faire du granuleux ». C'est dans cette catégorie que se recrutent les « greffeurs », responsables des greffes de moelle osseuse. D'autres travaillent plutôt sur les affections cancéreuses touchant le système lymphoïde, tels les lymphomes mais aussi les myélomes. D'autres spécialistes, appelés *hémostasiens*, s'intéressent principalement aux hémorragies et aux thromboses. Ici encore se dégagent des orientations préférentielles, les *hémophilologues* ont une activité centrée sur les maladies hémorragiques. Une place à part doit être réservée aux praticiens qui traitent les hémopathies des enfants. Ils ont une double formation d'hématologue et de pédiatre.

La biologie n'échappe pas à ces sous-spécialités. En premier lieu, et surtout dans les grands laboratoires, une barrière ancienne, quasi infranchissable, séparait les cytologistes des biologistes de l'hémostase. Les premiers passaient leur journée devant un microscope tandis que les seconds mesuraient divers temps de coagulation et des taux de facteurs. L'évolution des connaissances et des techniques a modifié le tableau. La cytologie est devenue l'hématologie cellulaire et s'est enrichie d'approches de plus en plus sophistiquées. Les spécialistes de l'hématie, venus de l'hématologie, de la biochimie ou de la biologie moléculaire, se sont organisés en un Club du globule rouge. Du côté de l'hémostase sont apparus des professionnels de la plaquette, de la coagulation, ou de ses inhibiteurs. Ils ont dû intégrer l'utilisation des nouveaux outils, comme la biochimie enzymatique ou la biologie moléculaire. Enfin, souvent à l'écart des hôpitaux, car ils appartiennent presque tous aux centres de transfusion, exercent les immunohématologistes, seuls vrais connaisseurs des groupes sanguins et de toutes les facettes des compatibilités transfusionnelles.

La complexité et la multiplicité de ces sous-spécialités constituent la richesse de l'hématologie, mais l'exposent à un risque. Les services d'hématologie, comme les laboratoires, sont en danger. Les administrations hospitalières ne voient pas d'un bon œil ces structures centrées sur une discipline. Elles ont donc poussé à la création de pôles d'activité, dans lesquels elles les ont regroupées. Pour la clinique et selon les hôpitaux, les pôles ont associé les services d'hématologie aux spécialités les plus diverses : médecine interne, néphrologie, pneumologie, cancérologie, radiothérapie ou autres. Ces constructions hétéroclites reposaient parfois sur une réflexion médicale, ailleurs sur des proximités géographiques ou bien sur des affinités de personnes. Les chefs de pôle sont des praticiens hospitaliers, nommés par le directeur de l'établissement, sur avis consultatif de la Commission médicale d'établissement. Ils sont solidement encadrés de responsables administratifs qui rendent compte de façon régulière à leurs directions. Dans cette organisation, comme pour les autres disciplines médicales, l'hématologie est exposée au risque de voir noyer son identité dans de grosses structures dédifférenciées, où la rentabilité l'emportera sur l'expertise et l'innovation.

La biologie spécialisée est aussi menacée. L'existence de laboratoire d'hématologie n'est pas conforme aux idées en cours, orientées sur de grands plateaux techniques mutualisés. L'évolution actuelle de la biologie va dans ce sens. Plusieurs disciplines utilisent les mêmes appareils, en particulier les séquenceurs et des cytomètres. Les laboratoires d'hémostase ont de plus en plus de profils proches de la biochimie. La diffusion des méthodes a modifié le paysage. Une spécialité ne se définit plus comme auparavant par ses outils, mais par les champs d'application de ces outils, devenus communautaires. Dans un proche avenir, les usagers de ces appareils très complexes seront peut-être tous des ingénieurs, pendant que des personnels administratifs choisiront et géreront le parc de matériel. Qu'en sera-t-il alors de l'interprétation des résultats dans le contexte particulier de chaque maladie ? Que restera-t-il des laboratoires d'hématologie ?

La spécialité pourra-t-elle résister à ce démantèlement, voulu et opéré par les responsables hospitaliers et leurs tutelles ? En dehors de la Société Française d'Hématologie qui réunit toutes les spécialités et sous-spécialités évoquées ici, une entité a la possibilité de défendre l'hématologie et d'en maintenir l'identité, l'université. Dans ce cadre, une instance indépendante des hôpitaux, le Conseil national des universités (CNU) a la charge de nommer les enseignants-chercheurs titulaires en hématologie et transfusion. Ses membres sont élus par leurs pairs ou nommés par le ministre des Universités. Chaque CNU détermine lui-même ses critères de sélection pour les candidats aux carrières hospitalo-universitaires : professeurs des universités-praticiens hospitaliers et maîtres de conférences des universités-praticiens hospitaliers. Les nouveaux promus auront pour mission de pratiquer et enseigner l'hématologie, mais aussi de maintenir la cohésion de cette discipline riche et prestigieuse.

Hématophagie — Manger le sang non cuisiné

Les hématophages se nourrissent du sang d'animaux vivants et la part du boudin ou du coq au sang dans l'alimentation humaine ne suffit pas à classer l'espèce *homo sapiens* comme hématophage. Seuls les animaux pour lesquels le sang est un nutriment essentiel seront évoqués ici.

Comme son nom latin l'indique, *hirudo medicinalis*, la sangsue a un lien étroit avec la médecine. Sous le terme d'hirudinées se cachent, en fait, de nombreuses espèces, terrestres, d'eau douce ou marines dont seules quatre ont fait l'objet d'un usage thérapeutique depuis l'antiquité : *hirudo medicinalis, hirudo verbana, hirudo orientalis* et *hirudo troctina*. Une peinture murale trouvée dans un tombeau égyptien de la XVIIIe dynastie à Thèbes représente la pose de sangsue sur un individu. Si Hippocrate préférait se servir de lancettes pour pratiquer des saignées, les écrivains latins, tel Horace, Cicéron ou Plaute citent l'usage d'*hirudo* pour absorber le sang. Galien préconisait aussi l'utilisation de sangsues « pour éliminer du corps les substances antipathiques et restaurer ainsi la balance des quatre humeurs : le sang, le flegme, la bile jaune et la bile noire. » La médecine occidentale n'a pas été la seule à se servir de l'annélide hématophage. La pratique est retrouvée dans les médecines traditionnelles indiennes et chinoises. La technique des saignées, recommandée par Avicenne, « pour retirer le sang des parties du corps les plus profondes » était parée d'autres propriétés thérapeutiques qui ont fait sa popularité dans toute l'histoire de la médecine, du moyen-âge à notre époque. L'hirudothérapie aurait aussi des effets anti-inflammatoires, antirhumatismaux, décongestionnants et fluidifiants pour le sang. Ces multiples vertus ont conduit à utiliser la sangsue pour traiter les hémorroïdes, les gastrites, les fièvres inflammatoires, les laryngites, les névralgies, les accidents vasculaires cérébraux et les phlébites. L'usage de la sangsue fut un peu délaissé entre le XVIe et le XVIIIe siècle, au profit de la saignée. Elle revint en vogue au XIXe siècle sous l'influence de Broussais qui mettait en exergue ses propriétés antiphlogistiques. L'approvisionnement en sangsues devint alors problématique, imposant de recourir à l'importation depuis la Dalmatie, la Moldavie, la Hongrie, puis l'Espagne. L'introduction des ventouses, le prix et les difficultés pour se procurer les hirudinées engendrèrent dans la deuxième moitié du XIXe siècle une forte diminution du recours à l'hirudothérapie d'autant que Pasteur en évoqua le risque infectieux, non confirmé par la suite.

L'intérêt pour les sangsues rebondit au XIXe siècle grâce à la description d'une nouvelle indication, la détersion des plaies. Le terme de *nouvelle* n'est pas tout à fait exact puisqu'au XIIe siècle, Al Baghdadi, médecin et philosophe arabe enseignant à Bagdad ou au Caire, avait préconisé l'usage de sangsues bien lavées pour le nettoyage des tissus après une intervention chirurgicale. Cette vision était prémonitoire. Dès le début du XIXe siècle, John Friedrich Dieffenbach, considéré comme le « père de la chirurgie plastique », propose les sangsues dans différentes interventions de reconstruction. Dans les années 1960, sous l'influence d'un chirurgien plastique bordelais, Jacques Baudet, la sangsue est remise à l'honneur pour favoriser la prise de greffons cutanés et lors des interventions de réimplantation. Différents services de chirurgie plastique et reconstructive, en France et dans le monde, continuent de l'utiliser. Aux États-Unis, elle bénéficie d'un agrément de la *Food and Drug Administration* (FDA) pour son usage chirurgical.

L'étude de la physiologie de la sangsue apporte bien d'autres éléments intéressants. En premier lieu, elle a particulièrement bien choisi son mode alimentaire, fait quasi exclusivement de sang. Lorsqu'elle en prélève les 15 ml qui constituent sa ration habituelle, elle consomme un mets d'une grande richesse. Si l'on tient compte des protéines plasmatiques et des globules rouges, une bolée amène un gramme de protides à cet animal qui pèse, vêtu de ses seuls anneaux, deux à trois grammes. Le repas apporte aussi du sucre, des lipides, des hormones, des enzymes, du fer et des électrolytes.

Le mode opératoire de la sangsue est digne d'intérêt. Pour prélever le sang, elle se colle à la peau grâce à une ventouse antérieure, puis à l'aide de ses trois mâchoires à denticules très pointues, elle incise le revêtement cutané. Pour éviter que le sang ne coagule pendant la saignée, elle sécrète par ses glandes salivaires un anticoagulant appelé *hirudine*. John Berry Haycraft, physiologiste britannique, a découvert en 1884 les propriétés de cette petite enzyme de 66 acides aminés qui n'a été isolée qu'en 1955 par un pharmacologue allemand, Fritz Markwardt. Elle a très vite intéressé les chercheurs et les médecins dans leur quête de substances anticoagulantes. Elle doit son action très puissante à sa capacité de se lier directement à la thrombine. Elle inhibe ainsi l'enzyme clé de la coagulation et rend le sang incoagulable. L'idée a alors germé d'utiliser l'hirudine comme anticoagulant. Hélas ! Son utilisation thérapeutique s'est heurtée à deux difficultés : les problèmes d'approvisionnement et les effets secondaires.

L'extraction d'hirudine à partir de son animal producteur a un très faible rendement. Les quantités de sangsues nécessaires à une exploitation médicamenteuse sont considérables. Elles engendrent un coût prohibitif et menacent l'espèce. La sangsue s'est donc parée d'un arsenal juridique destiné à protéger sa survie. Ainsi, la Convention de Washington a classé *hirudo medicinalis* dans son annexe II, qui porte sur le Commerce international de faunes et flores menacées d'extinction (CITES). Cette annexe liste les espèces qui actuellement ne sont pas en voie d'extinction, mais sont susceptibles de l'être au cas où leur commerce s'agrandirait. Au niveau européen, la Convention de Berne (1982) a mis *hirudo medicinalis* en Annexe III, espèce de faune sauvage protégée. Elle a toutefois gardé la possibilité de réglementer leur exploitation. Enfin, la directive de mai 1992 a considéré que cette espèce animale devait faire l'objet de mesures de gestion spécifiques.

En plus des problèmes de production, l'utilisation thérapeutique de l'hirudine a été bloquée par les effets secondaires prohibitifs, en particulier des réactions allergiques potentiellement dangereuses. Dès lors, l'espèce n'était plus menacée.

Une tentative de réponse à tous ces problèmes d'approvisionnement provient du génie génétique. Deux hirudines recombinantes ont été synthétisées et commercialisées en 1977, la lépirudine et la désirudine. Leur retrait du marché, quelques années plus tard, a mis fin à l'utilisation thérapeutique de l'hirudine et de ses dérivés.

Le mode d'action très original de l'hirudine, différent de celui de tous les autres anticoagulants classiques, héparines et antivitamines K, a pourtant ouvert la voie à des dérivés thérapeutiques majeurs, appelés antithrombines directes, tels le dabigatran, la bivalirudine ou l'argatroban.

Si la sangsue est l'animal hématophage emblématique, l'utilisation du sang comme nutriment exclusif ou principal se rencontre ailleurs dans le règne animal. Les plus représentatifs sont les mammifères volants, chauves-souris et vrais vampires, mais aussi les oiseaux dont les célèbres pinsons des Galapagos chers à Darwin, les tiques, les puces, les poux, les taons, les aoûtats et bien évidemment le moustique, ce mal-aimé, qui ne se contente pas de sucer le sang. À la différence de la sangsue, il laisse un souvenir douloureux, ou au moins prurigineux, au donneur de sang involontaire qui a été sa victime. Cet inconfort, susceptible de rendre des contrées inhospitalières voire inhabitables, serait encore tolérable si ces culicidés perdaient l'habitude de se comporter en *serial killers*. Le moustique est l'animal qui cause le plus de morts chez l'être humain, puisque l'on estime à 725 000 le nombre de décès dont il est responsable chaque année. La femelle passe d'un animal à l'autre, humains compris, et propage ainsi des maladies parasitaires ou virales qu'elle inocule à ses victimes. La principale est le paludisme ou malaria, transmis par l'anophèle. Il touche chaque année 300 à 500 millions de personnes dans le monde. Le nombre de morts lié au paludisme est estimé à un million par an. Les moustiques véhiculent d'autres maladies parasitaires, dont les filarioses, dues à des vers (helminthes) appelés filaires, fréquentes dans les pays tropicaux. Elles revêtent diverses formes cliniques. Elles peuvent se développer dans le système lymphatique, comme la filaire de Bancroft, dans le tissu cutané pour la loase ou l'onchocercose, responsable de complications oculaires susceptibles d'engendrer des cécités définitives.

Le moustique peut aussi transmettre des maladies virales graves voire mortelles, appelées arboviroses. Les principales sont la fièvre jaune, la fièvre du Nil occidental, la fièvre de la vallée du Rift, la dengue, le chikungunya ou les encéphalites virales.

Bénéfique pour l'animal qui la pratique, l'hématophagie, ce don de sang involontaire, peut donc être délétère pour la victime.

Hémochromatose — Le fer dans tous ses excès

L'étymologie, *aima (ἀιμα)* le sang et *chroma (χρωμα)* la couleur, n'aide guère à connaître cette maladie héréditaire très fréquente. Ses autres dénominations, *cirrhose bronzée* ou *diabète bronzé*, mettent l'accent sur ses complications, hépatiques et pancréatiques sans citer le coupable, le fer. Lors de l'hémochromatose, il s'accumule dangereusement au niveau du foie, des glandes endocrines et du cœur, mais aussi dans le tissu cutané où il est responsable du teint sombrement métallique des patients.

La surcharge en fer qui caractérise cette maladie est la conséquence d'un dérèglement constitutionnel du système qui régule l'absorption de ce métal dans l'organisme. L'alimentation apporte en moyenne 8 à 12 mg de fer par jour, alors que pour un homme adulte, les besoins de cet élément indispensable à la synthèse de l'hémoglobine sont de 1 mg, un peu plus chez la femme. Un mécanisme intestinal complexe, impliquant une petite molécule de découverte récente, l'hepcidine, veille à adapter l'absorption aux besoins métaboliques. La moelle osseuse, lieu de naissance des cellules sanguines, récupère le fer libéré par la destruction des hématies pour fabriquer de nouveaux globules rouges. Cette adaptation offre l'avantage de ne pas rendre le corps dépendant des apports alimentaires, mais explique pourquoi l'organisme ne sait pas éliminer le fer en excès. Lors de l'hémochromatose, l'absorption de l'ion métal au niveau intestinal est très augmentée. Dès lors, il s'accumule dans les tissus tout au long de l'existence. Le foie est très menacé car la surcharge martiale peut entraîner une cirrhose. Des dépôts peuvent perturber gravement le fonctionnement du cœur et des glandes endocrines. Le diabète et d'autres endocrinopathies, insuffisance hypophysaire ou gonadique, sont des complications classiques de l'affection.

Le premier signe d'hémochromatose est souvent une fatigue importante. Des douleurs articulaires peuvent aussi la révéler. Le diagnostic repose sur la découverte d'une forte augmentation du taux de ferritine dans le sang, associée à diverses anomalies biologiques. La surcharge hépatique peut être mise en évidence et mesurée grâce à l'imagerie par résonance magnétique (IRM). Des tests génétiques sur l'ADN des patients montrent, dans la forme classique, l'existence d'une mutation très particulière, appelée C282Y ou plus précisément p. Cys282Tyr. D'autres mutations ont été décrites dans cette maladie.

Le traitement actuel de l'hémochromatose utilise l'une des plus anciennes thérapeutiques de l'histoire de la médecine, la saignée. Au rythme initial d'une ponction par semaine, l'organisme est contraint d'aller puiser dans ses énormes réserves de fer pour régénérer les globules rouges dont le privent les prélèvements répétés. Ce traitement est habituellement bien supporté. La moelle osseuse, lorsqu'elle est en bonne santé, sait augmenter sa production d'hématies pour compenser les pertes. Après un nombre variable de ponctions sanguines, les réserves en fer diminuent et reviennent à la normale. Des saignées dites d'entretien, effectuées tous les deux à trois mois, évitent que la surcharge ne se reproduise.

Cette modalité thérapeutique ne concerne que l'hémochromatose héréditaire. L'hémochromatose secondaire se traite différemment. Cette affection iatrogène se rencontre chez les patients porteurs d'anémies chroniques graves. Les transfusions itératives engendrent une forte accumulation de fer responsable de graves complications. Les traitements font appel à des médicaments, les chélateurs qui sont capables dans le sang de s'associer au fer pour en permettre l'élimination. Les premiers chélateurs devaient être injectés en longues perfusions sous-cutanées. La thérapeutique était pénible et d'efficacité limitée. Des traitements actifs par voie orale sont maintenant disponibles.

En France, l'hémochromatose atteindrait une personne sur mille, ce qui en fait l'une des maladies héréditaires les plus fréquentes. De grandes disparités existent suivant les régions, la Bretagne est la plus touchée. Cette constatation a conduit les spécialistes à s'intéresser à l'origine ethnique de l'hémochromatose. La forte prévalence de la mutation causale dans les îles britanniques particulièrement en Écosse et en Irlande a conduit à suspecter une origine celte à l'affection, qui serait apparue il y a 4 à 5 000 ans chez des habitants d'Europe centrale. Elle aurait diffusé ensuite, du fait des migrations de populations, vers l'ouest et le nord de l'Europe. Le « succès » de la maladie dans ces populations pourrait avoir pour cause l'appauvrissement des apports alimentaires en fer lors de la révolution néolithique. Alors que les chasseurs-cueilleurs du paléo- et du mésolithique avaient un régime carné riche en fer, l'homme néolithique a appris à cultiver les céréales qui ont pris une place de plus en plus importante dans son alimentation. Dès lors, les individus, surtout les femmes en âge de procréer, devenaient plus sensibles à la carence en fer. Les sujets porteurs des gènes de l'hémochromatose se trouvaient protégés du manque et en tiraient un avantage de survie.

La répartition géographique de la maladie relève d'une explication complémentaire, liée à sa forte prévalence dans les pays scandinaves. Vers la fin du premier millénaire, les Vikings, par leurs raids lointains, auraient participé à la diffusion de l'affection vers l'Atlantique Nord, mais aussi vers la Méditerranée jusqu'à l'Afrique du Nord et au Moyen-Orient, ainsi qu'à l'est, vers la Russie.

Comme d'autres maladies héréditaires, l'hémochromatose concourt à écrire la longue histoire des migrations humaines.

Hémoglobine — La merveilleuse molécule

L'hémoglobine est un pigment rouge, responsable de la couleur des érythrocytes et donc de celle du sang. C'est la raison pour laquelle, par métonymie, elle désigne souvent le sang. Elle en assure surtout la fonction essentielle, transporter l'oxygène vers les tissus et récupérer le gaz carbonique produit par ces tissus pour le porter jusqu'aux poumons où il est éliminé. Elle tire son nom de sa composition. Une molécule d'hémoglobine comprend quatre sous-unités, formées chacune d'une chaîne protéique appelée *globine* et d'un noyau tétrapyrrolique appelé *hème* portant un ion fer. Ce dernier, en absorbant toutes les longueurs d'onde, à l'exception des plus grandes, dont le rouge, est responsable de la couleur emblématique de l'hémoglobine.

Réduire l'hémoglobine à cette simple description biochimique serait méconnaître les étonnantes propriétés de cette molécule. Elle est capable de reconnaître que dans un type d'organe, le poumon, elle doit se charger d'oxygène et libérer le gaz carbonique qu'elle transporte, alors que dans d'autres parties du corps, les tissus en général, elle doit livrer l'oxygène et emporter le gaz carbonique. Comment est-ce possible ? Une des réponses vient de sa relation particulière avec ces gaz. Alors que pour un liquide comme l'eau, la quantité d'oxygène dissous augmente de façon linéaire avec la pression partielle d'oxygène, la fixation du pigment se fait suivant une courbe dite sigmoïde. En clair, l'hémoglobine aime l'oxygène pour lequel elle a une très forte affinité. Elle s'en gorge dès qu'elle en trouve. Pour le fixer et en assurer le transport, elle modifie sa configuration générale. Lorsqu'elle ne porte pas d'oxygène, l'hémoglobine prend une conformation dite tendue ; mais pour en charger un maximum elle change de forme et se relâche. Vue dans l'espace, cette capacité à passer successivement d'une conformation « tendue » à « relâchée » donne l'image d'une molécule qui respire ! Elle sort des poumons saturée en oxygène et doit libérer le précieux gaz au niveau des tissus. Comment fait-elle pour s'en séparer, alors qu'elle a une telle affinité pour lui ? Elle utilise une autre de ses propriétés, sa capacité à diminuer son affinité avec l'oxygène pour le libérer lorsque cela est nécessaire. Ce phénomène se produit quand elle se trouve en présence d'un milieu riche en gaz carbonique ou d'un environnement acide. Ces deux conditions sont réunies au niveau des tissus périphériques. C'est donc là qu'elle pourra libérer son oxygène. Merveilleuse molécule !

L'hémoglobine a quelques ennemis dont le plus virulent est le monoxyde de carbone, de formule CO, alors que le gaz carbonique est CO2. Lorsqu'il est présent, le monoxyde de carbone prend la place du gaz carbonique ; mais l'en déloger est une tâche impossible. L'hémoglobine perd ainsi son pouvoir oxyphorique, au point que les intoxications massives au CO peuvent être mortelles. Dans d'autres circonstances, l'altération de la molécule d'hémoglobine peut relever d'une petite modification des atomes de fer présents au centre de sa structure. Pour fixer l'oxygène, le fer doit avoir une configuration moléculaire particulière que l'on appelle sa forme réduite, notée Fe2+. Il ne doit pas s'oxyder et devenir Fe3+. Une hémoglobine dans laquelle le fer est oxydé en Fe3+ s'appelle méthémoglobine, elle est peu fonctionnelle et ne sait pas fixer l'oxygène. Cette méthémoglobinémie peut être constitutionnelle ou acquise par ingestion de produits oxydants.

Contrainte importante de sa physiologie : pour être efficace, l'hémoglobine ne doit pas être libre dans le courant sanguin. Elle a besoin d'être dans son logement naturel, l'hématie. Le globule rouge humain, à la différence de certains animaux, n'a pas de noyau. Il meurt, en moyenne, à l'âge de 120 jours. Que faire alors de l'hémoglobine libérée ? La déverser dans le sang serait dangereux. Ce pigment, lorsqu'il est en quantité dans le sang, est toxique pour les reins. L'hématie ira donc mourir sur son lieu de naissance, la moelle osseuse. Ce cadre est bien choisi, puisque l'organisme va mettre là en place un « tri sélectif » qui comporte recyclage et destruction des déchets. Le recyclage est celui du fer et des acides aminés. Le fer est précieux pour le corps. Dans la moelle, à peine libéré par l'hémoglobine, il est happé par les macrophages et immédiatement réinjecté dans les progéniteurs des globules rouges. Les acides aminés qui constituent les chaînes de globine sont aussi recyclés. La difficulté pour l'organisme est de se débarrasser du noyau tétrapyrrolique appelé hème, formé de quatre cycles de pyrrole, riche en azote. Le corps ne sait pas détruire ou éliminer simplement ce résidu. Il entame donc un travail par étapes de déconstruction méthodique de ce noyau. Dès lors, l'hémoglobine, déjà altérée, en verra de toutes les couleurs. L'évolution d'une ecchymose, communément appelée « bleu » en est l'illustration : le pigment devient biliverdine, de couleur verte, puis passe au jaune en se dégradant en bilirubine. Les macrophages médullaires le libèrent alors dans le courant sanguin. La bilirubine libre est insoluble ; elle est appelée aussi bilirubine indirecte. Dans le plasma, elle se lie à l'albumine avec laquelle elle voyage jusqu'au foie. Ce dernier la transforme en bilirubine conjuguée, ou bilirubine directe, qu'il évacue dans l'intestin. Au passage, une petite poche se remplit, la vésicule biliaire. La bile permet de mieux digérer les graisses en les émulsionnant. Les intestins se chargent ensuite des derniers avatars de la bilirubine. Ils la transforment en urobilinogène, excrété dans les urines, et en stercobilinogène, éliminé dans les selles auxquelles elles confèrent leur couleur.

Hémopathies — Les maladies du sang et de la moelle

Hémopathie est un terme construit sur le modèle qui associe un organe au suffixe *-pathie* pour désigner l'ensemble des maladies susceptibles de toucher cet organe, cardiopathies pour les maladies cardiaques, néphropathies pour celles des reins, etc. Les hémopathies seraient donc les maladies du sang. Mais le sang n'est pas un organe comme les autres, ce n'est même pas du tout un organe. C'est un tissu liquide en constant renouvellement. Si l'on excepte certaines populations lymphocytaires qui maturent dans le système lymphoïde, toutes les cellules sanguines naissent dans la moelle osseuse, lors d'un processus appelé hématopoïèse. Elles passent ensuite dans le sang, mais beaucoup d'entre elles peuvent en sortir pour remplir leurs fonctions, ce qui constitue une originalité. Certaines, comme les polynucléaires et les monocytes, pénètrent dans les tissus. D'autres, les lymphocytes, abandonnent le sang pour gagner le système lymphoïde. Les principales étapes sont pour eux : les ganglions, la rate, les amygdales, les amas lymphoïdes annexés au tube digestif, auxquels on associe la moelle osseuse, le thymus et le foie. Ils pourront ensuite se réunir dans un gros collecteur situé sur la gauche de la colonne vertébrale, appelé canal thoracique qui se jette dans la veine sous-clavière. Les lymphocytes rejoignent ainsi le flux sanguin.

Cette dispersion des cellules sanguines dans l'organisme explique pourquoi le terme d'hémopathies a un sens plus large que les maladies du sang. Car le sang peut n'être que le témoin d'une affection qui atteint la moelle osseuse ou un organe lymphoïde. Tel est le cas des leucémies. À l'opposé, le sang peut être indemne dans certaines hémopathies. Les lymphomes non leucémiques en constituent un exemple. L'appellation *maladies du sang et des organes hématopoïétiques* est donc plus appropriée.

Quelles sont les hémopathies ?

Une première distinction sépare hémopathies non malignes et hémopathies malignes. En médecine, ce qualificatif s'applique à toutes sortes de désordres graves, tumeurs, fièvres ou hypertension par exemple. Pour les hémopathies, il implique l'apparition de cellules qui possèdent des caractères cancéreux. Elles portent donc une ou plusieurs mutations qui leur permettent d'échapper, en partie ou totalement, aux mécanismes de contrôle de la croissance cellulaire. Elles ont alors la capacité de se multiplier et de s'accumuler dans l'organisme. Une telle définition sépare les hémopathies malignes des autres maladies hématologiques graves qui peuvent entraîner la mort, telles certaines maladies constitutionnelles, l'anémie pernicieuse non traitée, voire l'hémophilie, fréquemment mortelle en l'absence de prise en charge adaptée.

Les leucémies aiguës ou chroniques, véritables cancers de la moelle osseuse et les maladies du système lymphoïde, lymphomes hodgkiniens et non hodgkiniens, maladie de Waldenström et myélome constituent les deux groupes principaux d'hémopathies malignes. Une autre entité répond aux critères de malignité et voit sa fréquence augmenter en raison du vieillissement de la population, les myélodysplasies. Elles évoluent vers la leucémie ou l'insuffisance médullaire.

Au chapitre des hémopathies non malignes se classent la quasi-totalité des anémies, d'étiologies très variées, les maladies hémorragiques constitutionnelles ou acquises, un certain nombre de maladies infectieuses à expression hématologique et des affections très diverses, graves, qui impliquent le sang et les organes hématopoïétiques telle l'aplasie médullaire, sorte de mort lente de la moelle osseuse.

Hémophilie — Le sang royal et la malédiction des familles

L'hémophilie est une maladie hémorragique constitutionnelle, due à un déficit complet ou partiel d'un facteur de la coagulation, le facteur antihémophilique. L'affection revêt deux formes cliniques, de symptomatologies identiques. L'hémophilie A constitue 80 % des cas. Elle est liée à un déficit en facteur VIII, alors que l'hémophilie B est due à un déficit en facteur IX. La maladie est rare puisque l'on estime qu'elle touche, partout dans le monde, un enfant sur 10 000 naissances. Jusqu'au milieu du XXe siècle, l'hémophilie était fréquemment mortelle. À la suite d'un traumatisme ou d'une plaie, le patient souffrait de saignements incoercibles ou d'hémorragies internes dont les plus graves entraînaient le décès. À partir d'une série publiée en 1937 dans le journal de son Université de l'Illinois, Caroll Lafleur Birch rapportait que pour une population de 113 hémophiles sévères suivis dans l'établissement, seuls 6 avaient atteint l'âge de 40 ans. Les traitements actuels ont permis, en dépit du drame de la contamination par le VIH, de ramener l'espérance de vie des hémophiles au même niveau que celle d'une population d'âge moyen identique. Les séquelles orthopédiques des saignements articulaires qui émaillent l'évolution de la maladie constituent souvent un handicap. La plupart des patients peuvent avoir une vie sociale et une insertion professionnelle satisfaisante et beaucoup ont une activité sportive. L'un d'entre eux, Alex Dowsett est devenu en 1988 détenteur du record du monde de l'heure en cyclisme, parcourant dans ce laps de temps 52,937 km. Alex Dowsett voulait être rugbyman mais l'hémophilie l'en a empêché. Étonnant hommage à sa maladie, il a déclaré : « Je ne serais jamais devenu champion du monde si je n'avais pas été hémophile. »

Génétique

Une particularité de l'hémophilie est qu'elle ne touche, sauf exception, que les hommes, alors qu'elle se transmet par les femmes. Une femme porteuse du gène de l'hémophilie est appelée conductrice. Elle est le plus souvent asymptomatique mais présente parfois de petits signes hémorragiques. Parmi ses enfants, statistiquement, un garçon sur deux est atteint par la maladie, une fille sur deux est conductrice et peut transmettre l'affection parfois sans savoir qu'elle est porteuse du gène. Cette transmission particulière a amené à voir la première description de l'hémophilie dans le Talmud de Babylone. La première compilation de ce livre qui date du IIe siècle mettait en garde les mères : « Si elle a circoncis son premier fils, puis un second fils et qu'il est mort, elle ne doit pas circonscrire le troisième. » Plus tard, le grand médecin juif Moïse Maïmonide précise : « Ne pas circoncire le troisième enfant en cas de problème hémorragique chez les deux premiers, même nés de pères différents. » Il a, avec justesse, suspecté la transmission par les femmes. Quelques siècles plus tard, le rabbin polonais Mojzesz Isserlès, dit le Rem, affirme, avec raison, qu'un homme hémophile ne peut pas avoir d'enfants porteurs de la maladie hémorragique.

Les techniques modernes permettent de déterminer si une femme est conductrice, donc non atteinte, mais porteuse du gène et susceptible de le transmettre. Ce n'était pas le cas dans l'histoire où la maladie est à l'origine d'une saga, l'hémophilie des familles royales européennes.

L'hémophilie des familles royales européennes

Tout commence avec la reine Victoria, dont nous savons maintenant qu'elle était conductrice d'hémophilie B. Couronnée à 18 ans, elle épouse le 10 février 1840 son cousin le Prince Albert de Saxe-Cobourg-Gotha. Elle est petite, plutôt séduisante, en parfaite santé et n'a, semble-t-il, jamais eu de problèmes hémorragiques. Sa première fille, Victoria, naît le 21 novembre 1840, alors que la reine, enceinte, a échappé à un attentat au pistolet, premier d'une série dont elle sera l'objet. Victoria déteste la grossesse et l'allaitement, mais le couple a neuf enfants qui épousent les membres des familles royales européennes auxquels est ainsi transmis le gène de l'hémophilie.

Victoria, surnommée Vicky, fille aînée de la reine, épouse Frédéric III de Prusse. Ils ont deux enfants. L'aîné, Waldemar, est hémophile et meurt à l'âge de 11 ans. Le second fils, Henri, n'est pas atteint. La maladie aurait donc dû disparaître de sa descendance. Pourtant, il a deux garçons hémophiles : Waldemar qui meurt à 56 ans et Henri, mort à l'âge de quatre ans. La raison de cette entorse à la génétique — qui veut qu'un hémophile n'ait pas d'enfant hémophile — est connue. L'épouse de Henri, Irène, est la fille d'Alice, elle-même seconde fille de Victoria. Nous savons maintenant qu'Alice, mariée à Louis IV de Hesse, était conductrice. Nous en avons la preuve puisque leur second enfant, Frédéric, frère cadet d'Irène, est décédé à trois ans d'hémorragie. Entre Victoria et Alice, le couple royal a un garçon non hémophile, Édouard, qui devient plus tard Édouard VII, roi d'Angleterre et père de Georges V. Ce dernier a plusieurs enfants dont les deux aînés se prénomment Édouard et Georges. Le premier, devenu Édouard VIII, abdique pour vivre sa romance avec une femme divorcée, Wallis

Simpson. Le second, Gorges VI, le roi bègue, a deux filles, Élisabeth, future Élisabeth II et Margaret. Toutes deux descendent d'hommes non hémophiles et ne peuvent pas être conductrices. En revanche, Philippe Mountbatten, époux d'Élisabeth II, plus connu sous le titre de Philippe d'Édimbourg, aurait pu être hémophile. Lui aussi descend en ligne directe de la reine Victoria, dont la seconde fille, Alice a eu une fille prénommée, sans originalité, Victoria laquelle a donné naissance à une petite Alice — la quête des prénoms était assez sommaire — mère de Philippe. Ce dernier descend de la reine Victoria uniquement par les femmes. Elles étaient toutes asymptomatiques mais chacune aurait pu être conductrice. Les enfants mâles, dont le futur Philippe d'Édimbourg, étaient donc exposés au risque d'hémophilie. Tel n'a pas été son destin. Le gène de l'hémophilie a disparu de la famille royale anglaise.

Revenons aux enfants d'Alice, seconde fille de Victoria et conductrice d'hémophilie. Mariée à Louis IV de Hesse, elle a une fille conductrice, Irène, citée précédemment, puis un fils hémophile, Frédéric, et une fille, Alexandra de Hesse-Darmstadt qui, le 26 novembre 1894, épouse le tsar Nicolas II. Ils ont cinq enfants dont quatre filles, Anastasia, Olga, Tatiana, Maria et, enfin, le petit tsarévitch Alexis. Ce dernier, comme les photos de l'époque essayaient de le cacher, est un enfant handicapé. Il souffre d'hémorragies qu'aucun traitement ne peut arrêter. Il est hémophile et subit la complication majeure de cette affection, les problèmes articulaires. Dans l'hémophilie en effet surviennent de façon récurrente des saignements articulaires spontanés, appelés hémarthrose. Ces épisodes sont très douloureux et, au fil du temps, entraînent des déformations sévères et une impotence totale. Les photos évoquées ci-dessus ne montrent pas les genoux et les jambes du tsarévitch, car il avait probablement une attitude en flexion irréversible du genou gauche. Alexis souffre et saigne malgré les soins des médecins de la cour. Une seule personne, confident de la tsarine Alexandra, sait calmer les douleurs et arrêter les saignements d'Alexis, un dénommé Grigori Efimovitch, mystique guérisseur qui se prétend moine, plus connu sous le nom de Raspoutine. L'un des préceptes de cet homme qui en réalité n'a jamais eu de carrière ecclésiastique est : « Pour se rapprocher de Dieu, il faut beaucoup pêcher. » Il suit avec ardeur cette doctrine, tout en se créant une réputation de guérisseur. L'année 1905 voit sa consécration. Introduit auprès du tsarévitch qui a développé une volumineuse hémarthrose du genou, il réussit par des impositions de mains et de bonnes paroles à apaiser les douleurs du petit hémophile. Dès lors, c'est lui, et lui seul qui sera appelé au chevet d'Alexis. Son influence à la cour impériale ira en grandissant.

Les succès thérapeutiques de Raspoutine ont fait l'objet de nombreux commentaires. L'une des hypothèses intéressantes pour les expliquer est la suivante. Lorsqu'il arrivait auprès du jeune patient, il ordonnait d'arrêter les médicaments prescrits par les médecins de la cour. Parmi ces produits figurait un antalgique, connu depuis le début du siècle, l'aspirine. On sait que ce médicament, par ses propriétés antiagrégantes, aggrave les saignements.

Le tsarévitch n'est pas mort de son hémophilie. Il a été sauvagement assassiné avec sa famille à Ekaterinbourg dans la nuit du 16 au 17 juillet 1918. La maladie du tsarévitch et le rôle joué à la cour par Raspoutine ont fait dire à Alexandre Kerenski, chef du gouvernement provisoire de la République russe en 1917 : « Si la révolution russe n'est pas due à Raspoutine et à l'hémophilie, son succès lui doit beaucoup. »

La reine Victoria a eu un fils hémophile : Léopold de Saxe-Gobourg-Gotha, duc d'Albany qui a épousé la princesse Hélène de Waldeck et est mort à l'âge de 31 ans. C'est sa dernière fille, Béatrice, qui allait encore influencer notablement l'histoire européenne. Béatrice épouse Henri de Battenberg dont elle a quatre enfants : Alexandre, Victoria, Léopold et Maurice. Léopold meurt d'hémorragie à 33 ans, Maurice à 23 ans, authentifiant le statut de conductrice de leur mère Béatrice. En 1905, Victoria assiste à une fête organisée par son oncle Édouard VII en l'honneur du roi d'Espagne Alphonse XIII, âgé de 18 ans que plusieurs cours royales européennes auraient bien voulu introduire dans leur famille. Cette rencontre marque le début d'une idylle à laquelle la reine mère Marie-Christine est défavorable pour plusieurs raisons. D'une part, bien que descendante de la reine Victoria, sa petite fille homonyme ne peut prétendre à une couronne. De plus, elle n'est pas catholique. Enfin et surtout, il se murmure dans les coulisses que la famille traîne une tare nommée hémophilie, ce que l'on cache à Alphonse XIII. Le mariage a néanmoins lieu le 31 mai 1906, marqué par un attentat à la bombe. Signe prémonitoire, la robe de l'épousée est tachée de sang. Le couple a 7 enfants dont l'aîné, Alphonse, est probablement hémophile et renonce à la couronne. Il meurt à 31 ans d'un accident de voiture. Le second fils, Jacques Henri n'est pas hémophile, mais une méchante mastoïdite contractée à l'âge de 4 ans le laisse sourd et en grande partie muet. Nous savons peu de choses du troisième fils, Ferdinand, mort précocement. Le quatrième fils, Jean, n'est pas hémophile. Le cinquième, Gonzalve l'est et meurt dans les suites d'un accident de voiture. Après la défaite des monarchistes espagnols en 1931, Alphonse XIII, déchu par les *Cortes*, s'exile. Jean de Bourbon y Battenberg, Comte de Barcelone, est prince héritier d'Espagne de 1933 à 1941, puis prétendant au trône d'Espagne. En 1938, il a un fils, Juan Carlos, qui devient roi d'Espagne en 1975, après le décès de Franco. La famille royale espagnole a eu bien d'autres soucis mais a échappé à l'hémophilie.

À ce jour, aucun descendant connu de la reine Victoria ne semble porteur du gène historique.

Hémorragie — Le sang s'échappe des vaisseaux

L'hémorragie désigne la fuite de sang hors du vaisseau sanguin. Elle peut être externe ou interne et revêt des aspects cliniques différents selon le type et la localisation du vaisseau concerné.

En dehors de sa gravité potentielle, l'hémorragie pose différents problèmes. Le premier est d'ordre orthographique. Le terme aurait dû s'écrire *hémorrhagie*, graphie recommandée par Littré dans son dictionnaire. L'étymologie admise est *aima* (*ἀιμα)*, substantif grec désignant le sang et *errhagên* (ἐρραγην), aoriste passif du verbe *rhêgnumi* (ῥηγνυμι) qui signifie à la fois briser et faire jaillir. Pour ce suffixe, le Robert historique évoque un obscur verbe *rhêgunai* que l'on pourrait traduire par rompre, mais ce terme est inconnu des dictionnaires consultés. Le *rhô* «ρ » du verbe *rhêgnumi* porte, comme habituellement, un *esprit rude*. L'esprit est un signe diacritique, une accentuation propre au grec. Il a la forme d'une courte parenthèse, posée sur la voyelle initiale ou la seconde voyelle dans le cas d'une diphtongue initiale, ou sur la gauche de la lettre lorsqu'elle est une majuscule. Il en existe deux types : l'*esprit doux* qui tourne sa concavité vers la gauche, et l'*esprit rude* dont l'ouverture se fait vers la droite. La lettre *rhô* est une exception, puisque c'est une consonne. Elle porte toujours un esprit rude, tout comme l'upsilon — lettre grecque notée u en minuscule et U en majuscule, qui est à l'origine de tous les termes issus du grec dont les deux premières lettres sont hy-, telle l'hyperhémie, excès de sang. La présence d'un esprit rude dans *rhêgnumi* (ῥηγνυμι), impose, dans le terme français qui en dérive, un « h » après le « r ». Les vocables rhinocéros et rhododendron illustrent bien cette règle qui explique tout à la fois la proposition de Littré et l'orthographe latine, *haemorrhagia*, ou anglaise *haemorrhage*. Qui a tort ? Dans la mesure où le verbe est à l'aoriste passif, le *rhô* qui a généré le suffixe est en seconde position et ne porte plus l'esprit rude. L'orthographe française est donc la plus conforme. Une autre origine du suffixe pourrait être avancée : le verbe *reo* (ῥεω) qui signifie couler, ou le substantif *raga* (ῥαγα) qui désigne une fente. Dans ces cas, la présence d'un double r dans hémorragie ne peut s'expliquer.

L'hémorragie menace la vie. La médecine dispose de nombreuses armes pour la faire cesser : médicaments hémostatiques, concentrés de plaquettes, traitements substitutifs de déficits en facteurs de la coagulation, garrots, compression de plaie, traitements chirurgicaux, embolisations ou autres gestes endovasculaires. La plupart sont efficaces et salvateurs pour autant qu'ils soient adaptés à la situation et appliqués à temps. Bernard Edeine, dans son livre *La Sologne*, signale une méthode locale plus générale, d'efficacité incertaine : « Pour arrêter le sang, mettre la main droite sur l'épaule droite du malade, mouiller l'index droit de salive, faire un signe de croix avec cette même main droite, la remettre ensuite sur l'épaule droite en disant : pain n'a pas faim, feu n'a pas froid, sang arrête-toi. »

L'hémorragie revêt différentes identités selon sa localisation. L'hémorragie nasale est une épistaxis ; le saignement d'origine respiratoire apparu le plus souvent lors d'efforts de toux est une hémoptysie ; l'hémorragie digestive qui survient lors de vomissements est une hématémèse. Lorsqu'elle s'extériorise par l'anus, elle devient une rectorragie si elle est de sang rouge, ou un melæna si le sang digéré est noir. Une hématurie décrit la présence de sang dans les urines. Les règles trop abondantes sont des ménorragies. Le saignement génital féminin constaté en dehors des règles est une métrorragie, du grec mêtra (μητρα) qui désigne la matrice. Les hémorroïdes devraient, par leur étymologie, être des écoulements de sang, alors que ce terme s'applique à des varices qui se forment au niveau de l'anus ou du rectum. Lorsqu'une fuite sanguine survient à leur niveau, complication fréquente, l'usage est de parler d'hémorragie hémorroïdaire ; si l'on s'en tient à l'étymologie, il s'agit d'un double pléonasme, écoulement de sang d'un écoulement de sang.

Dans le langage courant, l'hémorragie a quitté le domaine vasculo-sanguin. Elle désigne d'autres fuites, moins dangereuses pour la santé : hémorragie de capitaux ou de devises, hémorragie de mains-d'œuvre.

Une fois encore, le sang envahit le langage.

Héparine — L'histoire du premier anticoagulant

Les anticoagulants sont des médicaments très utilisés dans les affections où l'objectif thérapeutique est de freiner la coagulation du sang pour éviter la formation ou l'extension de caillots, responsables des maladies par obstruction vasculaire : phlébites, embolies pulmonaires, infarctus du myocarde, accidents vasculaires cérébraux ischémiques, artérite oblitérante. Les affections cardiovasculaires constituent la première cause de mortalité en Occident. Historiquement, le premier anticoagulant employé en thérapeutique a été l'héparine puis sont venus les antivitamines K et plus récemment les anticoagulants oraux directs.

La découverte de l'héparine est attribuée à Jay Mac Lean et William Howell. L'histoire a oublié le rôle précurseur de Maurice Doyon, professeur de physiologie à Lyon qui a publié en 1912 un article intitulé « Rapports du foie avec la coagulation du sang ». Il a constaté que l'injection d'atropine dans la veine portale d'un chien allonge le temps de coagulation du sang de l'animal. En isolant le foie, il démontre que cet organe contient une substance anticoagulante qu'il réussit à extraire. Il l'appelle antithrombine. Il répète la même expérience avec le foie de chat et de poulet ; il obtient un résultat identique. En revanche, il ne peut mettre en évidence cet effet à partir du foie de lapin. Au John Hopkins Hospital à

Baltimore, un autre professeur de physiologie, William Howell s'intéresse à la coagulation du sang et à ses inhibiteurs. En 1916, il propose à Jay Mac Lean, étudiant en médecine, un projet de recherche sur les activateurs et inhibiteurs de la coagulation. McLean réussit à extraire un anticoagulant à partir du foie et du cœur, ce qui laisse Howell sceptique, puisqu'il refuse d'associer son nom à la publication de son élève. Il continue malgré tout à superviser le travail. Les recherches ultérieures montrent que l'*héparine,* dénomination finale donnée au produit du fait de son origine hépatique, agit en augmentant considérablement l'activité d'un anticoagulant naturel présent dans le sang, l'antithrombine.

Les premiers essais cliniques de l'héparine préparée par Howell ont lieu en 1925 et ne sont guère spectaculaires. Ils entraînent même de graves chocs anaphylactiques. De nouvelles approches permettent, par la suite, de mieux isoler l'héparine. Il faudra attendre 1937 pour que Murray et Jaques à Toronto puis Jorpes à Stockholm obtiennent les premiers succès thérapeutiques de l'héparine injectée par voie intraveineuse ou sous-cutanée. Actuellement, la principale source d'héparine à usage médical est l'intestin de porc. Le principal pays producteur est la Chine. Le rendement d'extraction est très faible, puisque l'on estime que l'intestin d'un animal entier est nécessaire pour préparer une ampoule d'héparine.

L'héparine est restée jusqu'à la découverte des antivitamines K le seul anticoagulant utilisable en médecine. Tous les essais cliniques ont confirmé son pouvoir anticoagulant immédiat et son efficacité, obtenus au prix d'effets secondaires parfois sévères : baisse des plaquettes sanguines et surtout risque d'hémorragie en cas de surdosage. Ces traitements nécessitent donc une surveillance biologique. Elle repose sur un temps de coagulation, le temps de Howell remplacé plus tard par le temps de céphaline activé.

Les héparines permettent de lutter contre la présence ou l'extension du caillot mais peuvent être responsables de saignements parfois graves. Se pose une question à laquelle les chercheurs et les pharmacologues ont tenté de répondre : est-il possible de garder l'effet thérapeutique antithrombotique des héparines et d'en atténuer, voire supprimer, le risque hémorragique ? C'est à partir de telles interrogations que furent produits de nouveaux composés, les héparines de faible masse moléculaire, plus couramment appelées héparines de bas poids moléculaire ou HBPM. L'héparine native, héparine non fractionnée (HNF), est un mélange de polysaccharides de poids moléculaire différents, se situant entre 2000 et 40 000 daltons. Le concept initial était que les fragments de faible masse moléculaire pouvaient avoir cette vertu de réduire le risque d'hémorragies tout en conservant l'effet antithrombotique. L'idée est alors venue de fractionner l'héparine standard et de ne garder que les fragments les plus « légers ». Hélas ! La réalité n'a pas confirmé le concept. Les HBPM avaient une indiscutable efficacité thérapeutique mais elles pouvaient aussi entraîner des saignements. Cependant, certaines propriétés pharmacologiques de ces nouveaux composés leur ont donné un attrait qui a conféré une seconde vie aux héparines. Les HBPM restent très utilisés en thérapeutique, tant pour traiter les thromboses que pour les prévenir.

La carrière de l'héparine a subi divers aléas dus au mode d'obtention du produit. Jusqu'en 1990, elle a été préparée à partir de poumon ou d'intestin de bœuf. Les craintes liées à l'épidémie de la vache folle ont mis fin à l'héparine bovine, le porc reste la source unique. L'augmentation mondiale des besoins épuise les ressources européennes et sud-américaines, et contraint à s'approvisionner en Chine, gros consommateur de viande de porc. Le pays devient le producteur principal, puisqu'il délivre 60 % de la matière première nécessaire pour couvrir la demande mondiale. En 2008, un premier scandale éclate. La Food and Drugs Administration fait état de 81 décès liés à une contamination de l'héparine chinoise par du sulfate de chondroïtine. Les inspections des sites de prélèvement horrifient les experts. Les rapports font état de conditions d'hygiène déplorables, de non-respect des procédures sanitaires et d'absence de traçabilité des produits. Des mesures correctives sont apportées, mais en 2019, l'épidémie de peste porcine décime les élevages chinois. Fort heureusement la recherche a mis au point des héparines de synthèse qui limitent les risques de pénurie.

Enfin, de nouveaux anticoagulants, appelés anticoagulants oraux directs, actifs par voie orale et d'action quasi immédiate, sont en passe de supplanter les anticoagulants traditionnels, héparines et antivitamines K.

HLA — Les groupes tissulaires et la définition du soi

Les trois lettres, HLA, acronyme pour *Human Leucocytes Antigen*, désignent l'une des plus importantes découvertes en matière d'immunologie, le complexe majeur d'histocompatibilité humaine que l'on doit à un hématologue français, Jean Dausset, prix Nobel de physiologie en 1980. On connaissait depuis le début du XXe siècle, les groupes sanguins érythrocytaires, portés par les globules rouges. Jean Dausset qui travaille au centre de transfusion de l'hôpital Saint-Antoine s'est spécialisé dans la recherche d'auto-anticorps anti-érythrocytaires. Les auto-anticorps résultent d'une erreur du système immunitaire qui, au lieu de s'attaquer à des substances étrangères à l'organisme, détruit les propres cellules de l'individu. Les auto-anticorps anti-érythrocytaires, en endommageant les globules rouges, engendrent des anémies. Dausset émet l'hypothèse de l'existence d'auto-anticorps semblables, responsables d'une diminution des globules blancs (leucopénie). En 1948, il fait une constatation qui oriente toute la suite de sa brillante carrière. Sur une lame de verre, il met en contact le sérum d'un patient polytransfusé avec un échantillon frais de moelle osseuse. Il découvre avec surprise que le sérum du patient polytransfusé entraîne une agglutination des globules blancs de la moelle. À la suite d'autres expériences de même nature, il comprend qu'il vient de révéler la présence d'anticorps dirigés contre les globules blancs, appelés anticorps anti-leucocytaires. Les anticorps — qui ne sont pas des auto-anticorps —, ne se développent que si, à la surface des globules blancs, se trouvent des molécules susceptibles de les induire, en d'autres termes des *antigènes*. Le concept de groupes leucocytaires est né. Une série d'expériences faites à partir de sang de donneurs volontaires lui offre la possibilité de mettre en évidence le premier groupe leucocytaire qu'il appelle MAC. Il constate que 50 % de la population française appartient à ce groupe. Cette première découverte, publiée en 1958, ouvre la voie à une intense collaboration internationale qui permet de montrer l'existence d'autres groupes, au moins 8, dans ce système complexe qui reçoit le nom de Hu-1. Les applications médicales de cette révélation des groupes leucocytaires semblent limitées, mais Jean Dausset a, dès son article princeps, émis l'hypothèse visionnaire que ce système pourrait revêtir une grande importance pour les transplantations de tissus, en particulier rénales. Les premières greffes de rein à partir de cadavres ou de donneurs vivants ont été effectuées au début des années 50, avec des succès pour la plupart temporaires et peu prévisibles. Pour valider ses hypothèses, Dausset travaille tout d'abord sur des greffes de peau avec l'aide d'un chirurgien allemand émigré aux États-Unis, Felix Rapaport. Il démontre que la survie de ces greffons de peau, chez des volontaires, est étroitement corrélée avec une compatibilité dans le système des groupes leucocytaires. Les globules blancs ne sont pas les seuls à porter les antigènes du groupe HLA. Toutes les cellules de l'organisme, à l'exception des globules rouges, ont cette propriété. De fait, les groupes leucocytaires sont des groupes tissulaires. Le système Hu-1 change de nom et devient le système HLA. Revenant à la greffe de reins, Jean Dausset montre alors que la survie du greffon rénal est liée à la compatibilité dans le système HLA. Entre-temps, les chercheurs ont beaucoup progressé dans la description du système HLA. Il se révèle d'une grande complexité. La probabilité pour que deux individus soient strictement semblables dans le système HLA est presque nulle. HLA est notre carte d'identité génétique et seuls les vrais jumeaux peuvent être identiques.

Pour les greffes d'organe ou de moelle, divers travaux ont montré qu'une identité HLA totale entre donneur et receveur n'était pas nécessaire. Certaines différences étaient acceptables à des degrés divers selon le type de greffe. Le concept de *compatibilité HLA* était né. Il consiste, lorsqu'une greffe est envisagée, à accepter des discordances entre les systèmes HLA des deux personnes concernées, à condition qu'elles ne portent pas sur des gènes majeurs. Cette notion de compatibilité HLA entrouvrait la porte des greffes d'organe, avec une forte restriction toutefois : la probabilité de compatibilité entre deux individus choisis au hasard peut être estimée, avec de grandes variations selon les groupes, à un sur un million ; elle monte à un sur quatre entre frères et sœurs. Rappelons que le nombre moyen d'enfants par famille en France est inférieur à deux. C'est pour répondre à cette problématique de manque de donneurs compatibles que la France, comme beaucoup d'autres pays, a créé un registre de donneurs de moelle osseuse. Parfois appelé banque, il ne conserve aucun prélèvement. Il établit le groupe HLA des volontaires qui s'engagent à effectuer ce don de moelle si un patient compatible est trouvé dans le fichier français. Le registre français des donneurs volontaires de moelle, géré par l'Agence de la Biomédecine, recense plus de 300 000 donneurs. Pour plus d'efficacité, compte tenu de la diversité et de la complexité du système HLA, les banques nationales de 53 pays participants se sont organisées pour pouvoir se connecter entre elles, sous l'égide de la Banque mondiale des donneurs (WMDA : World Marrow Donor Association). Est ainsi créé un fichier virtuel de 38 millions de donneurs.

Les deux principales applications du système HLA en matière de transplantation sont la greffe de moelle osseuse et la transplantation rénale, avec des critères de compatibilité différents. Le suivi de l'immunisation anti-HLA fait aussi partie de la surveillance des transplantations cardiaques et pulmonaires.

Les implications du système HLA s'étendent bien au-delà des greffes. Lorsque les typages (ou phénotypages) HLA ont été accessibles, avec des techniques de plus en plus sophistiquées et précises, les études cliniques ont révélé que les patients porteurs de certains groupes HLA avaient un risque accru de développer certaines maladies. L'association la plus fréquente et la plus connue est celle entre groupe HLA B27 et auto-immunité. Les individus porteurs de l'allèle B27 ont un risque augmenté de souffrir de maladies auto-immunes, telle la spondylarthrite ankylosante. Mais si 90 % des patients atteints de spondylarthrite ankylosante sont porteurs du HLA B27, cet allèle n'est pas suffisant pour déclarer la maladie : on estime que seuls 2 % des sujets HLA B27 développeront l'affection. Le HLA B27 est donc un gène de susceptibilité. D'autres facteurs doivent être associés pour que la maladie apparaisse.

Certains groupes HLA sont associés à d'autres désordres auto-immuns : l'arthrite rhumatoïde, le diabète insulinodépendant, la maladie cœliaque, certaines thyroïdites, la myasthénie, le pemphigus. Ces associations s'expliquent par le rôle des molécules du système HLA dans la réponse immunitaire où elles ont pour fonction de présenter les antigènes aux cellules effectrices de l'immunité, en l'occurrence les lymphocytes T.

Les antigènes du système HLA sont présents sur toutes les cellules nucléées de l'organisme et dans tous les tissus. Sa complexité fait qu'à l'exception des jumeaux homozygotes, il est unique pour chaque individu. Notre système immunitaire apprend très tôt à reconnaître les antigènes HLA et à distinguer ainsi ses propres cellules, cellules du « soi » qu'il tolère, des cellules étrangères, tout le « non-soi » contre lesquelles il déclenche une réaction plus ou moins forte. En cherchant à mettre en évidence de petites erreurs du système immunitaire, des auto-anticorps dirigés contre les globules blancs, Jean Dausset a révélé les véritables bases de notre identité biologique.

Hodgkin — Le lymphome de Hodgkin et les premiers espoirs

Le lymphome de Hodgkin occupe une place à part dans l'histoire de l'hématologie. Il est la première maladie maligne systémique — c'est-à-dire diffuse, non localisée — que la médecine ait su guérir.

Historique

L'histoire commence en 1832, lorsque Thomas Hodgkin, anatomopathologiste anglais au *Guy's Hospital* de Londres découvre, à l'autopsie de sept patients soupçonnés de tuberculose, une importante hypertrophie des ganglions abdominaux (adénomégalies), associée le plus souvent à une augmentation de la taille de la rate (splénomégalie). Sans pouvoir aller plus loin, il suggère la découverte d'une nouvelle entité morbide. Son travail serait peut-être tombé dans l'oubli si 22 ans plus tard un autre médecin anglais n'avait publié – pour la première fois pensait-il – une série de six patients atteints d'une hypertrophie des ganglions lymphatiques et d'une splénomégalie. Wilks s'aperçoit alors que trois de ces cas appartiennent à la série décrite antérieurement par Thomas Hodgkin. La nouvelle maladie maligne ne serait pas la maladie de Wilks mais la maladie de Hodgkin. Ce nom est resté jusqu'à nos jours, prolongé par l'adjectif *hodgkinien*. Plus tard, grâce aux travaux de Paltauf et Sternberg — les cellules caractéristiques de l'affection s'appelleront cellules de Paltauf-Sternberg — puis de Dorothy Reed, elle deviendra le *lymphome de Hodgkin* qui le différencie donc des *lymphomes non hodgkiniens*.

Le lymphome de Hodgkin est une affection maligne développée principalement aux dépens de l'appareil lymphatique, et susceptible de s'étendre à de nombreux organes. Elle n'est pas une tumeur localisée, mais une maladie dite systémique. La simple exérèse chirurgicale ne pouvait pas la guérir. Elle était donc toujours mortelle.

La radiothérapie

À Chicago, W.A. Pusey, avait montré en 1902 que la maladie de Hodgkin était sensible à l'irradiation par rayons X. Appliqués à bonne dose, ils induisent la régression des adénomégalies mais n'empêchent pas l'évolution fatale. Les premiers essais remarquables sont ceux d'un radiologue genevois, R.J. Gilbert. Il traite quinze patients par « rœntgenthérapie », ancien nom de la radiothérapie. Les masses ganglionnaires disparaissent mais des rechutes surviennent fréquemment. Néanmoins, en 1956, Gilbert publie deux cas de survie à trente ans de ses patients traités par cette méthode. La radiothérapie a donc le pouvoir de guérir les ganglions atteints mais pas celui d'empêcher les récidives qui apparaissent dans des champs non irradiés. De nouvelles irradiations sur les zones de rechute exposent à un risque de surdosage et d'effets nocifs non acceptables. Les médecins se trouvent alors confrontés à une impasse thérapeutique : l'impossibilité de poursuivre la radiothérapie, toxique pour la moelle osseuse et les autres organes irradiés. C'est à partir de ces constatations et de son expérience des traitements radiques que Henry Kaplan, grand radiothérapeute américain, améliore la méthode. Il décide d'irradier des zones plus larges que les tuméfactions ganglionnaires détectables. Les champs visés englobent le tissu lymphoïde voisin, apparemment sain, mais présumé atteint. Pour les ganglions situés au-dessus du diaphragme, il propose une irradiation dite *en mantelet*, incluant le cou, les régions sus-claviculaires, les aisselles, le médiastin et les hiles pulmonaires. Les poumons sont ainsi préservés. Pour les atteintes en dessous du diaphragme l'irradiation est appelée en *Y inversé.* Elle vise la rate, les chaînes ganglionnaires périaortiques et iliaques. Cette stratégie repose sur un bilan d'extension préthérapeutique précis que Vera Peters, autre grand nom du traitement de cette affection, a parfaitement détaillé. En parallèle, les accélérateurs de particules s'améliorent. Les cas de guérison de maladie de Hodgkin se multiplient, suscitant un certain enthousiasme.

Dans les années 60, l'euphorie relative retombe. Certes, la guérison des formes localisées se confirme mais les effets secondaires de rayons assombrissent à nouveau le pronostic. La toxicité à long terme de la radiothérapie se manifeste par des insuffisances respiratoires ou des désordres cardiaques pour les irradiations en mantelet. Chez la femme, un taux élevé de cancers du sein est constaté après traitement combinant radiothérapie sus-diaphragmatique et polychimiothérapie. Enfin, des atteintes irréversibles de la moelle osseuse compliquent l'association de radiothérapie sus et sous-diaphragmatique. Les formes diffuses et étendues de la maladie restent de très sombre pronostic.

La chimiothérapie

En parallèle, la chimiothérapie commence à se développer. Les moutardes azotées, ainsi nommées parce qu'elles sont issues du redoutable gaz moutarde utilisé pendant la Première Guerre mondiale, et les dérivés de la pervenche de Madagascar, montrent leur efficacité. Au National Cancer Institute (NCI), Vincent T. Devita propose une modalité originale, appelée protocole MOPP, acronyme des produits qui composent cette association médicamenteuse. Le procédé comporte, en cures mensuelles, plusieurs drogues d'efficacité démontrée dans cette maladie. Les résultats obtenus sont très favorables dans les formes diffuses, jusqu'alors peu accessibles à la thérapeutique. Historiquement, le traitement du lymphome de Hodgkin a ouvert une nouvelle voie. Le MOPP peut être considéré comme le début vrai de la polychimiothérapie des cancers.

Progresser encore

Dès lors, tous les stades de la maladie de Hodgkin deviennent accessibles à la thérapeutique qui, plutôt que d'opposer radiothérapie et chimiothérapie, les associa dans des protocoles validés par de grands essais cliniques. Cependant, l'horizon s'assombrit à nouveau. D'une part, une nouvelle pathologie, rare jusqu'alors, inquiète les médecins : le développement de seconds cancers, tout particulièrement de leucémies gravissimes. La combinaison MOPP-radiothérapie est souvent en cause. Une association médicamenteuse différente, appelée ABVD, remplace le MOPP. D'autres modalités suivent. La moelle osseuse et différents parenchymes supportent mal ces associations thérapeutiques. Des insuffisances cardiaques, fibroses pulmonaires, fibroses digestives, stérilités définitives, retards de croissance et autres complications endocriniennes constituent de graves séquelles. La médecine sait guérir plus de 90 % des lymphomes de Hodgkin, chiffre remarquable pour une maladie maligne systémique mais les conséquences sur la qualité de vie sont lourdes. Cette affection phare suscite donc une réflexion peu courante : la guérison à tout prix d'une maladie maligne est-elle la seule finalité possible ? Le décès d'un patient débarrassé de son cancer, mais victime des effets secondaires mêmes tardifs de son traitement, ne peut être considéré comme un succès thérapeutique. Au-delà de ces cas extrêmes se pose la question nouvelle de la qualité de vie des patients guéris ou en rémission prolongée. De nouvelles associations de médicaments, moins toxiques, sont proposées. Ils soulèvent un problème critique. En réduisant l'intensité des traitements, les médecins prennent peut-être le risque de compromettre les chances de guérison du patient. Des cas rares de rechute surviennent. Sont-elles dues au génie propre de la maladie ou à un traitement trop allégé ? La réflexion prend un tour nouveau. Le choix d'une amélioration de la qualité de vie au prix d'un risque augmenté de rechute serait acceptable si ces rechutes peuvent être « rattrapées » par la thérapeutique. Pour ces cas, ou pour les formes réfractaires aux traitements classiques, de nouvelles approches à l'aide d'anticorps monoclonaux en particulier montrent fréquemment une bonne efficacité.

Les résultats exceptionnels obtenus dans le traitement du lymphome de Hodgkin ou de certaines leucémies constituent des modèles et des sources d'espoir pour l'ensemble des maladies malignes.

Hôpital Saint-Louis — La peau et le sang

Pendant de longues années, l'Hôpital Saint-Louis à Paris a été considéré comme le lieu-phare de l'hématologie. Le professeur Jean Bernard, nommé chef de service en 1957, est à l'origine de cette réputation, tant par sa personnalité, ses propres travaux que par la compétence des collaborateurs dont il sut s'entourer. Cependant, la légende de cet étonnant hôpital n'est pas venue de l'hématologie, science du dedans, mais de la dermatologie, médecine de la peau et de l'apparence externe. L'hôpital a été édifié non loin de la colline de Montfaucon, où s'élevait le plus grand gibet de France, les *Fourches de la grande justice de Paris*, décrit dans le poème de François Villon intitulé *Frères humains*, plus connu sous le titre apocryphe de *Ballade des pendus*. L'établissement hospitalier était au départ une annexe de l'Hôtel-Dieu, créée en 1607 par Henri IV, hors les murs de Paris, pour tenter d'endiguer le retour dans la capitale de l'épidémie de peste. Le roi lui a donné le nom de son ancêtre Louis IX, décédé à Tunis en 1270 de dysenterie. La construction s'est achevée en 1612, Henri IV n'a pas vu l'édifice terminé. La messe mortuaire du roi assassiné en 1610 a été célébrée dans la chapelle située rue de la Grange-aux-Pelles, qui est devenue la rue de la Grange-aux-Belles par déformation. L'agencement et la structure actuelle de l'hôpital Saint-Louis évoquent encore ce passé, même si l'édification d'un nouveau bâtiment en a altéré le plan. L'architecte Claude Vellefaux a conçu l'établissement comme une forteresse à double muraille. À l'intérieur on isolait les sujets réputés contagieux. L'hôpital était entouré d'une enceinte de protection avec, au centre, un espace où les malades étaient accueillis avant d'être hébergés dans un grand bâtiment qui circonscrivait une place carrée de 120 mètres de côté. L'établissement n'était ouvert qu'en période d'épidémie, mais après son incendie, en 1773, il reçoit des patients en permanence et devient autonome, avec son propre personnel et ses médecins.

La nomination, en 1801, de Jean-Louis Alibert constitue un tournant dans l'histoire de l'hôpital. Rapidement, ce brillant médecin originaire de Villefranche-de-Rouergue se fait remarquer par ses talents de clinicien et d'enseignant dans une discipline dont il sera le premier spécialiste, la dermatologie. Promu médecin-chef en 1819, il fonde une prestigieuse École de dermatologie. Plus tard, il sera médecin personnel des rois Louis XVIII et Charles X.

L'hôpital Saint-Louis est resté un haut lieu de la dermatologie, mais en 1957, une nouvelle discipline y trouve son essor grâce à Jean Bernard, l'hématologie. Il crée, sous l'égide de la direction générale de l'Enseignement supérieur, l'Institut de recherche sur les leucémies et les maladies du sang qui en 1961 s'installe dans le centre construit à cet effet. Le bâtiment est agrandi en 1971 pour accueillir les équipes de l'Institut national de la santé et de la recherche médicale (INSERM). De brillants médecins et scientifiques exercent dans ces locaux, et concourent à la réputation internationale de l'établissement. En 1983, Jean Dausset, prix Nobel de physiologie en 1980 pour sa découverte du complexe majeur d'histocompatibilité, y implante le Centre d'étude du polymorphisme humain (CEPH). L'unité de formation et de recherche sur l'hématologie est rattachée à l'université Paris 7 et devient, en 1985, l'Institut universitaire d'hématologie. En 1985 Jacques Caen, spécialiste de la plaquette fonde sur le site l'Institut des vaisseaux et du sang destiné à accueillir des équipes de recherche sur les maladies vasculaires et le cancer. Le nouvel hôpital Saint-Louis, construit sur place entre 1974 et 1989, abrite maintenant toutes les structures de soins hospitaliers et garde une activité importante en hématologie et cancérologie à côté de la dermatologie, du centre des grands brûlés et de l'immunopathologie. Une grande partie de ses bâtiments est inscrite aux monuments historiques. Il a gardé, avec son quadrilatère de style brique et pierre et son beau jardin central, un peu de ce charme désuet que ni les constructions nouvelles ni la modernité environnante n'ont pu altérer.

I

Imaginaire — Vertus du sang et dérives de l'imaginaire

L'imaginaire s'est très tôt emparé du sang et lui a prêté des vertus multiples. Dans la Bible, il protège les enfants d'Israël : « Mais sur les maisons où vous habitez, le sang sera un signe qui vous protégera. Je verrai le sang et je passerai au-dessus de vos maisons sans m'arrêter. Ainsi, quand je frapperai l'Égypte, le malheur qui détruit ne vous atteindra pas. » (Exode 12.13). Plus tard, l'alliance conclue entre Moïse et Dieu est scellée par le sang. Dans la mythologie grecque, les Érinyes, déesses de la vengeance et du châtiment, sont nées des gouttes de sang versées sur Gaïa, la terre, par Ouranos, lorsque son fils Cronos l'émascule. Dans le *Laïos* d'Eschyle, tragédie dont il ne nous reste que quelques fragments, après avoir tué le roi dont il ignorait qu'il était son père, Œdipe se frotte le visage avec le sang de la victime pour effacer la souillure.

Rome est née dans le sang. Les auspices s'étaient montrés favorables à Romulus pour fonder une nouvelle cité. Il trace à la charrue le sillon sacré représentant les limites de la ville et interdit à quiconque de le franchir. Rémus, son frère jumeau, pénètre à l'intérieur de cette limite sacrée. Romulus le tue et répand le sang pour fonder la ville.

Pour l'Extrême-Orient, le grand écrivain japonais Haruki Marukami rapporte : « Dans la Chine ancienne, les guerriers se rendaient sur un champ de bataille avec une charrette, et ramassaient des ossements. Aux points d'entrée de la ville, on construisait d'immenses portes dans lesquelles on insérait ces ossements. Parce qu'on espérait, en rendant ainsi hommage à l'esprit des guerriers morts, obtenir d'eux qu'ils continuent à protéger la ville. Et ce n'était pas tout : une fois la porte édifiée, on amenait des chiens vivants, et on les égorgeait en aspergeant la porte de sang encore tiède. Les Chinois pensaient que ce rituel magique — mélanger du sang frais à des ossements desséchés — redonnait leur force aux âmes des guerriers. »

Au Mali, à la naissance d'un enfant, les Bambaras immolaient un mouton et, pour protéger le nouveau-né, imbibaient ses cheveux du sang de l'animal. À l'autre extrême de la vie, chez les aborigènes australiens, l'homme jeune s'ouvrait les veines et arrosait un vieillard de son propre sang pour le préserver de la décrépitude.

Des rites proches ont été retrouvés dans différentes populations éparses dans le monde : chez les Turcs à Pergame, chez les « Indiens » de l'Orégon, chez les Natura de Nouvelle Grenade ou chez les Italones des Philippines.

À Paris, le 21 janvier 1793, Louis XVI monte sur l'échafaud où se dresse une guillotine. Joseph-Ignace Guillotin n'est pas l'inventeur de la machine à laquelle il a laissé bien involontairement son nom. Médecin et homme politique, il avait été épouvanté par les souffrances associées aux diverses formes d'exécutions capitales : décapitation — parfois maladroite — au sabre ou à la hache, pendaison, écartèlement… et avait proposé qu'une seule forme de mise à mort d'un condamné soit appliquée, quelle que soit l'origine du supplicié : « Tout condamné à mort aura la tête tranchée. » L'appareil qui devait remplacer la hache ou le sabre du bourreau avait été mis au point par un chirurgien militaire, Antoine Louis. La description que donne Guillotin de la séquence fatale est d'une effrayante banalité : « La mécanique tombe comme la foudre, la tête vole, le sang jaillit, l'homme n'est plus. » Le journal *Les Révolutions de Paris* relate l'exécution du roi : « Un citoyen monta sur la guillotine, et plongea son bras nu tout entier dans le sang de Capet qui s'était massé en grande abondance, il en prit des caillots plein les mains et les projeta par trois fois sur la foule des assistants qui se pressait au pied de l'échafaud pour en recevoir chacun une goutte sur le front. » Il accomplissait ce geste en criant : « Républicains, le sang d'un roi porte bonheur. »

Plus proches de nous, certaines pratiques relèvent des mêmes croyances, tel le baptême des chasseurs. Il consiste à maculer l'individu du sang du premier sanglier, cerf ou chevreuil qu'il a tué, rite souvent suivi d'autres cérémonies très particulières.

Au-delà des symboles, une image est ancrée tout à la fois dans le langage et les us et coutumes, celle qui confond sang et hérédité.

Le sang et la race

L'article premier de la Constitution française stipule que « La France […] assure l'égalité devant la loi de tous les citoyens sans distinction d'origine, de race ou de religion. » Notre Constitution reprend donc l'idée que puissent exister plusieurs races dans l'espèce humaine, ce qui est faux. C'est le racisme qui crée des races et non l'inverse ; il est dangereux et dévastateur. Il s'appuie sur des critères culturels ou bêtement visuels mais n'a aucun fondement biologique. La science ne reconnaît qu'une seule espèce, l'espèce humaine. *Homo sapiens* est une race à part entière, sans sous-catégories, riche de sa diversité. La couleur de la peau, des cheveux, des yeux et toutes les variantes morphologiques faciales et corporelles ne peuvent en aucun cas s'assimiler à des races.

Hélas, le sang a souvent été entraîné dans la dérive raciste, parfois sans mauvaises intentions. Louis Bertrand, académicien romancier et essayiste a écrit un livre au titre doublement malheureux « Le sang des races » qui relate avec verve et sans connotation raciale, la vie de travailleurs espagnols émigrés à Alger après 1830.

Léopold Senghor lance ce cri : « Qui pourra vous chanter, si ce n'est votre frère de race, votre frère de sang, vous, tirailleurs sénégalais ? » Senghor ne saurait être accusé de racisme. Il évoque probablement dans cette phrase le sang versé par les noirs tout au long de leur douloureuse histoire. Cette assimilation du sang et de la race est fréquemment retrouvée et détournée. On la retrouve même dans l'opéra de Verdi *Un ballo in maschera* (Un bal masqué), où un juge profère à l'encontre d'une diseuse de bonne aventure noire une insulte raciste. Il l'accuse d'être « du sang immonde des nègres » (*dell'immondo sangue de negri*).

La règle américaine de l'unique goutte de sang (*one drop rule*) en est une caricature. Elle stipulait que toute personne ayant un seul ancêtre d'ascendance africaine subsaharienne était considérée comme nègre. Nul ne semblait s'étonner qu'il puisse exister un lien entre la couleur de peau et ce curieux fluide fait de cellules baignant dans du plasma.

Cette idée est devenue un dogme chez les nazis qui magnifiaient la pureté originelle du sang germanique, d'autant que le sang était considéré comme le vecteur de l'âme raciale. En établissant que la race et le sang constituaient les fondements du droit et des lois de la nature, ils justifiaient une doctrine qui encourageait l'extermination d'une population, car le sang rendait compte de la nature divine ou diabolique de l'individu. Cette conception se résumait dans le slogan *Blut und boden* (Le sang et le sol), un des concepts centraux de l'idéologie nazie. Un Français, qui sera plus tard secrétaire d'État de Pierre Mendès-France avant de devenir ministre de la Vème République, a illustré en une phrase l'horreur de cette assimilation du sang et de la race. Dans un hebdomadaire financé par le IIIe Reich, *La Terre française*, André Bettencourt écrivait à propos des Juifs : « Pour l'éternité, leur race est souillée par le sang du Juste. » (Cité par Franz-Olivier Giesbert).

Le 3 décembre 1967, Chris Barnard réussissait la première transplantation cardiaque sur Louis Washkansky. Le patient ne survit que 18 jours. La seconde transplantation, effectuée le 2 janvier 1968, est un succès puisque le receveur, Philip Blaiberg, survit 594 jours. Elle porte une très haute valeur symbolique. Le cœur greffé à ce modèle citoyen sud-africain blanc était celui d'un jeune noir de 24 ans, Clive Haupt, dont l'identité a longtemps été cachée dans le contexte local d'apartheid. Ainsi, un homme blanc vivait avec le cœur d'un noir. On pourrait se plaire à imaginer l'histoire d'un dignitaire nazi sauvé par une transfusion de sang prélevé chez un donneur juif. La doctrine arianiste s'effacerait alors devant les règles de compatibilité des groupes sanguins.

Le sang et la couronne.

Sous ce titre se cache l'un des mythes les plus tenaces — et peut-être l'un des plus absurdes — de l'histoire, le *sang royal*. Être de sang royal serait une condition indispensable au titre et à la fonction de roi. « Les rois sont définis par la pureté de leur race (le sang bleu), comme les chiots », écrivait Roland Barthes dans l'article « La croisière du sang bleu » de *Mythologies*. Que vient faire le sang dans la désignation d'un roi ou d'un prince ? L'origine des dynasties, si ancienne soit-elle, remonte toujours à des faits historiques : guerres, révolutions, coups d'État qui n'ont rien de génétique mais transforment brutalement le sang roturier en sang royal dont les vertus seraient transmissibles. Dans ce domaine, l'acquis devient l'inné héréditaire. Lamarck triomphe. De plus, n'oublions pas que la vie amoureuse de la plupart des rois a essaimé dans la nature nombre de bâtards dont le sang, par définition, ne peut être qualifié de royal, tandis que les infidélités de certaines reines peuvent jeter un doute sur la filiation de tous les héritiers d'un souverain. Le concept de sang royal entretient l'imaginaire sacral. Comme pour la règle du *one drop rule,* le quantitatif s'efface : « Il n'a dans les veines qu'une goutte de sang de Saint-Louis, mais il l'a. » écrit Chateaubriand dans les Mémoires d'outre-tombe.

Une goutte suffit ; une fois encore le pouvoir colorant du sang est immense.

J

Janus — Le dieu aux deux visages de l'hématologie

Janus est un dieu emprunté par les Romains aux Thessaliens. Il est le dieu des portes et plus précisément des ouvertures, celles des maisons, celles des combats — à Rome, en temps de paix, les portes du temple de Janus étaient fermées — celles du jour et de l'année. Le mois de Janus, *Januarius* (janvier) devient le premier mois de l'année sous Jules César. Lorsque ce grand réformateur crée le calendrier julien, il décide que *martis,* mois de Mars, dieu de la guerre, qui jusque-là marquait le début de l'année, serait relégué en troisième place au profit de celui de Janus, dieu des commencements. En conséquence, septembre, octobre, novembre et décembre, nommés ainsi parce qu'ils étaient respectivement septième, huitième, neuvième et dixième mois de l'année romaine, perdent dans les langues indo-européennes toute référence étymologique.

Si l'on écoute la légende, le dieu Cronos a dévoré tous les enfants nés de son union avec sa sœur Rhéa, à l'exception de Zeus, qui, à son retour de Crète, l'a détrôné. L'infanticide glouton finit jeté dans le Tartare. La mythologie latine pioche allègrement dans celle des Grecs. Elle se contente de changer les noms et modifie la fin de l'histoire. Saturne mange tous ses enfants, à l'exception de Jupiter. Il est chassé du ciel par son fils, et accueilli par Janus. Pour remercier son hôte et lui signifier sa clairvoyance, Saturne gratifie Janus de deux visages, l'un tourné vers le passé et l'autre vers l'avenir. C'est ainsi que Janus devient le dieu à double face.

Quelques millénaires plus tard, des chercheurs travaillent sur des enzymes cellulaires appelées tyrosine kinase. Ils découvrent que deux molécules de ce groupe ont d'étranges propriétés. Sur chacune d'elles se trouvent simultanément deux sites actifs ayant des actions inverses. L'un stabilise la structure, tandis que l'autre la modifie et permet d'en exprimer l'activité. Ils nomment ces nouvelles molécules à double face JAK1 et JAK2 pour Janus Kinase 1 et Janus Kinase 2. Des esprits chagrins contestant aux chercheurs la capacité de connaître la mythologie gréco-latine ont expliqué qu'en fait JAK voulait dire *Just another kinase* (juste une autre kinase).

Quittons la mythologie pour exposer les raisons de l'intérêt porté par les hématologues aux molécules JAK1 et JAK2, dont la famille s'est depuis enrichie de JAK3 et TYK2. Il est apparu que des mutations survenues dans les gènes qui portent l'information génétique permettant de synthétiser ces molécules pouvaient participer à la genèse d'hémopathies malignes appelées néoplasies myéloprolifératives : leucémie myéloïde chronique, thrombocytémie essentielle, polyglobulie primitive, myélofibrose primitive.

Les applications médicales de ces découvertes sont multiples. Ainsi, en 2005, une équipe de chercheurs français dirigée par William Vainchenker, assisté de Chloé James et Valérie Ugo, démontre qu'une mutation sur JAK2 est responsable d'une maladie maligne, la polyglobulie primitive. Cette identification est d'une importance majeure. Elle a un grand intérêt diagnostique, puisque la recherche de la mutation de JAK2 constitue un argument fort pour le diagnostic de cette maladie. Elle fournit aussi des applications thérapeutiques. Les tyrosines kinases concernées deviennent des cibles pour de nouveaux médicaments et des traitements spécifiques à cette affection ont pu voir le jour, avec des effets parfois spectaculaires.

Janus ouvrait une autre porte, celle de l'espoir.

Jeux de mots — Cent pour sang

Le terme « sang » se prête aisément aux jeux de mots. La presse et les médias, les publicistes et les humoristes ne s'en sont pas privés.

Le sang neuf peut s'écrire en chiffres, la ville de Cabourg en avait fait son slogan, Cabourg 109. Michel Bussi, auteur des *Nymphéas noirs* a intitulé l'un de ses romans *Sang famille*, en référence au livre d'Hector Malot intitulé *Sans famille*, triste histoire d'un enfant abandonné, vendu par ses parents adoptifs à un saltimbanque. L'homophonie 100 pour 100 a été utilisée dans la traduction d'un livre de Robert Muchamore, dont le titre anglais est *Man vs. Beast*. L'auteur narre la mission de deux agents secrets dans un groupe obscur de végétaliens.

Un politique qui ne les aimait guère considéra que les centristes avaient le sang triste.

La liste des jeux de mots incluant le sang serait longue. Le site internet *listesdemots.net* recense 292 mots contenant les quatre lettres consécutives SANG. Parmi eux, 24 commencent par ces lettres ; le plus gros apport vient des termes dérivés du vocable sanglot. Au hasard des lectures ou des mots entendus, on trouverait une centaine de calembours, pas toujours de bon goût. En voici quelques-uns, issus du corps en saignant. Un envoi de sang frais n'a rien à voir avec un envoi sans frais, un groupe qui perd au jeu est un groupe sans gain, ce qui vaut mieux qu'un consanguin ; un animal saigné à 100 pour 100 est un animal sans sang ; pour la communion, sous la forme de vin, on sert le sang, mais parfois le sang sert ; le professeur part enseigner, se fait agresser et revient en saignant.

J'ai le sang chaud, pensa Sancho ; on m'a coupé le micro, regretta Samson. Certains grands saigneurs aiment le sang interdit ; et si d'aventure le sang blague, peut-on dire d'un chêne sans glands qu'il est un des sangs ?

Et puisque bon sang ne saurait mentir, un aveu s'impose. Que le présent ouvrage comporte cent articles n'est pas le fait du hasard.

K

K — Vitamine K : adieu vaches, poules et rats

La vitamine K est nécessaire à une bonne coagulation du sang, d'où son nom, K de *Koagulation*, donné par Carl Peter Henrik Dam, biochimiste danois. La découverte est fortuite. Il cherchait le moyen de faire baisser le taux de cholestérol d'un élevage de poules en les soumettant à un régime totalement dépourvu de graisse. Il constate que les poules meurent d'hémorragie. Pensant que cette complication est due à un manque de vitamines, il tente d'apporter toutes celles connues en 1929, sans succès. Il conclut à l'existence probable d'une nouvelle vitamine indispensable à la coagulation, proche des graisses et absorbée avec elles. Il lui donne le nom de vitamine K. Elle sera isolée et caractérisée en 1936.

L'histoire des antagonistes de la vitamine K s'est déroulée de façon indépendante à cette découverte. Elle commence par un problème dans l'agroalimentaire qui, à l'époque, ne reçoit pas le qualificatif de scandale. Il est survenu en 1920 dans la province canadienne de l'Alberta. Une curieuse maladie, d'apparition récente, décime les troupeaux de vaches. Les animaux deviennent apathiques, se couvrent de volumineuses tumeurs sous-cutanées et meurent épuisés. On reconnaît très vite que ces tumeurs sont de gros hématomes et que la cause du décès est une étrange maladie hémorragique. Franck Schofield, vétérinaire dans la région, envisage un empoisonnement. Il étudie les conditions d'élevage des bovins et les changements possibles, ce qui l'amène, en 1924, à suspecter la responsabilité d'un herbage récemment introduit dans l'alimentation bovine, le mélilot, appelé en anglais *sweet clover* ou trèfle doux, d'où le terme de *sweet clover disease*. Ce mélilot a été utilisé au début du siècle, car il a l'avantage d'être très nutritif et de pousser en sol appauvri. L'odeur du mélilot est assez particulière. Elle évoque celle de la fève tonka, bien connue des pâtissiers, appelée aussi *coumarou* ou coumarouna. L'extrait, non toxique, de mélilot reçoit donc le nom de coumarine. La suite de l'histoire veut qu'une dizaine d'années plus tard, Ed. Carons, un fermier de l'Alberta, très affecté par la maladie qui décime son troupeau apporte à l'Université du Wisconsin située à deux cents miles de son exploitation, une vache morte, du sang incoagulable du pauvre animal et cent livres de foin de mélilot. Les recherches menées par Karl-Paul Link donnent une explication à la maladie des vaches. Une moisissure se développe sur le mélilot et transforme la coumarine produite par les plantes en un puissant anticoagulant, le dicoumarol.

En 1945, Link est en sanatorium pour traiter une pleurésie. Le lent écoulement du temps lui permet de réfléchir aux applications possibles de cette découverte. L'établissement sanitaire était-il infesté de rats ? Nous l'ignorons, mais ces animaux où qu'ils soient, constituent un fléau contre lequel les armes disponibles demeurent limitées. Link imagine d'empoisonner les muridés. Il fait donc synthétiser et breveter un composé très puissant qui reçoit le nom de *warfarine*, acronyme de *Wisconsin Alumni Research Foundation* (WARF), augmenté du suffixe-*arine* pour établir le lien avec la coumarine. L'un des principaux avantages de la warfarine par rapport aux raticides utilisés alors est son effet retard. Les animaux empoisonnés ne meurent pas immédiatement, ce qui permet de contourner leur défiance. Le produit est un immense succès commercial, connu en France sous le nom de *mort-aux-rats*.

L'histoire aurait pu s'arrêter là, si Link et les chercheurs de la WARF n'avaient eu l'idée de transformer le poison en médicament. Le but consistait à profiter des propriétés anticoagulantes de la warfarine pour freiner la coagulation du sang, sans la bloquer complètement. Un tel produit pourrait être utile dans les situations de thrombose : phlébites, embolies pulmonaires, infarctus du myocarde, accident vasculaire cérébral. Après bien des hésitations, les premiers essais chez l'homme ont lieu dans les années cinquante. L'utilisation du produit en tant que médicament se heurte à deux risques. Une dose insuffisante prive le produit de toute efficacité, alors qu'un excès expose au risque d'hémorragies graves. Des tests de coagulation sont développés pour surveiller le traitement. Ils permettent de définir une zone thérapeutique précise. Elle préserve l'action du médicament tout en réduisant le risque de saignements induits.

Les réticences du corps médical à considérer ce poison comme un médicament ont été en grande partie levées lorsque la warfarine a été utilisée, avec succès, chez un patient célèbre, Dwight Eisenhower, trente-quatrième président des États-Unis, après son premier infarctus du myocarde en 1955.

Khmer — L'hémoglobine E et l'empire khmer

Les maladies constitutionnelles de l'hémoglobine touchent plusieurs millions de personnes dans le monde. L'hémoglobine est ce pigment rouge, constituant principal des hématies. Il assure le transport de l'oxygène vers les tissus. La molécule est faite de quatre sous-unités qui comprennent deux parties distinctes : un noyau appelé « hème », de structure constante, centré par un atome de fer, et une protéine, la globine, composée d'une chaîne d'acides aminés. À la suite de mutations, cette chaîne peut être modifiée. Un changement dans un seul acide peut altérer les propriétés de l'ensemble de la molécule d'hémoglobine. C'est le cas dans un groupe de maladies de gravité variable, les hémoglobinoses. Beaucoup de sujets porteurs de ces anomalies sont asymptomatiques, alors que certains, atteints d'une forme sévère, dite homozygote, subissent des conséquences ennuyeuses. Les plus fréquentes parmi ces maladies ont été désignées par des lettres alphabétiques. On trouve ainsi les hémoglobinoses C, D ou S. L'hémoglobinose E est caractérisée par la présence dans le sang d'une hémoglobine anormale, notée hémoglobine E. Habituellement bénigne, voire totalement asymptomatique, cette hémoglobinopathie a beaucoup intéressé les chercheurs. La répartition géographique des sujets atteints lui a valu au départ le nom d'hémoglobine du Sud-Est asiatique. En effet, on la retrouve avec une grande fréquence au Cambodge et dans les pays voisins, au nord-est de la Thaïlande, au sud du Laos, dans les territoires septentrionaux du Myanmar, les provinces occidentales du Vietnam et au nord-est de l'Inde. Une étude plus précise de la distribution en fonction des ethnies a montré sa plus haute prévalence parmi les Khmers, les Chams et les groupes aborigènes Phnongs et Khas. Elle est plus rare chez les Chinois, les Laotiens et les Thaïs du Cambodge. Cette distribution comporte un foyer de prévalence maximum centré sur le Cambodge où elle peut toucher 40 % de la population. Sa fréquence diminue avec l'éloignement de cette zone. Le report d'une telle répartition sur une carte historique montre qu'elle se calque assez précisément sur les pourtours de l'ancien empire khmer.

Cette puissance régna sur la région du IXe au XIIe siècle. Elle est connue aussi sous le nom d'empire d'Angkor, en référence aux superbes temples qu'elle a édifiés. Les limites de l'empire dépassaient celles de l'actuel Cambodge et couvraient une grande partie de l'Asie du Sud-Est, les basses plaines et le delta du Mékong, le Laos et une fraction de la Malaisie. L'affection aurait donc touché initialement ces populations, c'est pourquoi l'hémoglobine du Sud-Est asiatique est devenue l'hémoglobine khmère.

L'art et le langage sont venus confirmer cette théorie. D'une part, les zones d'implantation de l'art khmer concordent avec la carte de répartition de l'hémoglobinose E. D'autre part, la distribution géographique de l'hémoglobinose E correspond à celle des langues môn-khmères, groupe qui comprend principalement le vietnamien, très tonal et monosyllabique et la langue khmère, non tonale. L'hémoglobinose E serait ainsi caractéristique d'une population dont descendent les Khmers actuels.

Une question demeure importante : la raison de la haute fréquence de cette anomalie de l'hémoglobine dans la région. Comme pour la drépanocytose et la thalassémie, le paludisme a probablement joué un rôle dans cette distribution. Au Vietnam, l'hémoglobine E est pratiquement absente parmi les habitants de la plaine et de la Cordillère Annamitique, zones indemnes du paludisme, alors qu'elle est fréquente dans le centre. Le climat tropical explique cette forte impaludation. L'hémoglobinose E protégeait en partie les populations de l'infection palustre. La bénignité de cette hémoglobinopathie en a favorisé l'expansion, suivant le modèle existant pour une autre maladie de l'hémoglobine, la drépanocytose.

L

Langage — Le sang envahit le langage

Le sang a envahi le langage et s'insère dans des expressions d'origine et de signification diverses. Un individu a le *sang chaud* non pas lorsqu'il a de la fièvre mais parce qu'il est irascible et se laisse facilement gagner par la colère. Il peut même avoir des *coups de sang* ; sa peau devient alors rouge comme le fluide. On dira de lui qu'il a le *sang vif*, qu'il est un *sanguin* ou que *le sang lui monte à la tête*. L'image n'est pas très heureuse. Le sang monte toujours à la tête, grâce à de belles artères qu'il convient de ne pas trop encombrer d'athérome, les carotides. En fait, cette expression désigne, en fait, la poussée d'adrénaline qui, en cas de colère, dilate les vaisseaux capillaires et provoque le rougeoiement cutané. À l'inverse, certains savent garder leur *sang-froid*. Ici encore, le précieux fluide reste à sa température basale de 37 °C. Le sujet demeure calme et serein, bien à l'abri du *coup de sang* ou d'une frayeur qui lui *glacerait le sang*. S'il est très anxieux, l'individu se *ronge le sang*. Il pourra *pleurer des larmes de sang*, voire *suer sang et eau* ou se faire du *mauvais sang*. Cette description remonte peut-être à Hippocrate qui définissait la santé comme un état d'équilibre entre quatre humeurs : le sang, la bile jaune, la pituite ou flegme et la mélancolie, appelée aussi atrabile, ou bile noire puisque *melas* (μελας) signifie noir, et *cholê* (χολη) la bile. Se faire un *sang d'encre* relève d'une semblable métaphore. Dans le domaine des couleurs, certains manqueraient de vigueur ou de courage et auraient ainsi un *sang de navet*, par référence non pas à l'anémie mais à l'aspect du navet coupé en deux. Le *sang de poulet* revêt la même signification, sans la couleur. Un moyen de leur rendre de l'énergie serait de leur *fouetter le sang*. En revanche, celui qui, comme tout un chacun, a du *sang dans les veines* sait repousser l'injure avec vigueur. On dira parfois de lui qu'il a la rage, la musique, le football, le jeu, voire le vice *dans le sang*. Le droit n'est pas en reste. S'opposant au *droit du sol*, le *droit du sang* détermine la nationalité d'un individu d'après la nationalité de ses parents. On peut en rapprocher le droit conféré par le fait de naître dans une certaine famille, expression retrouvée dans le *sang noble* et surtout le *sang royal* omniprésent dans l'histoire des peuples, appelé aussi, en occident, le *sang bleu*.

Cette dernière expression viendrait d'Espagne. Le *sangre azul* désignait les Castillans qui n'avaient pas de sang maure dans les veines. Les personnes de la haute société, d'ascendance uniquement blanche, avaient une peau très pâle à travers laquelle apparaissaient les veines bleues. La linguistique a suggéré une autre origine au sang bleu. Cette expression serait une version déformée d'un juron du XIVe siècle *par le sang de Dieu*, devenue *palsambleu*, forme beaucoup plus correcte et considérée comme non blasphématoire. L'interjection *bon sang de bonsoir* à première vue n'a aucun sens. Elle relève de cette même démarche, éliminer le nom de Dieu du juron. Cette évolution est retrouvée dans le terme *sacrebleu* abréviation de *par le sacre de dieu*.

Le sang peut aussi désigner, de façon métonymique, l'homme. Celui qui a du *sang sur les mains* a tué au moins un être humain ou a accompli un *crime de sang*, que la mort ait été sanglante ou non. Peut-être est-ce de là que venait l'expression tombée en désuétude l'*impôt du sang* qui décrivait l'obligation de service militaire. Il est possible aussi d'*apporter du sang neuf* non pas en transfusant un patient mais en incluant de nouveaux individus dans un groupe, une équipe sportive, un parti politique ou une entreprise. Un sujet parle, avec fierté, de ses enfants : « Ils sont de mon sang. » Pourtant l'expression *être du même sang*, utilisée pour qualifier les membres d'une fratrie ou d'une famille, inquiète l'hématologiste, car des frères et sœurs peuvent *être du même sang* et avoir des groupes sanguins totalement incompatibles pour la transfusion.

Bien qu'il n'y figure pas, le sang est à l'origine de l'expression populaire *s'en laver les mains* qui signifie dégager sa responsabilité. Elle est issue de la bible : « Pilate, voyant qu'il ne gagnait rien, mais que le tumulte augmentait, prit de l'eau, se lava les mains devant le peuple, et déclara : « Je suis innocent du sang de ce juste, voyez vous-mêmes. Et tout le peuple dit : son sang sur nous et sur nos enfants. » (Matthieu, 24-25).

Les animaux ne sont pas en reste. Un cheval *pur-sang* est de race pure, non croisée, ce qui le différencie du *demi-sang* issu d'un croisement avec une autre race.

Souvent par une sorte de métonymie inverse, le sang remplace sa couleur naturelle, le rouge. Ainsi, la *sanguine* qui était initialement le crayon porteur de pigment orange, ocre, marron ou beige, désigne maintenant, par extension, l'œuvre exécutée avec cet outil. De même, les superbes îlots de porphyre qui ornent l'entrée de la baie d'Ajaccio se nomment les *sanguinaires*. Quant au nom de famille italien ou corse *Sanguinetti*, il n'a pas pour origine des mœurs ancestrales cruelles, mais plus probablement la référence à un arbre rouge, le cornouiller… sanguin !

Leucémies — Au-delà des peurs, l'espoir

Leucémie ! Le mot fait peur, autant que celui de cancer. Ce terme décrit le passage dérégulé dans le sang de précurseurs des globules blancs, qui auraient dû rester dans la moelle osseuse où ils sont fabriqués. Dans la leucémie, les précurseurs sont anormaux, cancéreux. Leur effraction sanguine peut provenir de différents désordres graves. Ils conduisent à une prolifération anarchique et incontrôlée qui entrave la production et le fonctionnement des cellules normales. Lorsqu'il est important, ce déversement colore le sang en blanc, d'où le nom qui fut donné à l'affection. En fait l'anomalie repérée dans le sang n'est que le témoin d'une maladie cancéreuse de la moelle osseuse.

Historique

En 1995, le Collège royal des physiciens d'Edinburgh a célébré le cent cinquantenaire de la description des leucémies par John Hugues Bennett. En 1845, ce jeune médecin anatomopathologiste anglais qui enseigne à l'université d'Edinburgh publie une observation de corpuscules incolores dans le sang d'un patient décédé qui était porteur d'une augmentation importante de la taille du foie, de la rate et des ganglions. Bennett y voit une suppuration faite de leucocytes altérés, c'est pourquoi il propose le terme de *leucocytaemia.* Il devient ainsi le premier à décrire les leucémies. L'histoire aurait pu retenir la primauté d'Alfred Donné, médecin et bactériologiste français. En 1844, un an avant Bennett, il rapporte avoir souvent observé « des cas dans lesquels les globules blancs étaient en excès dans le sang chez des individus pour lesquels on ne pouvait pas soupçonner la présence de pus. » Alfred Donné a pris des photos à l'aide de son daguerréotype et a conclu que les globules blancs rencontrés dans cette affection étaient différents de ceux trouvés dans le pus. Cette observation capitale s'est avérée par la suite tout à fait exacte. Malheureusement, il ne publie sa description complète qu'en 1855. Le premier chercheur qui utilise le terme de leucémie (*leukämie,* littéralement *sang blanc*) devant une maladie qui associe une augmentation importante des leucocytes non liée à une infection, une hypertrophie de la rate et des signes hémorragiques est le grand anatomopathologiste allemand Rudolf Virchow. Ses compatriotes le considèrent donc comme le découvreur de la leucémie. Un point commun unit les descriptions de ces trois découvreurs : les constatations sont autopsiques car les patients mouraient tous.

Les connaissances sur les diverses formes de la maladie ont amené ensuite à abandonner le singulier. *La* leucémie allait devenir *les* leucémies. Wilhelm Ebstein distingue les leucémies aiguës, d'évolution rapidement mortelle des *pseudoleucémies,* groupe qui englobe divers types de leucémies chroniques. Paul Ehrlich et Adolphe Lazarus établissent la première distinction importante entre leucémies *myélogènes* — qui a son origine dans la moelle osseuse — appelées maintenant *myéloïdes* et leucémies d'origine lymphatique, ou *lymphoïdes*, aiguës ou chroniques. Les descriptions et classifications deviennent de plus en plus précises. Cependant il faut attendre 1930 pour que le terme de leucémie prenne son sens actuel. La leucémie ne peut plus se définir comme une forte augmentation des globules blancs. Ce signe biologique n'est qu'une des facettes possibles de la maladie.

Description

Les leucémies associent à des degrés divers deux composantes : un syndrome tumoral lié à la prolifération des cellules cancéreuses de la moelle osseuse, et une insuffisance médullaire qui entraîne une diminution des cellules sanguines normales.

La caractérisation des cellules leucémiques a longtemps reposé sur leur morphologie : taille, aspect du noyau, présence de granulations dans la cellule, couleur prise par le cytoplasme soumis à divers colorants. Désormais leur description s'enrichit de caractéristiques immunologiques et génétiques. Le but est de parvenir progressivement à une forme d'individualisation de chaque situation qui, souvent, conduira à un traitement spécifique, adapté à chaque type de leucémie.

Les classifications sont complexes. Schématiquement, les leucémies *lymphoïdes*, développées à partir des lignées lymphocytaires, se distinguent de celles qui sont dites *myéloïdes*. Ces dernières constituent un vaste ensemble qui va des formes aiguës à d'autres plus chroniques appelées néoplasies myéloprolifératives, lesquelles regroupent plusieurs maladies au pronostic bien différent : leucémie myéloïde chronique, ostéomyélofibrose, maladie de Vaquez et thrombocytémie essentielle. Pour ne rien simplifier, ces formes chroniques peuvent se transformer en formes aiguës et le traitement doit alors tenir compte du repérage de la maladie initiale.

Le syndrome tumoral correspond soit à l'augmentation de volume, soit au dysfonctionnement d'un des organes accueillant les cellules. Ainsi la rate, les ganglions ou la peau peuvent être hypertrophiés ou seulement envahis. Le fonctionnement du système nerveux peut également être perturbé s'il est le siège d'une localisation tumorale.

Le second composant des leucémies est le syndrome d'insuffisance médullaire dans lequel la moelle ne peut plus produire suffisamment de cellules normales, alors que chacune a une fonction spécifique. Les globules rouges transportent l'oxygène aux tissus, les plaquettes sont les supports de l'hémostase et de la coagulation, les globules blancs luttent contre tous les agents infectieux. Les risques, en cas de défaillance de production par la moelle osseuse sont l'anémie, avec la fatigue et l'épuisement au moindre effort, les hémorragies incontrôlables, ou les infections gravissimes. Le degré d'insuffisance médullaire explique en partie la différence de gravité immédiate entre leucémies aiguës et leucémies chroniques. Dans ces dernières, l'insuffisance médullaire est absente ou modérée, alors qu'elle est majeure dans les leucémies aiguës.

Traiter les leucémies aiguës

La plupart des maladies évoquées ici étaient spontanément mortelles. Le décès survenait en quelques jours, semaines ou mois pour les formes aiguës, en plusieurs années dans les formes chroniques. C'est pourtant dans les leucémies aiguës que se sont dessinés les premiers grands progrès thérapeutiques. Entre 1933 et 1944, Jean Bernard et ses collaborateurs obtiennent les premières rémissions de leucémies aiguës, c'est-à-dire la disparition dans le sang et la moelle des cellules leucémiques de leucémies aiguës, en injectant dans la moelle de la colchicine, sorte de poison extrait du colchique. Ces améliorations sont inconstantes et de courte durée. En 1947, en collaboration avec Marcel Bessis, Jean Bernard tente un traitement par exsanguino-transfusion, consistant à remplacer tout le sang du patient par celui de donneurs sains. Les succès sont à la fois spectaculaires, inconstants et temporaires. Avec les années 50 et le recours à la chimie arrivent les premières avancées significatives. Le groupe de Sidney Farber, à Boston, obtient des rémissions régulières avec l'aminoptérine, ouvrant l'ère de la chimiothérapie. Malheureusement, cette thérapeutique est mal supportée et les rechutes sont constantes. Par la suite, des résultats remarquables sont obtenus dans les leucémies aiguës lymphoblastiques de l'enfant avec l'utilisation de corticoïdes, qui font toujours partie de l'arsenal thérapeutique utilisé dans ces affections. En 1955, l'association à cette corticothérapie de produits dits antifoliques, très efficaces, marque le début des polychimiothérapies. En parallèle de nouveaux médicaments pour certains extraits de plantes, comme la pervenche de Madagascar, font leur apparition. Bientôt des succès significatifs se succèdent, d'abord pour les leucémies aiguës lymphoblastiques de l'enfant. Le terme de guérison, jusque-là inenvisageable en matière de leucémies, devient une réalité. Le taux chez l'enfant dépasse maintenant les 80 %. Chez l'adulte, les résultats sont moins spectaculaires, mais des chiffres de 60 % sont atteints grâce à l'association de chimiothérapie et d'immunothérapie.

En 1956, aux États-Unis, Edward Donnall Thomas traite avec succès une leucémie par greffe de moelle osseuse après polychimiothérapie massive et irradiation corporelle totale. La moelle greffée provenait du frère jumeau du patient, une situation évidemment exceptionnelle. L'avancée déterminante vient des travaux de Jean Dausset, avec la découverte du complexe majeur d'histocompatibilité tissulaire appelé système HLA. Dès lors sont développées des greffes dites *HLA compatibles*, à partir de la moelle puis de cellules sanguines sélectionnées par un tri. Au début, les donneurs ne pouvaient être que des membres de la famille. Par la suite, les progrès des thérapeutiques associées ont permis le recours à des donneurs non apparentés, inscrits dans des fichiers nationaux et internationaux. À cet arsenal se sont ajoutées aussi les greffes à partir de sang de cordon ombilical, développées au départ dans d'autres maladies à l'hôpital Saint-Louis à Paris par Éliane Gluckman. Ainsi la *greffe de moelle* est devenue greffe de cellules souches hématopoïétiques. Plus récemment, une meilleure maîtrise de la biologie et de l'immunothérapie a permis le recours à des donneurs familiaux partiellement incompatibles, avec des résultats comparables.

Malgré ses succès et ses progrès, la greffe constitue encore un traitement lourd, dangereux et exposé à des effets secondaires parfois définitifs. Alors qu'initialement elle était systématiquement proposée dès qu'un donneur se trouvait disponible, elle est désormais réservée à certaines formes de ces maladies, à des rechutes ou à des situations réfractaires. En parallèle, de nouvelles techniques d'immunothérapie par anticorps monoclonaux ou par cellules génétiquement modifiées permettent d'entrevoir de réels espoirs dans ces maladies souvent encore associées à un sombre pronostic.

Traiter les leucémies chroniques

Les progrès en matière de leucémies chroniques ont été plus longs à se dessiner. C'est cependant dans une forme relativement fréquente, auparavant toujours mortelle en peu d'années qu'ils ont été les plus spectaculaires, la leucémie myéloïde chronique. Cette affection est reconnaissable par l'accumulation dans le sang de précurseurs des globules blancs d'apparence normale mais porteurs d'une anomalie chromosomique appelée chromosome Philadelphie, du nom de la ville où elle a été découverte dans les années 60. La leucémie myéloïde chronique se transformait toujours en une leucémie aiguë secondaire réfractaire aux traitements et rapidement mortelle. Lorsqu'elle était possible, seule la greffe de moelle permettait, dans les cas favorables d'éviter cette évolution. Un progrès thérapeutique spectaculaire a bouleversé la prise en charge et le pronostic. Il est le fruit de recherches qui ont abouti à une meilleure connaissance de la biologie fine de la cellule, ouvrant la voie à la mise au point d'un médicament capable de bloquer le métabolisme de la cellule leucémique. Ce traitement oral, pris à domicile, est appelé *inhibiteur de tyrosine kinase*. Le premier disponible, l'imatinib a tenu toutes ses promesses. D'autres dérivés sont apparus ensuite. Ces produits permettent d'induire des rémissions complètes prolongées, voire des guérisons. Ils ont réduit la greffe de moelle à de rares indications. Si le terme de révolution en médecine est parfois galvaudé, l'appliquer au traitement de la leucémie myéloïde chronique ne paraît pas excessif. Surtout cette preuve de concept a ouvert la voie au développement des thérapies dites ciblées, appliquées à une biologie de chaque cancer dont la connaissance explose.

Ainsi les avancées thérapeutiques réalisées dans les leucémies, maladies modélisantes qui ont permis de mieux comprendre la biologie des cancers, font partie des progrès les plus spectaculaires de la médecine moderne.

Leucémogénèse — Pourquoi les leucémies ?

Pourquoi un individu, enfant ou adulte, développe-t-il une leucémie ? Les mécanismes commencent à être élucidés. Les leucémies sont des cancers des cellules souches médullaires. Pour donner naissance aux cellules sanguines, ces progéniteurs se divisent beaucoup, ce qui les expose à des erreurs de copie de gènes, appelées mutations. La plupart de ces altérations passent inaperçues car elles entraînent la mort des cellules, ou les rendent reconnaissables par le système immunitaire qui les détruit. Parfois, la mutation déclenche le processus de cancérisation. Si l'élément transformé en ce sens échappe à la vigilance immunologique, la leucémogénèse commence.

Dans la majorité des cas, les leucémies n'ont pas de cause identifiée. Néanmoins, les observations isolées et l'épidémiologie ont permis de mettre en évidence des facteurs favorisants. Ils n'induisent pas directement la leucémie mais créent un terrain propice à son apparition ou à celles de maladies apparentées, les myélodysplasies, considérées comme états préleucémiques.

Les premiers agents reconnus leucémogènes ont été les rayons, appelés plutôt radiations ionisantes. Leur découvreur en fut une des premières victimes. La grande Marie Curie a manipulé toute sa vie des produits radioactifs. Elle a développé une myélodysplasie qui a évolué vers une leucémie mortelle. Les radiations ionisantes font partie de notre environnement et nous en recevons des quantités minimes chaque jour. Cette radioactivité-là, modérée, n'a en fait guère de conséquences sur l'organisme. En revanche, l'exposition à une dose excessive de radiations augmente le risque leucémique, d'autant que l'effet est cumulatif. De telles irradiations peuvent être des faits de guerre. Ainsi, plus de cinq ans après Hiroshima ou Nagasaki, un taux anormalement élevé de survivants souffrirent de leucémies. Ce risque leucémogène se retrouve chez les professionnels exposés aux rayons X ou autres radiations ionisantes : radiologues, manipulatrices et manipulateurs radio, dentistes, personnels infirmiers des services de radiologie, de radiothérapie, ou de scintigraphies isotopiques. Enfin, les travailleurs affectés aux centrales nucléaires, physiciens et chimistes, chercheurs, techniciens de forage peuvent être victimes d'irradiations accidentelles malgré les mesures de sécurité. Ils font l'objet d'une surveillance particulière.

Une autre cause possible est le recours aux rayons X à visée thérapeutique. Des patients traités par radiothérapie pour cancer ont pu développer, plus tard, des leucémies, surtout lorsque ces traitements étaient associés à une chimiothérapie. Certains produits, les alkylants en particulier, peuvent favoriser l'apparition de leucémies survenant plusieurs années après leur utilisation.

Le benzène et ses dérivés sont des agents leucémogènes. Ces hydrocarbures aromatiques sont très présents dans notre environnement. Le benzène est un composé de l'essence indispensable au fonctionnement des véhicules thermiques. Il est éliminé dans les gaz d'échappement mais il contamine aussi les émissions industrielles et la fumée de tabac. De nombreux pays en ont réduit l'utilisation comme solvant du fait de ce risque cancérogène. Mais les travailleurs de l'industrie pétrolière ou de la production de composés chimiques restent exposés. Ils font l'objet de surveillance étroite. Ce risque se retrouve chez les professionnels de la peinture, peintres et carrossiers, et les personnes travaillant dans l'imprimerie voire la fabrication de chaussures.

Un autre agent industriel a été incriminé, le formaldéhyde ou méthanal. Le risque d'inhalation de ce composé volatil se rencontre chez les ouvriers d'usine, de l'industrie chimique ou pharmaceutique et les personnels de santé. Utilisé comme fixateur pour les prélèvements de tissus, il a longtemps trôné sur les paillasses des laboratoires d'anatomopathologie. Une profession reste exposée, les thanatopracteurs qui manipulent encore beaucoup le formaldéhyde. Ils font l'objet d'une prévention et d'un suivi médical.

Le milieu agricole n'est pas épargné. L'emploi large de certains pesticides, souvent sans précaution ni protection individuelle, s'est soldé par une augmentation de maladies hématologiques, en particulier des leucémies aiguës myéloïdes.

À côté de ces agents environnementaux pour lesquels la responsabilité de l'homme est indiscutable, d'autres facteurs de risque ont été trouvés sur des modèles animaux mais aussi chez l'homme, les virus. Un rétrovirus, découvert en 1980 par l'équipe de Robert Gallo, peut induire des leucémies ou des lymphomes, le virus HTLV (*Human T leukemia virus type I*), bientôt doublé du HTLV II. Sa transmission peut se faire par relations sexuelles, échanges de seringues ou transfert de la mère au fœtus pendant la grossesse. Ces virus sont responsables aussi de maladies neurologiques. Toutefois, plus de 95 % des sujets porteurs de HTLV ne développent aucun symptôme.

Il est un autre agent viral impliqué dans une forme particulière de leucémies, le virus d'Epstein-Barr. Il fait l'objet d'un chapitre spécifique dans le présent ouvrage.

Littérature — Le sang coule entre les pages

« Est-ce le sang qui fait que nous pensons ? », se demande Socrate dans le dialogue *Phédon* de Platon. Socrate pensait, mais n'écrivait pas. Tout lecteur peut constater que le sang irrigue, parfois abondamment, les littératures françaises et étrangères.

Dans sa quête du Graal, Perceval est habillé d'écarlate, couleur symbolique. Il est reçu par le roi pêcheur, frappé d'une maladie incurable. Resplendissant de blancheur, un valet tient une lance et s'avance. « À la pointe du fer de la lance perlait une goutte de sang et jusqu'à la main du valet coulait cette goutte vermeille. » Une jeune fille entre, elle porte un Graal d'or. Dans le roman de Chrétien de Troyes, le Graal est un objet orné de pierres précieuses. On apporte ainsi l'hostie, nourriture du vieux roi. Perceval ne pose pas de questions. Nous ne saurons pas ce qu'est le Graal pour l'auteur, car Chrétien de Troyes meurt avant d'avoir achevé son œuvre. La quête commence. Elle se poursuit dans la littérature du Moyen Âge. Arthur, Lancelot, Perceval et les Chevaliers de la Table ronde sont à la recherche de cet objet devenu par la suite Saint-Graal, calice où fut recueilli le sang du Christ, après sa blessure par la lance d'un soldat romain. Les premiers romans de la littérature française cherchaient, par le thème et l'écriture, l'objet qui avait recueilli le sang.

Par la suite, crimes, accidents, disputes plus ou moins belliqueuses, sévices, combats et batailles apportent aux écrits leur lot de flots écarlates. Peintres et écrivains puisent dans la mythologie mais aussi dans l'histoire une source de leur inspiration. Les livres, comme les tableaux, font référence aux légendes et aux mythes. Par la suite, les guerres de religion, la terreur révolutionnaire ou les guerres napoléoniennes ont conduit à une littérature qualifiée, par les critiques, de littérature de sang ou de littérature de fange, termes contre lesquels se dresse Théophile Gauthier. Les massacres, les tortures et les décollations sont souvent décrits avec précision, édifiant ainsi une esthétique romantique de la violence.

Le *cruor* des Latins désignait le sang rouge qui coule lors des meurtres, guerres et carnages. Le *sanguis,* dont dérive notre vocable, figurait plutôt la force vitale, la descendance et la parenté. La littérature a largement exploité le *cruor* mais a souvent métaphorisé le sang, retrouvant la définition étymologique du *sanguis*. Le sang représentait l'essence même de la vie pour les anciennes civilisations. Au Moyen-Orient, il était considéré comme l'archétype de l'âme humaine. Dans la Bible, Yahvé dit à Moïse que l'âme de la chair est dans le sang associé au souffle vital. Les combats sanglants abondent dans l'Iliade, riche en morts violentes, cruelles et en sacrifices. Au cours du onzième chant de l'Enéide, les guerriers morts sont évoqués de façon métonymique : « Le Tibre, gonflé du sang d'Illion ».

Dans les sanguinolentes *Diaboliques*, Barbey d'Aurevilly a inclus beaucoup de sang parfois par représentation métaphorique. *Le Rideau cramoisi* prend, à l'évidence, toute la symbolique du rouge foncé avec une nuance de violet ajoutée. Jean Bernard s'inspira d'un roman de cet auteur, *Une Histoire sans nom* pour baptiser « Syndrome de Lasthénie de Ferjol », une maladie définie comme pathomimie. Un personnage y commet une série d'actes volontaires, piqûres, saignées, incisions qui permettent d'induire une anémie rebelle. L'héroïne, au nom issu d'un jeu de mots, finit par mourir de ses propres mutilations.

En littérature, le sang désigne souvent le lien familial. Amélie Nothomb a obtenu en 2021 le prix Renaudot pour un roman intitulé *Premier sang* qui n'évoque pas la puberté féminine mais l'image paternelle. Son père, diplomate, avait miraculeusement échappé à la mort et souffert toute sa vie d'une phobie du sang, intense, mais assez particulière. Il s'évanouissait à la vue du sang frais alors que les taches de sang le laissaient de marbre. L'élément originaire était la vue d'un ami tuberculeux vomissant sur un trottoir. Malaparte avoue cette même phobie. Dans la préface de sa compilation de nouvelles intitulée *Sang,* il avoue « J'ai horreur du sang ». Il évoque pour l'expliquer, ses souvenirs d'enfance : « Les dimanches, les rixes, les fêtes, les processions, les bals de noces étaient sanglants. » Ces souvenirs donnent le titre à la première nouvelle du recueil, *Premier sang.*

La vie et l'œuvre de Jean Giono suffiraient à illustrer les ambiguïtés du sang. Son pacifisme confine au collaborationnisme. Ses propos, aux limites de l'antisémitisme, font oublier que, dès 1940, il a caché et entretenu des juifs, de communistes et des réfractaires. Il eut indiscutablement des contacts avec les autorités allemandes, mais *Le voyage en calèche* fut interdit par l'occupant. Giono a très tôt été confronté à l'horreur du sang. Mobilisé à 19 ans, il a participé aux plus terribles batailles de la Grande Guerre, a vu mourir ses amis dans des conditions atroces, fut lui-même blessé et gazé, et revint en pacifiste convaincu. Son œuvre porte souvent la trace de ce passé. *Les Deux cavaliers de l'orage* est un ouvrage élaboré pendant la Seconde Guerre mondiale. Marceau, le frère aîné, est fasciné par le sang. Il affirme : « Il faudrait voir un homme qui saigne et le montrer dans les foires. Le sang est le plus beau des théâtres. » Dans une scène effrayante, il arrache des lambeaux de chair sanguinolente de la gorge de son frère pour le sauver du croup. Mais, plus tard, il l'éventre d'un coup de serpe asséné lors d'une lutte d'une rare violence. Le sang est omniprésent dans cet étrange roman, où le retour de la guerre semble extirper les pires images enfouies depuis des décennies dans la mémoire de l'auteur.

Le sang, *Encre de la mort*, abonde aussi dans les titres des œuvres. Le choix d'un titre par l'auteur témoigne d'une volonté de faire ressortir un thème important du livre, parfois seulement une scène ou un moment décisif. Il s'agit aussi d'inviter à la lecture. Un exemple fort est donné par Voltaire qui, en 1775, publia *Le Cri du sang innocent*, pour défendre post-mortem le Chevalier de La Barre, torturé et injustement condamné à mort puis exécuté à l'âge de 20 ans pour blasphème.

Les auteurs de romans policiers ont beaucoup utilisé l'appel du sang tel Truman Capote, *De sang-froid,* Dashiel Hammlett, *Sang maudit* ou Johanna Gustawson, *Sang*. Ils n'en ont pas l'exclusivité. À côté des médecins, dont les hématologues qui exposent leurs souvenirs ou racontent leur vie, voire leur passion sous des titres évocateurs : *La Légende du sang*, *Le Sang et l'histoire* ou *Le Sang des hommes,* de Jean Bernard ou bien *Le Sang d'une vie* de Jacques Caen, les romanciers aiment mettre du rouge dans leurs titres. Les expressions de la vie courante qui comportent le terme sang sont fréquemment incluses dans certains titres. À côté du *Sang froid* de Truman Capote, on retrouve les expressions comme sang chaud, sang d'encre, sang versé, sang noir ou mauvais sang. L'ensemble de ces titres recouvre à la fois toutes les réalités et les symboliques du sang. Certains traitent du fluide qui circule dans les vaisseaux et de ses maladies, d'autres l'utilisent de façon métonymique pour l'organisme ou la vie. Ils le prennent aussi comme support ou témoin de l'hérédité.

La présence du terme « sang » dans le titre d'un livre concourt-elle à son succès ou à sa renommée ? On peut en douter. Aucun des *Cent livres du siècle*, liste établie par le journal Le Monde en collaboration avec la FNAC, ne comporte ce mot, pas plus que celle des 20 livres les plus vendus dans le monde ou encore

Les 100 livres préférés des Français, répertoire élaboré par Babelio ainsi que de nombreuses et variées *listes des livres qu'il faut avoir lus.*

Sanglant ou pas, le titre n'est que la façade. Il peut attirer l'œil, donner l'envie de visiter, conduire à retourner le livre pour découvrir la quatrième de couverture, mais il ne peut ni cacher les imperfections ni justifier le succès d'un livre. Le texte s'imposera.

Lymphe — Le sang blanc

La lymphe, tout comme le sang dont elle est issue, est un tissu liquide. Elle est composée de plasma dans lequel baignent les leucocytes gardiens de notre immunité, les lymphocytes. Elle circule dans tout le système lymphatique : vaisseaux lymphatiques, ganglions, canal thoracique et organes lymphoïdes.

L'étymologie du terme lymphe soulève quelques questions. L'orthographe, avec son « y » et sa diphtongue « ph », évoque une origine grecque qui pourrait s'écrire *lymphos* (λυμφος). Ce vocable ne figure pas dans les dictionnaires courants. Certains ouvrages donnent pour étymologie le grec *lemphos* (λεμφος) qui signifie, selon le dictionnaire Bailly, morve épaisse. Cette description se rapproche bien de celle de la lymphe, mais rien n'explique l'apparition d'un « y ». Littré voit l'origine du mot dans le latin *lympha* qui, pour Lucrèce ou Virgile, désigne l'eau. Dans ce sens, la lymphe ne serait que de l'eau, du moins le liquide aqueux dans lequel baignent les cellules sanguines. Or ce fluide particulier doit sa couleur, sa consistance et sa viscosité au fort taux de leucocytes que contient cette eau. Pour conclure, Littré renvoie le lecteur au terme latin *nympha* qui peut caractériser l'état du développement d'un insecte, désigner une courtisane ou évoquer une divinité des fleuves, des bois et des montagnes. Le lien avec le liquide blanchâtre et visqueux n'est pas clair. Le poète Ronsard apporte un éclairage intéressant. Dans l'élégie *Contre les bûcherons de la forêt de Gastine*, il apostrophe ces derniers :

« Ne vois-tu pas le sang lequel dégoutte à force
Des Nymphes qui vivaient dessous la blanche écorce ? »

Blanche comme la lymphe, la sève est le sang de l'arbre, issu des déesses : les nymphes qui vivent là.

Dans la lymphe circulent des cellules très importantes, les lymphocytes, supports majeurs de nos défenses immunitaires. Ils appartiennent au système lymphatique mais ne pourraient pas être qualifiés de *lymphatiques*, au sens second de l'adjectif, signifiant apathique, lent. Ils ont en effet une activité intense et peuvent intervenir rapidement en cas d'attaque infectieuse. Hippocrate porte en grande partie la responsabilité de ce second sens. Le médecin grec a décrit quatre tempéraments, le colérique, le sanguin, le mélancolique et le flegmatique ou lymphatique. Ce dernier caractère associé à l'eau et au froid se caractérise par un comportement calme et imperturbable. C'est par référence à l'écoulement lent de la glaire — le flegme — issue des poumons que sont nés les qualificatifs de flegmatique et lymphatique.

M

Mal nommées — Les cellules sanguines, ces usurpatrices

Les cellules sanguines se répartissent en trois catégories : globules rouges, globules blancs et plaquettes. Elles portent mal leur nom.

Le terme de globules est trompeur. Étymologiquement, le *globule* est une petite sphère. Le globule rouge n'a rien de cette forme. C'est un disque biconcave, aplati en son centre, capable de se déformer pour passer dans de fins capillaires. La sphérocytose, ou maladie de Minkowski-Chauffard, est une maladie constitutionnelle dans laquelle les hématies sont de véritables sphères. Cette configuration leur est défavorable. La rate les considère comme pathologiques et les détruit. La conséquence est une anémie chronique parfois mal supportée. Le seul traitement connu à ce jour consiste alors à enlever la rate. La splénectomie ne change rien à la forme des globules rouges mais leur assure une survie normale. Les termes d'érythrocytes ou hématies devraient désigner ces cellules. Mais les habitudes ont la vie dure.

Les globules blancs, plus généralement appelés leucocytes, ne sont pas plus sphériques. Bien au contraire, les polynucléaires et les monocytes sont des masses gélatineuses, déformables, pourvues d'expansions et de prolongements cytoplasmiques qui en rendent la forme indescriptible. Seuls les lymphocytes ont l'aspect de petites sphères. De plus, ces globules ne sont pas blancs. Leur cytoplasme est translucide, mais pour les représenter en dessin, la couleur blanche est plus facile à utiliser. Ni globules… ni blancs…

Le terme de polynucléaires est tout aussi impropre. Les premières observations au microscope ont évoqué l'existence de plusieurs noyaux dans ces cellules, les plus nombreuses parmi les leucocytes. De fait, l'amélioration des microscopes a permis de constater que ces cellules ne possédaient qu'un seul noyau composé de plusieurs lobes, reliés entre eux par de fins ponts chromatiniens. Les polynucléaires devraient s'appeler granulocytes car leur cytoplasme contient des granules. Ils se répartissent en trois populations. Les neutrophiles sont les plus nombreux. Leur nom aussi est trompeur. Ces cellules n'aiment pas le neutre, comme semblerait l'indiquer leur qualificatif, mais présentent des granulations dont certaines ont une affinité faible pour les colorants basiques et d'autres pour les colorants acides, ce qui constitue une forme de neutralité particulière. Cette propriété les oppose aux deux autres populations. Les éosinophiles peuvent fixer les colorants acides comme l'éosine, alors que les basophiles prennent les colorants basiques. Tous ces « polynucléaires » n'ont, en réalité, qu'un seul noyau.

Ces polynucléaires au nom usurpé s'opposent dans le jargon hématologique aux *cellules mononucléées* qui comprennent les monocytes et les lymphocytes. Les monocytes, on l'a compris, n'ont pas le rare privilège de posséder un seul noyau. Eux seuls pourtant ont reçu ce préfixe mono- qui signifie seul, unique. Pour sortir de l'ambiguïté, les puristes suggèrent de les nommer *phagocytes mononucléés* car une de leurs principales propriétés est la capacité d'ingérer — *phagein* (φαγειν) en grec signifie manger — de petites particules : bactéries, virus, parasites, substances inertes tels le talc, le charbon ou l'amiante. Cette dénomination n'apporte rien de plus, puisque les polynucléaires sont, eux aussi, capables de phagocytose et pourraient être considérés comme des phagocytes mononucléés. Les lymphocytes sont, comme le suggère leur nom, les cellules de la lymphe. Ils sont certes présents dans tous les organes dits lymphoïdes mais aussi dans le sang.

Une plaquette est une petite plaque. Le terme décrit très mal ces cellules dénuées de noyaux, dont la forme *in vivo* s'apparente plutôt à un ballon de rugby. Cette propriété leur confère l'hémodynamique nécessaire à l'accomplissement de leur fonction antihémorragique. Elles doivent pouvoir intervenir rapidement et se faufiler dans les plus petits vaisseaux.

Les cellules sanguines portent mal leur nom, mais les surnoms dont l'histoire et les habitudes les ont affublés leur siéent si bien qu'il serait dommage de les abandonner.

Marseillaise — L'hymne sanglant

Écrit et composé comme chant de guerre pour l'armée du Rhin, puis devenu célèbre sous le titre La Marseillaise, l'hymne français ruisselle de sang. Le tonitruant *étendard sanglant* se lève deux fois dès le premier couplet.

Le refrain intervient entre chacun des sept couplets que bien peu ont entendus ou connaissent. Le huitième couplet : « Dieu de clémence et de justice/Vois nos tyrans, juge nos cœurs… » a été supprimé par Servan, ministre de la Guerre en 1792. Dieu n'avait plus droit de cité à cette période de l'histoire de France. Le refrain, repris six fois, se termine par le vœu final « qu'un sang impur abreuve nos sillons ». Plusieurs auteurs et hommes politiques se sont interrogés sur la signification de ces termes : « Que signifie, je vous prie, le fameux refrain du *sang impur* ? » écrivait Jaurès. Les interprétations divergent. Dans la version initiale, le sang impur était probablement celui des ennemis de l'armée du Rhin. Le succès du chant auprès des révolutionnaires indique que ce sang est devenu, à leurs yeux, celui des ennemis de la révolution. Michelet, dans son Histoire de la Révolution française, rapporte l'arrestation du roi : « Louis fut accueilli d'un chœur formidable de forts de la Halle et de charbonniers qui chantaient : *Qu'un sang impur abreuve nos sillons* ». C'est bien, ici, le sang du roi qui est impur. Par la suite, une interprétation totalement opposée se fait jour, en partie à cause de Victor Hugo. Gavroche blessé s'écrie : « En avant les hommes ! Qu'un sang impur inonde les sillons ! Je donne mes jours pour la patrie. » C'est donc son propre sang de rebelle qu'évoque le jeune héros. Dans le livre qu'il a consacré à La Marseillaise, Frédéric Dubourg accrédite cette idée « Ce vers est une référence au sang impur des révolutionnaires par opposition au sang pur des aristocrates. »

Le ton général du texte ne plaide pas pour cette interprétation. Elle a pour elle l'avantage de disculper l'hymne national du soupçon de xénophobie que pourraient véhiculer de telles paroles. « Pendant combien de temps pourront-ils encore chanter l'ignoble *sang impur* de quelque étranger ? » écrit Michel Serres.

L'idée que le sang, qualifié d'impur parce qu'ennemi, « abreuve nos sillons » peut aussi apparaître comme une allégorie à des rites anciens, retrouvés auprès de différentes ethnies. Le combattant s'appropriait la force de l'adversaire vaincu en mangeant sa chair ou en buvant son sang. Ainsi, dans la Rome antique, les gladiateurs vainqueurs étaient-ils incités à boire le sang des adversaires qu'ils avaient battus pour acquérir leur robustesse. Les Scythes se nourrissaient du sang de leurs chevaux pour se fortifier. Les Huns recommandaient de boire le sang des ennemis. En Nouvelle-Guinée, un rituel consistait à dévorer les parents décédés pour récupérer leur force. Cette coutume appelée endocannibalisme a été à l'origine de la première maladie à prions décrite chez l'homme, le kuru.

Le texte soulève toutefois une autre question. En quoi le sang de l'ennemi serait-il impur ? L'histoire a souvent montré que les ennemis d'hier sont les amis de demain et, qu'à l'inverse, certaines amitiés entre individus et entre peuples peuvent à la faveur d'évènements ou de choix politiques devenir des inimitiés guerrières de nature à faire couler le sang. Quand le sang de l'autre devient-il impur ?

Le chœur des *Choéphores* d'Eschyle évoque la souillure indélébile de la terre : « Quand la terre nourricière a bu le sang, la souillure vengeresse devient ineffaçable. » Un vers de Gérard de Nerval semble lui répondre en écho : « La terre s'enivrait de ce sang précieux. » Quant à Claude Joseph Rouget dit de Lisle, il ne pouvait qu'être sourd à la sage parole d'un roi. Sinon, il aurait pu entendre Louis XV, dont le petit fils subira le courroux sanglant du peuple, proclamer : « Le sang de nos ennemis est toujours le sang des hommes. La vraie gloire est de l'épargner. » Belle pensée, dont notre hymne aurait pu s'inspirer.

Moelle osseuse — Une nurserie permanente

Durant toute la vie, la moelle osseuse est le lieu de naissance de la quasi-totalité des cellules sanguines. Seules certaines populations de lymphocytes naissent dans les organes lymphoïdes. Le processus de synthèse des cellules sanguines s'appelle hématopoïèse. Elle comprend trois grandes voies de production : l'érythropoïèse génère les globules rouges, la leucopoïèse crée les globules blancs et la thrombopoïèse élabore les plaquettes.

Pendant la vie fœtale, l'hématopoïèse débute en dehors de la moelle osseuse. Dès la troisième semaine, elle commence dans le foie qui, entre un et trois mois de vie fœtale, est le site unique de création des cellules sanguines. Vers le troisième mois, il est suppléé dans ce rôle par la rate. À partir du quatrième mois, la moelle commence à produire des cellules sanguines et devient rapidement le lieu de production exclusif. L'activité hématopoïétique du foie et de la rate disparaît mais les deux organes garderont pendant toute la vie la « mémoire » de cette activité, puisque dans certaines maladies, appelées néoplasies myéloprolifératives, ils retrouvent cette propriété.

Les sites de production médullaires évoluent au cours de la vie. À la naissance, toute la moelle osseuse participe. Progressivement, l'activité se restreint à quelques localisations anatomiques constituées par les os courts et plats : sternum, os iliaque, crâne, vertèbres, côtes et épiphyses des os longs. C'est la raison pour laquelle les ponctions de moelle, ou myélogrammes, nécessaires dans certaines maladies hématologiques comme les leucémies, se pratiquent sur le sternum ou l'os iliaque.

Dans la moelle osseuse, l'hématopoïèse repose sur une population de cellules aux capacités étonnantes : les cellules souches hématopoïétiques, capables de donner naissance aux globules rouges, aux globules blancs et aux plaquettes. On les appelle donc totipotentes. Pour cela, elles se divisent régulièrement. Elles ont alors deux options : soit s'autorenouveler et générer d'autres cellules souches identiques à leurs « mères », soit s'engager dans une voie dite de différenciation. La première option permet de maintenir les stocks, la seconde est une voie de spécialisation irréversible qui permettra de créer toutes les catégories de cellules sanguines. La moelle se charge d'orienter les précurseurs vers la lignée appropriée, car elle sait évaluer les besoins et y répondre en augmentant ou diminuant sa production de telle ou telle autre lignée. Ce processus aboutissant à la génération de cellules sanguines matures comprend plusieurs étapes affublées de noms ésotériques.

Pour explorer la moelle osseuse et poser des diagnostics, deux méthodes d'investigation se complètent, le myélogramme et la biopsie ostéomédullaire. La première consiste à aspirer du suc médullaire à l'aide d'un trocart, afin d'analyser précisément les différentes populations cellulaires. La seconde nécessite de prélever au niveau de l'os iliaque, non plus du suc médullaire mais un fragment de tissu, appelé souvent *carotte* pour étudier l'architecture de la moelle. À l'examen microscopique de ces biopsies apparaissent alors, entre les travées osseuses, les zones riches en cellules hématopoïétiques qui occupent des sortes de nids, et de nombreux espaces vides. Dans l'os, ces espaces étaient remplis de graisse que la préparation exécutée à l'aide d'un soluté alcoolique a dissoute. De fait, la graisse est un constituant majeur de la moelle. Il suffit pour s'en convaincre d'observer la surface d'un bouillon de pot-au-feu où a mijoté le savoureux os à moelle. Cette graisse joue un rôle important dans la physiologie médullaire. Dans certaines maladies prolifératives, elle disparaît, remplacée par les cellules. Dans d'autres affections, les aplasies médullaires, elle envahit toute la moelle signant la raréfaction des cellules hématopoïétiques et donc l'appauvrissement de la production de cellules sanguines.

Musique — Le sang chez Euterpe et Érato

La musique symphonique se prête mal à l'intrusion du sang dans son répertoire. Certes, la célèbre valse de Johan Strauss (fils), *Wiener Blut*, Sang viennois, donne son nom à l'opérette en trois actes *dont Le Beau Danube bleu* est le morceau le plus emblématique. Mais le titre évoque plus l'esprit viennois que le tissu hémoglobinique des compatriotes du musicien.

En revanche, l'opéra, drame théâtral tragique par essence, laisse parfois couler le sang sur scène.

La cruelle princesse chinoise Turandot a inspiré plusieurs ouvrages. Le plus connu est le *Turandot* de Puccini. La princesse propose à chacun des prétendants à sa main, trois énigmes. Celui qui résoudra les trois l'épousera, ceux qui échoueront seront décapités. Le libellé de la seconde énigme est le suivant :

« Vif comme la flamme, il n'est pas flamme !
Il est parfois délire, élan de fièvre, ardeur !
L'inertie le transmute en langueur !
Si tu te perds ou t'éteins, il se glace !
Si tu rêves de conquêtes, il s'enflamme !
Il possède une voix qu'en tremblant tu écoutes
Et la vive lumière du soleil qui se couche… »

C'est un prince, Calaf, qui trouve la réponse : le sang ! Il résoudra les trois énigmes mais la princesse ne veut pas l'épouser. Pour connaître son identité, Turandot n'hésitera pas à faire torturer une jeune esclave, Liù, qui est amoureuse du prince. Celle-ci, pour ne pas révéler le nom de son aimé, se poignarde et emporte son secret.

Puccini meurt avant d'avoir achevé son œuvre. Un autre compositeur, élève de Puccini, Franco Alfano, se charge de poursuivre et crée une fin heureuse dans laquelle Calaf, après avoir révélé son nom à Turandot, se fiance avec elle. Arturo Toscanini s'en fait l'écho. Le soir de la première, le grand chef d'orchestre pose sa baguette après la mort de Liù et déclare : « Ici s'arrête l'œuvre laissée inachevée par le maître car il est mort à cet endroit. »

Dans Carmen de Bizet, l'arme blanche est aussi celle avec laquelle le brigadier Don Jose, devenu déserteur et contrebandier pour elle, tue la bohémienne-cigarière qui l'a quitté pour rejoindre le toréador Escamillo. Elle a refusé les avances de l'ancien amant dont les propositions se muaient en menaces. La réponse scelle son destin : « Jamais Carmen ne cédera : libre elle est née, libre elle mourra. »

« Questo è il bacio di Tosca » (Ceci est le baiser de Tosca), s'exclame Floria Tosca en plantant un poignard dans la poitrine du baron Scarpia, chef de la police. Celui-ci a imposé un marché sordide à la cantatrice. Elle doit accepter de se donner à lui pour qu'il libère le peintre Mario Caravadossi, amant de la Tosca. Ses sbires le torturaient pour lui faire avouer la cachette d'un prisonnier politique évadé. Floria Tosca feint de céder au chantage, et lorsque Scarpia s'approche d'elle, il reçoit le « baiser de Tosca. »

La « scène de la folie » est un moment crucial et particulièrement sanglant de l'opéra *Lucia di Lammermoor*, œuvre majeure de Gaetano Donizetti. Le thème initial est récurrent. L'action se déroule en Écosse, au XVIe siècle. Lucia et Edgardo s'aiment alors qu'ils appartiennent à deux familles rivales. Pour sauver les siens de la banqueroute, Luciano, frère de Lucia, use de faux arguments et la convainc d'épouser lord Arturo Bucklaw, qu'elle n'aime pas. Elle subit un chantage et accepte, tout en prévoyant de se donner la mort dès que le mariage aura eu lieu. De fait, tandis que les festivités des noces sont en cours, on apprend que Lucia a tué Arturo et qu'elle est devenue folle. Elle apparaît, hagarde. Sa robe de mariée est maculée d'un sang dont elle se barbouille la face. Les différents metteurs en scène rivalisent de créativité pour représenter cette séquence souvent riche en pseudo-hémoglobine. Lucia croit avoir épousé Edgardo et mourra de douleur à la fin de cette scène. Désespéré, Edgardo dégaine son poignard et se suicide.

Dans l'opéra de Verdi, Gilda, fille de *Rigoletto* bouffon du duc de Mantoue, meurt poignardée. L'assassin est un tueur à gages, Sparafucile que Rigoletto a recruté pour exécuter le duc de Mantoue dont Gilda est amoureuse. L'intrigue est complexe, comme souvent. Sparafucile est convaincu par sa sœur d'épargner le duc. Il déclare qu'il tuera le premier inconnu qui se présentera devant l'auberge où va se situer le drame. Sur les conseils de son père, Gilda arrive déguisée en homme. Elle sait ce qui l'attend, car elle a entendu le marché conclu entre Sparafucile et sa sœur. Elle arrive à la porte de l'auberge.
Rigoletto vient à l'auberge chercher le cadavre du duc. Le tueur lui donne un sac dans lequel le bouffon trouve le corps ensanglanté de sa fille.

Mozart a fait couler le sang dès la première scène de *Don Giovanni.* Ce personnage, séducteur sans scrupule, violente Anna, fille du commandeur, après s'être introduit chez lui. Le commandeur provoque en duel Don Giovanni et meurt. Leporello qui montait la garde, reproche son geste à Don Giovanni : « Forcer la fille et pourfendre le père ». Anna découvre le corps de son père baignant dans le sang et se lamente : « Quel sangue, quella piaga, quel volto » (Ce sang, cette plaie, ce visage). Dans la dernière scène, Don Giovanni est englouti dans les flammes de l'enfer. La mort de cet homme qui a défié les lois du monde nous rappelle que le personnage de Don Juan a été créé en 1630 dans l'Espagne catholique par un moine, dramaturge prolifique du siècle d'or espagnol, Tirso de Molina. La pièce avait pour titre *El burlador de Sevilla y convidado de piedra.* Don Juan, le séducteur de Séville, y finissait déjà en enfer.

À la différence du théâtre où l'on ne meurt pas sur scène, la mort d'un protagoniste est souvent, dans l'opéra, le prétexte à un tableau volontiers long parfois violent. Le sang y est évoqué, chanté, voire montré. La musique ajoute à l'intensité dramatique.

N

Noms propres — Quelques élus pour la postérité

La médecine aime les noms propres. Elle les utilise pour désigner des maladies, des symptômes, des syndromes, des traitements, des techniques chirurgicales ou des parties anatomiques. La liste est longue. L'hématologie n'a pas échappé à cette pratique.

Les plus notoires sont les grandes maladies : anémie de Biermer, lymphome de Hodgkin, maladie de Kahler, maladie de Waldenström, maladie de Vaquez, maladie de Cooley, maladie de Willebrand, maladie de Glanzmann, maladie de Fanconi, ou encore lymphome de Burkitt. Le retour aux documents initiaux qui ont valu la postérité à leurs auteurs réserve quelques surprises. Les sept patients décrits en 1832 par Thomas Hodgkin n'étaient probablement pas tous atteints de la maladie qui porte maintenant son nom. Son travail était passé inaperçu. Ses constatations étaient macroscopiques alors que le diagnostic ne peut être établi qu'à l'aide d'un microscope. Hodgkin doit sa gloire à Samuel Wilks qui redécouvre l'affection, la caractérise et en tire une première publication en 1856. À ce moment-là, Il ignore encore l'existence du travail de Hodgkin qu'il ne retrouvera que plus tard, alors que certains de ses patients figuraient déjà dans la série publiée par son confrère. En 1859, il publie un second article où apparaît, pour la première fois, l'appellation *Hodgkin's disease*. Les connaissances évoluant, l'affection est reconnue comme un lymphome. Ce terme remplace celui de maladie mais le nom propre demeure.

Les patronymes ne respectent pas toujours l'histoire vraie des découvertes. Otto Kahler, médecin austro-hongrois, décrit en langue allemande l'hémopathie à laquelle on donnera son nom. Pourtant, W. MacIntyre avait rapporté 39 ans auparavant des cas que l'on peut identifier comme des myélomes, synonymes de maladie de Kahler. Biermer nomme *anémie pernicieuse* l'affection qu'il a été le premier à caractériser. Certains de ses patients n'étaient peut-être pas atteints de la maladie qui porte maintenant son nom, d'autant que la vitamine B12 est inconnue à cette époque.

La maladie de Vaquez comporte une augmentation importante des globules rouges, liée à une hyperproduction de la moelle osseuse. Cette affection aurait pu s'appeler maladie d'Osler, car Vaquez n'a décrit en 1892 qu'un seul cas, alors que William Osler avait produit une revue plus complète sur plus de patients. Mais ce grand clinicien canadien, inventeur du parcours médical par apprentissage au contact des malades, a laissé son nom à une atteinte cardiaque grave. L'endocardite due à l'infection de valves altérées porte son nom, ainsi qu'une forme particulière de maladie hémorragique, dite de Rendu-Osler.

Les noms propres ne sont pas universels. Les Anglo-saxons ignorent la maladie de Vaquez et ne parlent que de *polycythemia vera,* chimère gréco-latine pour désigner cette néoplasie myéloproliférative. De même la maladie de Marchiafava-Micheli n'existe aux États-Unis que sous la dénomination de *paroxysmal nocturnal hemoglobinuria.* Un symptôme caractéristique de l'affection est la survenue nocturne brutale d'urine noircie par la présence d'hémoglobine. Ici, garder les substantifs aurait été judicieux car le signe évoqué est très inconstant, voire rare chez les patients porteurs de la maladie dont les nouvelles méthodes diagnostiques ont révélé des formes cliniques très diverses.

L'évolution sémantique de ces maladies change et le nom propre devient commun. Il conserve sa majuscule, précédée d'un article. « C'est un Vaquez, un Hodgkin, un Kahler », entend-on dans les révisions de dossiers effectuées entre médecins.

Enfin, dernier avatar et non des moindres, l'antonomase médicale. Elle installe définitivement le découvreur dans la postérité par le passage du patronyme à l'adjectif : hodgkinien, biermérien, kahlérien. Cette évolution n'est pas toujours possible, probablement pour des raisons phonétiques. Un nom propre donne naissance à un qualificatif dérivé, s'il est simple et de préférence dissyllabique. Ainsi, Waldenström, Willebrand ou Glanzmann ne s'adjectivent pas dans le jargon médical.

D'autres affections portent plusieurs noms associés. Maladie de Rendu-Osler, de Bernard-Soulié, de Minkowski-Chauffard, de Blackfan-Diamond, d'Ehler-Danlos, de Marchiafava-Micheli. Ici, l'évolution vers l'adjectif n'est pas possible. La dualité peut venir du fait que la première publication comportait la signature de deux auteurs. La maladie de Bernard-Soulié en est un exemple. Ailleurs, après une première description assez sommaire, un second chercheur a parfois complété les données, rapporté de nouveaux cas ou proposé des explications diverses. Son nom reste alors accolé au premier. La maladie de Minkowski-Chauffard est l'illustration de cette construction.

Un autre constat s'applique aux affections à noms propres. Dès lors que plus de deux patronymes sont associés, une version simplifiée prend le relais. Ainsi, la maladie de Cooley désigne encore, et surtout dans les pays anglo-saxons, la thalassémie majeure, alors que personne n'utilise le triptyque maladie de Rietti-Greppi-Micheli pour la forme mineure.

L'identité des patients n'apparaît pas dans les pathologies citées ci-dessus ; le secret médical est de règle. Des exceptions existent. Les désordres hémorragiques héréditaires en sont des exemples. Hageman, Stuart, Christmas, sont les patronymes des premiers malades reconnus comme atteints d'un déficit en un facteur de coagulation, inconnu jusque-là, et qui prendra leur nom : facteur

Hageman, Stuart ou Christmas. En revanche, Rosenthal désigne le découvreur. Cette nosologie liée au patient se retrouve en immunohématologie. Madame Kell, madame Diego et monsieur Duffy ont-ils su que des groupes sanguins portent leur nom ?

Donner un nom propre à une maladie offre des avantages et des inconvénients. L'avantage, par rapport à des dénominations descriptives, est l'adaptabilité et le faible risque d'erreur. La maladie de Biermer en est un bon exemple. Dans le travail initial, elle est une anémie qui tuait lentement, *pernicieusement*. On reconnaît ensuite son origine carentielle. Dès lors, elle devient potentiellement curable et n'est plus pernicieuse. Plus tard, on la considère comme une maladie hépatique puisque des extraits de foie injectables suffisent à la traiter. La recherche s'oriente ensuite vers l'appareil digestif, avec la mise en évidence d'une atrophie de la muqueuse stomacale qui empêche l'estomac de synthétiser une substance labile essentielle. L'affection est donc un désordre gastrique. Un nouveau rebondissement survient enfin avec la découverte de la vitamine B12 dont les dosages révèlent la carence chez les patients. Nonobstant toutes ces métamorphoses qui auraient pu lui valoir différents vocables, la même identité, maladie de Biermer, est restée.

Un nom propre aurait peut-être évité les avatars d'une forme de leucémie chronique décrite initialement sous le trinôme obscur de *réticulo-endothéliose leucémique*. La maladie a changé de nom au gré de l'évolution des connaissances. Elle s'est appelée histiolymphocytose médullaire et splénique, leucémie histiolymphocytaire, ou réticulose histiolymphocytaire avec myélofibrose. L'ombre de Molière plane. Pour conclure s'est imposé le terme de leucémie à tricholeucocytes, traduit de l'anglais *hairy cell leukemia*. Il décrivait simplement l'aspect « chevelu » des cellules proliférantes vues au microscope, sans préjuger de leur origine. Nous savons maintenant qu'elle est une forme particulière de leucémie lymphoïde chronique B, autrefois mortelle, mais dont le traitement a amélioré le pronostic de façon spectaculaire.

Donner un nom propre aux maladies est une pratique en voie de disparition. L'histoire a gardé les anciens mais les comités de nomenclature essaient de trouver d'emblée une appellation exacte et surtout consensuelle au niveau international. Les acronymes ont remplacé les noms. L'étymologie l'avait prédit, puisque ce terme vient du grec *akros* (ἀκρος) qui désigne l'extrémité ou la fin, et *onoma* (ὀνομα), le nom. Ici, comme dans bien d'autres domaines non médicaux, des acronymes parfois obscurs ont signé la fin des noms.

O

Origine — Pourquoi le sang ? D'où vient-il ?

D'où vient le sang ? La seule réponse pour laquelle nous avons des quasi-certitudes serait : « de la mer ». Il en a gardé le goût salé. La salinité du sang est de 9 g/L. Celle des océans est en moyenne de 35 g/L avec de grandes différences géographiques, depuis la mer Rouge, la plus salée puisqu'elle contient 44 g/L de sel, jusqu'à la mer Baltique qui n'en comporte que 10 g/L. La vie est probablement née dans la mer primitive dont nous ne connaissons pas la salinité. Un peu de science et beaucoup d'imagination aideraient à recréer l'histoire de l'origine du sang.

L'âge de notre univers est estimé à 13,7 milliards d'années mais notre terre n'est vieille que de 4,5 milliards d'années. Peu après sa naissance, elle est composée essentiellement d'hydrogène, de méthane, d'ammoniac et de vapeur d'eau. C'est dans un milieu liquide appelé *soupe chaude de Haldane* que, grâce à la pluie et à un apport massif d'énergie délivrée par la foudre, sont générées les molécules prébiotiques qui donneront naissance à la vie, les acides aminés. Ceux-ci, en s'assemblant sous forme de chaînes plus ou moins longues, forment des protéines. Progressivement, ces molécules s'organisent en *procaryotes*. Ce sont des cellules rudimentaires dépourvues de noyau. Elles comportent une paroi qui enveloppe un cytoplasme, à l'intérieur duquel se sont constitués les premiers chromosomes, composés principalement d'acides nucléiques. Ils représentent de véritables programmes pour les cellules. De petits organites noyés dans le cytoplasme, les ribosomes, traduisent ces programmes pour réaliser la synthèse des protéines.

L'ATP

Toute synthèse nécessite de l'énergie. Les cellules primitives n'échappent pas à cette contrainte. Elles en ont besoin pour réussir les assemblages de molécules. Elles la trouvent sous une forme restée indispensable, l'adénosine tri phosphate, plus connu sous le nom d'ATP. L'ATP peut être dégradée en adénosine di phosphate (ADP) par perte d'une molécule de phosphate, opération qui délivre une grande quantité d'énergie. La pile qui peut alimenter les cellules est donc créée. Elle doit être rechargeable. La dégradation d'un sucre abondant dans le milieu primitif, le glucose, fournit l'énergie nécessaire. Réalisée en absence d'oxygène, d'où son nom de fermentation, elle libère 33 calories. Un nouveau problème se dessine bientôt, le sucre est consommé. Le risque d'épuisement des stocks menace. L'évolution trouve alors une idée géniale, la photosynthèse. Le processus consiste à capter l'inépuisable énergie du soleil afin de synthétiser du glucose par assemblage de molécules simples, gaz carbonique et hydrogène sulfuré. La fermentation du glucose nouvellement formé permet de libérer de l'énergie, et donc de régénérer l'indispensable l'ATP.

L'oxygène

Pour aller plus loin dans l'évolution, beaucoup plus d'énergie est nécessaire. La seule fermentation du glucose ne suffit pas. Un nouvel acteur majeur entre en jeu, l'oxygène. Des algues bleues appelées cyanobactéries apparaissent. Nous sommes 2,8 milliards d'années en arrière. Grâce à la photosynthèse, elles utilisent la lumière comme source d'énergie, tandis que le gaz carbonique fournit le carbone et que l'eau donne les électrons pour produire l'oxygène. Au début, ce gaz n'est qu'un déchet. De fait, il constitue une révolution car il va participer à la dégradation du glucose pour le plus grand profit de l'évolution. La fermentation sans oxygène dégage 33 calories, ce qui permet de régénérer 2 molécules d'ATP, alors qu'en présence d'oxygène, la dégradation d'une molécule de glucose libère 736 calories. Ce sont ainsi 36 molécules d'ATP qui peuvent être générées. Le bénéfice est considérable, toutefois la survie du vivant dépend alors définitivement de l'apport d'oxygène.

L'évolution se poursuit. Des molécules de plus en plus complexes se forment et apprennent à se répliquer. Les premiers eucaryotes unicellulaires apparaissent. Cette naissance se situe 1,4 milliard d'années en arrière. Une membrane les entoure. Leur cytoplasme s'est enrichi de nombreux organites qui synthétisent, coupent, stockent et dégradent. Au centre de ces formations, des chromosomes, associés à diverses protéines, sont enfermés à l'intérieur d'une poche entourée d'une membrane. L'ensemble constitue un noyau. Le résultat paraît minime, il est en fait spectaculaire car il forme l'unité de base de la vie, la cellule. Il aura fallu 4 milliards d'années pour arriver à ce stade du développement : l'apparition de cellules nucléées isolées, baignant dans un liquide salé.

Les pluricellulaires

Isolées... Elles ne le restent pas. Certaines s'agrègent, peut-être par simples forces électrostatiques au début, ou par affinité, dans le sens chimique du terme. Peu à peu, par un lent jeu de construction, se créent des eucaryotes pluricellulaires, de plus en plus grands, complexes et différents les uns des autres. En 500 millions d'années, la diversité explose. L'oxygène est plus que jamais nécessaire à tous les constituants des organismes créés. Il est dissous dans l'eau. Il peut donc être récupéré et utilisé, mais doit parvenir aux cellules les plus internes, celles qui ne peuvent pas le puiser au contact du milieu ambiant. Un réseau liquide se développe, il assure le transport d'oxygène vers les structures internes. Un facteur limitant se dessine : le transfert de l'oxygène dissous par simple diffusion vers les cellules n'est pas assez performant. De nouvelles molécules apparaissent, les globines, dont la cytoglobine. Elles sont capables de stocker et transporter des gaz comme l'oxygène et l'oxyde nitrique. Ce mécanisme se développe et s'enrichit de divers pigments qui s'élaborent au cours de l'évolution, dont l'hémoglobine, formidable transporteur d'oxygène et de gaz carbonique.

Le composant cellulaire du sang se forme à partir de 3 feuillets embryonnaires. La plupart des animaux sont qualifiés de *triploblastiques* car ils possèdent cette organisation. Les éponges, les cnidaires (coraux, anémones de mer) ne disposent que de deux feuillets ; ces animaux n'auront donc pas de sang. Pour les autres, au début, ce qui n'est encore que l'hémolymphe s'organise en système lacunaire, non clos. La structuration moderne en vaisseaux, plus performante, sera longue à se dessiner.

Les premiers métazoaires, composés de plusieurs cellules, étaient les algues rouges — la vie aime le rouge — apparues il y a 1,2 milliard d'années. Six cents millions d'années plus tard, des métazoaires plus complexes se forment. On pourrait les assimiler à des « animaux », car ils sont constitués de nombreuses cellules, de tissus et d'organes. La création lente du sang aura été déterminante pour la viabilité de cette évolution.

Cellules sanguines, sang et vaisseaux

L'apparition des cellules sanguines correspond à plusieurs nécessités. La principale, outre le transport d'oxygène par les globules rouges, est la défense de l'organisme contre les agressions extérieures. Les cellules disposent de peu de moyens : ingérer et détruire, ou tuer à distance. Les phagocytes répondent au premier objectif. Les ancêtres des polynucléaires et des monocytes se chargent de cette tâche. Portées par le futur liquide sanguin, ils se rendent sur les lieux de l'agression, passent dans les tissus, ingèrent les particules étrangères et les détruisent à coup d'enzymes stockés dans des granules. Cette méthode, efficace contre les bactéries et divers organites, a un inconvénient. À la fin du combat, les deux protagonistes, agresseur et défenseur meurent. L'organisme n'a rien appris. Lors de l'agression suivante, il n'est pas mieux armé. Cette *immunité innée*, qui ne nécessite pas d'apprentissage préalable, est donc efficace mais insuffisante en particulier contre les agresseurs viraux. Des phagocytes plus sophistiqués interviennent alors, les futurs phagocytes mononucléés, représentés dans le sang par les monocytes. Ils ingèrent mais ne détruisent que partiellement. Ils gardent en effet l'empreinte des organites absorbés. L'information peut être transmise à des cellules clés de l'immunité, les futurs lymphocytes. Ceux-ci apprennent à se spécialiser. Certains deviennent des tueurs (*killers*) qui pratiquent le combat au corps à corps contre toute sorte d'agresseurs. D'autres tuent à distance à l'aide de projectiles : anticorps ou cytokines. Les cellules savent retenir les leçons, certaines deviennent des cellules mémoires. L'immunité dite *adaptative* est née il y a

500 millions d'années, probablement chez les vertébrés à mâchoire, avec un squelette osseux ou cartilagineux, ancêtres des requins. Rendue possible par des évolutions génétiques qui permettent les recombinaisons, elle assure une identification précise de l'agent infectieux et le combat donc avec efficacité. Dès lors, tout au long de la vie, l'organisme retient les leçons des agressions passées et saura réagir immédiatement en cas de récidive.

Pour ses éléments figurés et pour les nutriments ou composants glucidiques, protéiques et lipidiques, le sang est un véhicule. Son efficacité repose sur sa capacité à joindre les tissus les plus éloignées grâce aux vaisseaux, de même origine embryonnaire que les cellules sanguines. Le réseau vasculaire permet le développement d'organes auxquels il apporte les nutriments nécessaires. Ce réseau est fragile. Spontanément ou à la suite de blessures diverses, les vaisseaux peuvent se percer ou se rompre. Ce risque contraint l'évolution à développer un autre système qui prévient ou traite les hémorragies. Le système d'hémostase se met en place. Il repose sur un troisième type de cellules sanguines, les plaquettes et des protéines dont la plus ancienne est probablement le fibrinogène.

Vers 430 millions d'années en arrière, la vie qui se structure accomplit un nouveau pas de géant, elle sort peu à peu de l'eau. L'immunité adaptative structurée la protège, elle peut affronter un environnement nouveau, riche d'agents parfois très nocifs. Elle porte le sang ou un tissu liquide proche, dans des systèmes clos probablement apparus chez les céphalopodes.

Une autre histoire commence, à l'air libre. Mais pour les mammifères dont l'homme, le début de la vie, au stade embryonnaire, se développera *in utero* dans un milieu liquide salé, sorte de mer primitive appelée liquide amniotique. L'évolution a de la mémoire.

Ötzi — Les hématies de l'ancêtre

Le 19 septembre 1991, un vent puissant souffle sur les Alpes de l'Ötztal, situées entre l'Autriche et l'Italie. Des randonneurs allemands découvrent par hasard un cadavre couché sur le ventre. La fonte des glaciers l'a mis à jour. Pensant qu'il s'agit d'un promeneur ou d'un escaladeur mort de froid à la suite d'une avalanche, ils alertent les gendarmeries des deux pays riverains. Plusieurs alpinistes se rendent sur les lieux et constatent la présence autour de la momie d'objets archéologiques, dont des récipients et un morceau de bois, vestige d'un arc. Le cadavre est libéré avec difficulté de sa gangue de glace à l'aide d'un marteau-piqueur qui l'endommage quelque peu. Des caméras de télévision retransmettent l'évènement. C'est en réalité une véritable momie qui est emportée à l'institut médico-légal d'Innsbruck. Les analyses effectuées révèlent qu'il s'agit d'un homme de 45 ans environ, d'assez petite taille. L'utilisation du carbone 14 permet de le dater. Il aurait vécu au néolithique, entre 3350 et 3100 av. J.-C., à la période chalcolithique, appelée aussi âge de cuivre car elle marque le début de l'utilisation de ce métal que les hommes ont appris à maîtriser. En référence au lieu de sa découverte, l'homme congelé, vieux de 5 000 ans, reçoit le nom d'Ötzi.

Ötzi a fait l'objet de multiples moyens d'investigation, endoscopie, scanner et prélèvements divers analysés avec des technologies très sophistiquées. Il garde néanmoins une part de mystère. Qui était-il ? Un berger, un marchand ambulant ou un chaman ? Nous ignorons la cause de sa mort mais il porte une blessure au niveau de l'épaule gauche probablement liée à une flèche tirée dans son dos. Au vu de la localisation et de la direction du projectile, des chercheurs ont émis l'hypothèse que la flèche aurait touché l'artère sous-clavière, entraînant une anémie fatale. Ötzi a une autre blessure sur sa main droite. À l'aide d'un microscope à force atomique qui analyse une surface point par point, avec un très fort grossissement, Marek Janko et ses collaborateurs ont pu mettre en évidence la présence de globules rouges qu'ils ont parfaitement visualisés. Ils paraissent semblables aux nôtres, sont discoïdes, concaves et possèdent un diamètre de 5,6 à 6,4 microns. La spectroscopie Raman a confirmé qu'ils contenaient de l'hémoglobine.

Ötzi a donc permis d'obtenir les plus anciennes images connues d'hématies humaines, antérieures à celles révélées par les momies égyptiennes.

P

Peinture — Des flaques de sang sur les tableaux

« Quand je n'ai pas de rouge, je mets du bleu » affirmait, non sans fierté et avec ironie, Pablo Picasso. Signifiait-il, avec cette assertion, qu'il n'était pas au service de ses couleurs mais les utilisait au gré de sa fantaisie ? Pourtant, ce génie, qui a déstructuré les codes de la peinture pour la révolutionner, n'a jamais pris de bleu pour représenter le sang.

Le sacré

Le sang rouge est absent aux débuts de la peinture occidentale, tant chez les Grecs anciens, où elle était portée par les poteries et les tombes, qu'à la Rome antique dont les riches fresques, connues essentiellement par les cités vésuviennes, montrent plus de cadres de vie quotidienne que d'instants critiques où le sang aurait pu couler. L'art byzantin leur succède. Il est très codifié, représente des figures sacrées, statiques et dénuées d'émotion. Les couleurs ont valeur de symbole et le rouge en est pratiquement absent.

Le *trecento*, XIVe siècle italien, rompt avec ce hiératisme. Représentée par Cimabue, la vie apparaît dans la peinture, et avec elle, le sang. Le Christ du *Crucifix de Santa Croce*, saigne. Dès lors, la peinture, d'essence religieuse à son début, a pour thèmes principaux la Passion du Christ, les martyres et des épisodes bibliques.

La Passion du Christ, ensemble des évènements qui ont précédé et accompagné la mort de Jésus, a de tout temps été un sujet d'inspiration pour les peintres. Toutes les étapes ont été représentées, l'arrestation, le reniement de Saint-Pierre, la crucifixion et la mise au tombeau. Le crucifiement est un mode d'exécution non sanglant. Le supplicié mourait d'une asphyxie, accélérée lorsque les pieds restaient libres, et de déshydratation. Le Christ a saigné parce que ses bourreaux lui ont infligé d'autres traumatismes : la flagellation, la couronne d'épines et la plaie par lance. De ce fait, dans la symbolique chrétienne, Jésus aura versé son sang pour les hommes.

La crucifixion, crucifiement du Christ, est une des scènes les plus représentées dans toute l'histoire de la peinture occidentale, depuis Cimabue jusqu'à Gauguin, Chagall, Picasso ou Dali. Le sang y est peu présent et le plus souvent suggéré. Le Christ de Lorenzetti, tout comme celui de Botticini ou du splendide *retable d'Issenheim* peint par Matthieu Grunewald, saigne au niveau de la plaie causée par la lance du soldat romain. Dans ces trois œuvres, tout autour de la croix, abondent les tissus rouge vif, évocateurs. On retrouve cet effet sur les crucifixions de Giotto, Fra Angelico, El Greco, Pérugin, Mantegna, Tintoret, Raphaël ou Caravage. La froide sobriété, sur fond noir, du *Cristo crucificado* de Vélasquez contraste avec ces riches images.

Les représentations de la flagellation par Pierro della Francesca, Carache, Caravage ou Fra Angelico, obéissent aux mêmes règles. Le sang est absent mais des habits écarlates ou un fond rouge l'évoquent. Plus tard et dans un autre registre, le même épisode vu par Rubens s'avère beaucoup plus réaliste.

La scène de la couronne d'épines est le thème de nombreuses œuvres. Celles d'Albrecht Bouts, Van Dyck ou Caravage, et d'autres non signées, montrent le sang qui s'écoule sur le visage ou le corps du supplicié. Il est absent sur la scène peinte par Botticelli, mais suinte sous la couronne du Christ lorsque l'artiste transcrit sa vision de la résurrection. Dans l'image qu'en donne Titien, la tête ne saigne pas mais le Christ est revêtu d'une flamboyante toge rouge. Au XVe siècle, Simon Marmion compose, dans son *Christ de pitié*, une représentation violente et sanguinolente de cette scène. Récemment, Fabienne Verdier figure la quintessence de ce tableau dans son œuvre au titre insolite, *Petit sang du Christ*. Une large tache de sang éclabousse la toile au fond d'or, comme dans certaines icônes. On peut reconnaître en son sein la silhouette de l'homme à la couronne d'épines.

Le Christ a versé son sang pour les humains, les martyres de l'art pictural saigneront peu. Sainte-Agathe de Catane présente sur un plateau ses deux seins qui viennent d'être amputés, sans la moindre goutte de sang. Transpercé de flèches multiples, le *Saint Sébastien* saigne à peine sur les toiles de Mantegna ou Rubens. Les pointes se figent dans la peau sans effusion pour Guido Reni, Botticelli, Caravage ou Ribera. En revanche, les artistes utilisent largement le procédé qui consiste à placer dans le tableau des objets bien rouges, pièces d'étoffe le plus souvent. C'est le cas pour le *Martyre de Sainte Justine* de Véronèse, le *Saint Erasme* peint par Poussin, le *Saint André* du musée des Augustins à Toulouse, ou la *Sainte-Agathe* citée précédemment. Elle porte dans le dos une longue étole rouge.

La mythologie

Souvent issues de la mythologie, les scènes de décapitation ne peuvent éviter la représentation du sang. *Judith tranchant la tête d'Holopherne* a inspiré, avec flux d'hémoglobine, Caravage, Artemisia Gentileschi et Rubens, alors que Tintoret cache la tête coupée derrière une serviette ; le corps est étendu sous une vaste tenture rouge.

Après l'avoir abattu avec sa fronde, David décapite Goliath. Caravage donne une image sanguinolente et effrayante de la tête tranchée du géant, thème qu'il reprend dans la *Décollation de Saint-Jean-Baptiste*, ou bien dans la *Méduse*, tableau d'une rare violence. Dans la dernière œuvre documentée du peintre, la flèche tirée à bout portant sur *Sainte Ursule* ne génère pas de saignement, mais la martyre est drapée d'un large linge rouge qui semble prolonger les manches de son assassin.

La représentation par Goya de *Saturne dévorant son fils* est tout aussi impressionnante et rutilante, alors que le *Tres de Mayo* met davantage l'accent sur le blanc éclatant du fusillé ; le sang à terre n'est pas le sien.

L'histoire

Les assassinats historiques ont souvent fait l'objet de toiles sanglantes. La plus célèbre de toutes est sans doute *La Mort de Marat* par David. Le médecin révolutionnaire est dans sa baignoire. Il y soigne sa maladie de peau. Il a le torse ensanglanté après le coup de poignard porté par la douce Charlotte Corday. Edvard Munch a été intéressé par ce tableau qu'il a admiré lors d'un séjour parisien. Il s'en est inspiré pour créer deux œuvres expressionnistes auxquelles il a donné le titre du tableau de David. Charlotte Corday y apparaît nue devant le cadavre d'un homme à la main ensanglantée. Munch évoque ici un épisode personnel de sa relation tumultueuse avec Tulla Larsen. Cette dernière l'avait blessé à la main d'un coup de revolver. Un autre tableau de Munch évoque le sang mais abuse le spectateur. Il représente une femme embrassant le cou d'un homme penché sur son bras. La femme possède une chevelure d'un roux vif au point que le tableau paraît ensanglanté. Il est souvent cité sous le titre *Vampire*, alors que le peintre qui en délivra six versions différentes l'avait intitulé *Amour et douleur*.

L'assassinat de César a beaucoup inspiré les peintres. Le sang en est absent mais la victime est souvent vêtue d'une toge rouge qui contraste avec la blancheur de celle des tueurs et des sénateurs. Le meurtre de Kléber, lors de la campagne d'Égypte, a fait l'objet de nombreuses interprétations, toiles ou gravures. La plus connue est due au baron Antoine-Jean Gros. Le rouge y prédomine, non pas par les quelques gouttes de sang du héros de la Révolution, mais par la teinte de toute la partie gauche du tableau et celle du plumeau attaché au sabre du soldat qui chasse le coupable.

Joan Miro a proclamé son intention « d'assassiner la peinture ». Il a consacré une exposition à ce thème et était près de réaliser ce crime en 1973, avec les œuvres *Toiles brûlées* qu'il maltraitait, piétinait et faisait flamber. Une toile abstraite éclaboussée d'une longue tache rouge, illustration de l'évènement, laisse à penser que cette mort sera hémorragique.

Les natures mortes sont par essence exsangues. Toutefois, comment classer autrement que sous cette désignation le sanguinolent *Bœuf écorché* de Rembrandt ? Ce tableau paraît surprenant parmi les créations du maître hollandais. En fait, il est issu d'un thème récurrent dans les écoles hollandaise et flamande. Divers artistes ont produit par la suite des variations picturales autour de cette toile : Marc Chagall, Chaïm Soutine et plus récemment J.E.H.

MacDonald. Michel Pastoureau attribue la rareté du sang dans l'œuvre de Rembrandt à sa culture protestante. Dans l'iconographie de cette religion, Calvin avait fait bannir le rouge de la panoplie vestimentaire et de la peinture. La recherche devait porter sur les couleurs de la nature, les teintes sombres et les clairs-obscurs, domaine où excellait Rembrandt. Ceci l'oppose à Rubens, catholique fervent qui a décliné toutes les nuances du rouge. Ironie de l'onomastique, le verbe latin *rubeo*, dont *rubens* pourrait être le participe présent, signifie être rouge.

Les temps modernes

Un peintre récent se disait hanté par ce vers d'Eschyle : « L'odeur du sang humain ne me quitte pas des yeux. » Peintre de la violence et de la cruauté, Francis Bacon a représenté des crucifixions sanguinolentes dans un triptyque intitulé *Trois études pour une crucifixion*. L'une de ses œuvres les plus puissantes est d'une terrible simplicité. *Sang sur le plancher* montre une goutte de sang qui semble avoir explosé sur une planche de bois vue en perspective, le tout sur fond orange. Ainsi que le relève Jacques-Louis Binet, hématologue et grand amateur de peinture, ce dépouillement illustre parfaitement le constat désabusé d'André Malraux : « L'art est peu de chose en face de la douleur et, malheureusement, aucun tableau ne tient en face des taches de sang. »

L'évocation du sang repose parfois sur la représentation de ses contenants naturels, les vaisseaux. C'est le cas de la création de Magritte intitulée *Le sang du monde,* où veines et artères occupent le premier plan, devant des formations abstraites percées de rouge, globules ou flaques de sang. Ce thème se retrouve dans le *Double autoportrait* de Frida Kahlo, artiste brisée, atteinte dans son jeune âge par la poliomyélite puis par un terrible accident. Jean-Michel Basquiat avait lui aussi été victime d'un grave traumatisme dans sa jeunesse. Son *Red man* s'inspire de cet épisode qui l'a marqué pour la vie.

Souvent présent dans la peinture, le sang y est rarement abondant. Il est un des éléments de la scène, permet parfois d'en souligner la violence ou la cruauté, mais ne prend pas la valeur de symbole. Chez de nombreux artistes, de la Renaissance à nos jours, un procédé récurrent le suggère. Le blessé, ou celui qui perd la vie dans des conditions dramatiques, porte ou côtoie des taches d'un rouge éclatant, des toges, des draperies et tissus divers écarlates.

Un contemporain de Rubens affirmait : « Rubens peint avec du sang. » Cette boutade était une image. Hélas, l'époque moderne en a fait une réalité. Un peintre américain du nom de Vincent Castiglia peint exclusivement avec du sang humain sur du papier. Pire encore, des artistes femmes, telles Laetitia Bourget, Jasmine Alicia Carter ou Jen Lewis utilisent pour peindre le sang menstruel. Ces techniques, ou plutôt ces provocations, sont d'autant plus ridicules que le sang à peine séché perd sa couleur rouge et devient noir. Pour préserver cette couleur, les artistes ajoutent parfois de l'oxyde de fer au composé, technique utilisée, quelques millénaires plus tôt, par les hommes préhistoriques.

Selon l'histoire ou la légende, après avoir visité Lascaux, Picasso aurait dit : « Nous n'avons rien inventé. »

Phagocytose — Des étoiles de mer aux cellules sanguines

La phagocytose est la propriété que possèdent certaines cellules de capturer et d'ingérer des éléments figurés, particules, autres cellules ou micro-organismes. Dans le sang, la plupart des leucocytes, et plus particulièrement les polynucléaires et les monocytes, disposent de cette propriété. La phagocytose n'est pas l'apanage des cellules sanguines. De nombreuses autres cellules en sont capables, tels les macrophages des poumons, de la peau ou du foie qui portent tous un nom spécifique lié à l'organe où ils siègent. Cette fonction permet à l'organisme de se débarrasser d'éléments nocifs, microbes, bactéries, virus, parasites dont la destruction est assurée par la cellule phagocytaire, en collaboration avec d'autres composants du système immunitaire. La phagocytose concerne aussi les cellules mortes, les résidus nucléaires ainsi que des particules inertes.

Cette fonction essentielle de notre système immunitaire a été découverte par un grand zoologiste et bactériologiste ukrainien, Ilya Metchnikoff dont la vie représente un long combat. Combat contre lui-même tout d'abord puisqu'il a survécu à deux tentatives de suicide. La première survient dans un contexte d'échec. Son épouse est atteinte d'une tuberculose qu'il s'est promis de guérir. Le décès de la malade lui cause une grave dépression. Fort heureusement, la dose de morphine qu'il s'injecte est insuffisante pour mettre fin à ses jours. Quelques années plus tard, à la suite de querelles incessantes avec des collègues, Metchnikoff, en mal de reconnaissance, fait une autre tentative de suicide originale. Il s'injecte du sang prélevé chez un de ses malades atteints de fièvre récurrente, persuadé que l'infection l'emportera. Il développe une forte fièvre, mais survit à nouveau. Il vit alors en Russie. La politique réactionnaire et répressive menée par le tsar Alexandre III après l'assassinat d'Alexandre II l'incite à donner sa démission de l'université et à quitter son pays. Passionné de faune marine, il s'installe en Sicile, à Messine où a lieu sa première grande découverte. Ses recherches portent non pas sur le sang mais sur des animaux marins, éponges, étoiles de mer et anémones de mer. Ces dernières ont l'avantage d'être transparentes. Cette propriété permet à Metchnikoff de découvrir de petites cellules munies de prolongements qui, en cas de lésion, s'accumulent sur place. Il a l'intuition que ce phénomène représente un système de défense contre une agression extérieure. Les expériences suivantes ont pour but de valider cette hypothèse. Il travaille sur des larves flottantes d'étoiles de mer dans lesquelles il introduit des échardes piquantes recueillies sur un arbre de Noël. Dès le lendemain, il note : « J'ai pu voir une masse de cellules mobiles entourer le corps étranger en formant une couche épaisse. L'analogie de ce phénomène avec ce qui a lieu lorsqu'un homme se pique avec une écharde qui génère l'inflammation, accompagnée de suppuration, est étonnante. » Grâce à son grand esprit d'observation, Metchnikoff vient de mettre en évidence un processus essentiel de notre système de défense immunitaire, la phagocytose.

Sa découverte et ses théories ont été très contestées. Il a été, de son vivant, l'objet de violentes critiques issues du monde scientifique. Malgré la controverse, il poursuit ses recherches. Il montre que le phénomène qu'il a décrit se retrouve pour d'autres cellules, les cellules sanguines. Il peut distinguer ainsi les « macrophages » représentés dans le sang par les monocytes, des « microphages », devenus depuis les polynucléaires neutrophiles. Tous les travaux ultérieurs ont confirmé que la phagocytose observée au départ sur des larves d'étoiles de mer était un mécanisme de défense essentiel pour l'organisme dans sa lutte contre l'infection.

Revenu dans son pays d'origine, et à nouveau confronté à des difficultés pour mener ses recherches, il contacte Louis Pasteur et sollicite un poste dans l'Institut Pasteur en cours de création. Il y est accueilli et poursuit avec succès ses travaux qui lui vaudront, en 1908, le prix Nobel de physiologie.

Plantes — Guérir le sang malade par les plantes

La phytothérapie, médecine par les plantes et dérivés de végétaux, existe depuis longtemps. Elle a parfois donné naissance à des traitements efficaces.

La quinine

Les Indiens du Pérou utilisaient traditionnellement les extraits de l'écorce d'un arbuste appelé quinquina pour lutter contre la fièvre. Au début du XVIe siècle, Ana de Osorio, épouse de Luis de Cabrera, vice-roi du Pérou et quatrième comte de Chinchon, souffre d'une forte fièvre. De sources historiques incertaines, elle reçoit un traitement à base de poudre de quinquina qui la guérit. Elle décide d'emporter ce nouveau médicament en Europe. Lorsque Carl von Linné établit sa classification des plantes, il donne à l'arbuste le nom de la comtesse de Chinchon, amputé du premier « h ». *Cinchona Officinalis* est le quinquina gris, alors que seules les variétés rouges ou jaunes possèdent les propriétés antipyrétiques.

Les missionnaires jésuites mettent la main sur les précieux produits. Ils désignent sous le nom de *Arbol de las caleturas,* ou arbre des fièvres, le végétal dont les extraits sont issus. Ils en font commerce sous l'appellation de poudre des jésuites. Rome a alors d'importants besoins dans ce domaine. Au XVIIe siècle, le paludisme, terme tiré du latin *palud* qui signifie le marais, sévit dans la cité papale du fait de la présence alentour de zones humides et boueuses. *Malaria*, son autre nom, vient de l'italien indiquant le mauvais air. L'affection est due à un parasite, le *plasmodium* qui entre dans l'organisme à la faveur d'une piqûre de moustique, un anophèle femelle. Il gagne en premier lieu le foie où il se multiplie, ce qui induit la mort des cellules infectées. De nombreux parasites sont ainsi libérés. Ils pénètrent dans les globules rouges où ils prolifèrent. Les érythrocytes subissent le même sort que les hépatocytes. Ce cycle intra-érythrocytaire permet aux parasitologues, et parfois aux hématologues, d'identifier le parasite sur un frottis sanguin spécial, la goutte épaisse.

En 1920, Pierre Pelletier et Joseph Caventou isolent du quinquina le principe actif contre le parasite, la quinine. Ses dérivés synthétiques, la chloroquine et l'hydroxychloroquine restent longtemps les seuls antipaludéens disponibles pour la prévention et le traitement de la parasitose, mais l'efficacité s'atténue avec le temps. Dans de nombreuses régions, les plasmodiums ont acquis un statut de résistance au médicament. En revanche, la quinine est restée un excellent antipyrétique.

La vitamine B9

L'histoire de la découverte de la vitamine B9 commence aux Indes. En 1931, une chercheuse britannique, Lucy Willis, médecin et hématologue travaille sur une forme sévère d'anémie qui sévit dans ce territoire britannique. Elle se rend à Bombay et constate que cette anémie touche les femmes enceintes, employées dans l'industrie textile. Elle conclut assez rapidement que la cause principale est la sous-alimentation. Elle tente de reproduire l'anémie en carençant des singes de laboratoires. Ceux-ci s'affaiblissent et meurent. L'un d'entre eux, pourtant, échappe à ce triste sort grâce à l'ingestion de *marmite*, sorte de pâte à tartiner anglaise préparée à partir de levure de bière. Lucy Willis y voit une thérapeutique possible et l'applique chez des femmes enceintes ; elles guérissent de leur anémie. La mystérieuse substance contenue dans la levure de bière reçoit le nom de *facteur Willis*. Des recherches ultérieures identifient le principe actif, connu sous le nom d'acide folique, du latin *folia*, la feuille, appelé parfois vitamine B9. La carence est fréquente lors de la grossesse. Elle entraîne une anémie dite mégaloblastique, car les globules rouges sont de grande taille. L'acide folique se classe, tout comme la vitamine B12, parmi les facteurs antimégaloblastiques. Il possède une autre propriété. Donné dès le début de la grossesse, il constitue une prévention efficace contre une grave malformation fœtale, la spina bifida.

L'aspirine

L'histoire de l'acide salicylique qui aura tardivement un lien inattendu avec l'hématologie est plus ancienne. Depuis longtemps, les hommes ont utilisé l'écorce de saule pour soigner les verrues et autres callosités ou pour soulager les douleurs. Le papyrus Ebers, daté de 1550 av. J.-C., mentionne déjà l'usage thérapeutique de décoctions de feuilles de saule. Hippocrate recommande une préparation à partir d'écorce de saule blanc pour soulager les douleurs et les fièvres. En 1828, un pharmacologue allemand, Johann Andreas Buchner, extrait à partir de cet arbre — *Salix alba* — un principe actif qu'il nomme acide salicylique. Le produit a deux propriétés très différentes, antipyrétique et kératolytique. Ce dernier effet a beaucoup intéressé les dermatologues. Son pouvoir de dissolution sur la kératine cutanée permet de lutter contre les verrues et autres affections hyperkératosiques. En 1853, un chimiste strasbourgeois, Charles Gerhardt, réussit la première synthèse en laboratoire de ce composé. Malheureusement, le produit formé est instable. En 1897, Félix Hoffmann, chimiste allemand qui travaille au laboratoire Bayer à Leverkusen, obtient par acétylation de la molécule, une forme stable. L'acide acétylsalicylique est né. Bayer dépose le brevet et produit en grande quantité le composé, commercialisé sous le nom *d'Aspirin*, du grec *aspro* (ἀσπρο) blanc. Le médicament fera la fortune du laboratoire. Plus tard, l'aspirine rejoindra l'histoire de l'hématologie du fait de son effet sur les plaquettes. Les patients traités par ce produit acquièrent une tendance exagérée aux saignements. Cet effet est dû à une propriété découverte plus tard, l'action antiplaquettaire. L'aspirine empêche ou réduit l'agrégation des plaquettes, premier temps du processus d'hémostase. Cette activité en fait un médicament de tout premier choix dans l'athérome et l'athérosclérose. Les deux termes ne sont pas synonymes. L'athérome, du grec *athera* (ἀθηρα) la bouillie, décrit le dépôt graisseux jaunâtre, issu du cholestérol, qui se forme sur la tunique interne des artères. L'athérosclérose en est la conséquence. Elle est la maladie artérielle au cours de laquelle l'artère se sclérose et perd son élasticité. Ses parois s'épaississent et se sténosent. Ces altérations favorisent les accidents vasculaires cérébraux ou coronariens. En revanche, l'artériosclérose désigne le vieillissement naturel, non athéromateux, de l'artère. D'autres agents antiplaquettaires sont venus depuis enrichir la pharmacopée, mais l'aspirine reste une molécule de référence dans cette indication.

La colchicine

Originaire de Colchide, région de l'actuelle Géorgie où résidait la magicienne Médée, le colchique fleurit dans les prés à la fin de l'été. Les éleveurs oublient la chansonnette et le redoutent : lorsqu'il est ingéré, pur ou mélangé par inadvertance au fourrage, il s'avère extrêmement toxique. L'un de ses noms, le *tue-chien* en témoigne. Pris à forte dose, il constitue aussi un poison mortel pour l'homme. En revanche, la jolie fleur bien utilisée possède d'indéniables vertus thérapeutiques. Un médecin botaniste grec Dioscoride, dans son traité *De materia medica*, recommandait déjà l'extrait de colchique dans le traitement de la goutte. Au Moyen-âge, les médecins arabes en préconisent l'usage. Plus tard, un obscur praticien viennois, Anton von Stork, expérimente sur lui-même le pouvoir diurétique qu'il exploite dans l'hydropisie. En 1920, Pelletier et Caventou, découvreurs de la quinine, isolent le principe actif du colchique qu'ils nomment colchicine. Ses propriétés anti-inflammatoires en font encore actuellement le traitement de référence de la crise de goutte. À la fin du XIXe siècle, un médecin sicilien, B. Pernice, trouve son mode d'action. La colchicine bloque la mitose, ce processus de division par lequel une cellule donne naissance à deux cellules filles identiques. Les laboratoires de cytogénétique utilisent cette propriété pour analyser les chromosomes humains et effectuer des caryotypes. L'hématologie des hémopathies malignes a besoin de ces caryotypes qui permettent le diagnostic et le suivi thérapeutique d'un certain nombre d'affections.

Jean Bernard réalise, entre 1939 et 1944, les premiers essais de chimiothérapie avec de la colchicine qu'il injecte dans la moelle de patients leucémiques. Deux des sept malades traités ont de courtes rémissions. L'histoire de la colchicine ouvrait la voie aux applications thérapeutiques des extraits de plantes en cancérologie.

La pervenche de Madagascar

Cathanratus roseus ou *Vinca rosea,* est une jolie fleur rose des régions tropicales et intertropicales. Elle pousse entre autres pays, en Jamaïque. Les habitants utilisent les feuilles en infusion pour traiter le diabète. Alerté par son frère Clark, Robert Noble, chercheur dans ce haut lieu de la diabétologie qu'est l'université de Toronto, veut étudier le mode d'action de ce médicament. Il ne lui trouve aucun pouvoir antidiabétique, mais constate que le produit, à forte dose, a un effet toxique sur la moelle osseuse et réduit considérablement le nombre des globules blancs. C'est là qu'intervient Charles Beer, chimiste, qui a rejoint l'équipe de Robert Noble. À partir des feuilles de *Vinca Rosea,* il isole un puissant alcaloïde qu'il nomme vinblastine. Le médicament est un excellent antimitotique qui, comme la colchicine, bloque la synthèse du fuseau cellulaire nécessaire au déroulement de la mitose. Les essais cliniques ont montré son efficacité dans la maladie cancéreuse. La vinblastine est devenue l'un des premiers médicaments actifs dans le lymphome de Hodgkin. Le produit reste utilisé dans le traitement de certains cancers.

If.

Les deux lettres assemblées ici n'annoncent ni le poème de Rudyard Kipling ni le film de Lindsay Anderson. Elles désignent le conifère non résineux toujours vert, porteur de baies rouges, appelé *Taxus baccata,* du latin *bacca,* la baie. Il a le rare privilège d'orner un certain nombre de cimetières, probablement du fait de son faible encombrement au sol. Mais si cet arbre longiligne a, depuis les Celtes, été symbole de mort, c'est peut-être aussi à cause de sa toxicité. Les passionnés d'équitation savent en effet qu'ils ne doivent pas laisser un cheval manger de l'if ou de ses baies. Ce repas peut lui être fatal. La mésaventure survenait parfois à l'époque où des chevaux tiraient les corbillards. Pendant que l'on s'affairait tristement autour de la tombe, l'animal se repaissait des grands cierges verts plantés là et rejoignait très vite son passager d'un jour. La toxicité de l'if est due aux alcaloïdes contenus dans les feuilles, les branches et les baies, les *taxines.*

Parmi celles-ci figure le taxol, puissant anticancéreux. La découverte de ses propriétés médicales ne doit rien au hasard ou à l'intuition. Dans les années soixante, le National Institute of Cancer (NCI) américain, considérant probablement les observations relevées ci-dessus, lance une large étude sur l'action anticancéreuse des plantes du monde entier. Elle montre l'effet d'une substance extraite de l'écorce d'ifs du Pacifique, le paclitaxel, produit toxique à forte activité antimitotique. Les essais cliniques provoquent la colère des défenseurs de la nature : pour préparer deux kilos de paclitaxel, qui deviendra le *taxol,* les chercheurs avaient fait abattre douze mille arbres. Néanmoins, les travaux révèlent une bonne efficacité du médicament. Dès lors, les équipes se lancent dans la synthèse de molécules proches. Le résultat est la mise au point d'un produit deux fois plus actif que le taxol, le docétaxel (*Taxotère*). Ce remarquable antimitotique, utilisé dans les cancers du sein, du poumon et de la prostate est synthétisé par un pharmacien et chimiste français, Pierre Potier, qui est aussi à l'origine d'un autre anticancéreux majeur la vinorelbine (*Navelbine*).

Plaquettes — Petites mais indispensables

Les plaquettes sont les plus petits éléments figurés du sang. Ce sont des fragments de cytoplasme, dépourvus de noyau, qui jouent un rôle considérable dans l'hémostase. Leur taille explique qu'elles aient échappé longtemps aux investigations microscopiques. Certes, les premiers microscopistes, dont Anton van Leeuwenoek, ont repéré dans le sang de minuscules poussières, mais aucun ne leur a accordé d'importance. Plus tard, en 1841, Thomas Addison indique que le sang contient de nombreux granules, 8 à 10 fois plus petits que les globules rouges, il ajoute : « Pendant que j'examinais ces très petits éléments, la coagulation de la fibrine commençait. » Il n'était pas loin de découvrir les plaquettes et leur fonction, mais a estimé que ces particules étaient des artefacts.

C'est un médecin français, Alfred Donné, bactériologiste à l'Hôtel-Dieu qui fait la première description de ces nouveaux composants sanguins. Il a eu l'idée d'appliquer les techniques récentes de la photographie à la microscopie. Ce procédé lui permet d'obtenir des images plus précises appelées daguerréotypes, regroupés dans un célèbre atlas. Il identifie des éléments cellulaires plus petits que les globules rouges et les globules blancs, différents d'eux. Pour les rattacher aux deux autres lignées sanguines, faites de globules, il les baptise *globulines*. Le choix n'est pas très heureux et ne s'impose pas. En 1865, un biologiste allemand, passionné par les micro-organismes Max Schultze, étudie l'effet des variations de température sur le sang, à l'aide d'un appareil mis au point par von Recklinghausen, un microscope dont l'objectif est immergé dans une chambre humide. Il visualise dans son sang, et dans celui d'autres individus, les différentes populations de globules blancs et de petits éléments de taille variable, entre *0,001 et 0,002 millimètre* (soit 1 à 2 microns), de structure granulaire, parfois isolés, le plus souvent en amas, qu'il appelle *sphérules*. Il conclut sa description ainsi : « Souvent, leur apparence suggère que la coagulation commence à partir de cette accumulation de granules. » Les termes de globulines et sphérules ne sont pas passés à la postérité et c'est finalement le nom de *piastrine* (petites plaques, donc plaquettes) donné par le médecin italien Giulio Bizzozero qui s'impose. Bizzozero a identifié, en 1881, ces petites plaques *in vivo*, dans le sang circulant d'animaux vivants, mais aussi sur des prélèvements sanguins. Le titre de son article princeps dans la *Gazzetta delle Cliniche* est : « Sur un nouvel élément morphologique du sang des mammifères et de son importance dans la thrombose et la coagulation. » En plus de ses descriptions des plaquettes, Bizzozero a présenté une série d'expériences remarquables qui montrent le rôle joué par ces cellules dans l'hémostase et la constitution du caillot.

Dans le processus d'hémostase qui vise à arrêter les saignements, les plaquettes sont les premiers éléments cellulaires à intervenir. Elles circulent dans le sang qui en compte 150 à 400 000 par millimètre cube (150 à 400 G/L) et glissent le long des parois vasculaires intactes, sans s'y accrocher. Les artères, les veines et les capillaires sont en effet tapissés de cellules douées de propriétés antiagrégantes. Dès que se produit une rupture de continuité de la paroi, le sang sort du vaisseau et les plaquettes rencontrent une substance extravasculaire faite de collagène à laquelle elles adhèrent. Ceci déclenche leur agrégation qui génère un petit caillot blanc, appelé thrombus, destiné à obturer la brèche vasculaire. La forme particulière de ce caillot avait amené Georges Hayem, un des pères de l'hématologie française, à parler de *clou plaquettaire*. Cette étape initiale, appelée hémostase primaire, ou temps vasculo-plaquettaire, permet d'obtenir l'arrêt des saignements dans les petits vaisseaux de la peau et des muqueuses. La coagulation intervient ensuite pour consolider ce caillot.

Les plaquettes sont indispensables à la vie. Lors de certaines maladies sanguines, une diminution de leur taux, appelée thrombopénie, peut être responsable de graves hémorragies. Le risque devient important en dessous de 30 000/mm3 (30 G/L). Il peut se manifester par de petites hémorragies sous-cutanées spontanées appelées purpura. Dès lors, le patient, s'il n'est pas traité, est exposé au risque d'hémorragie mortelle, au niveau de l'encéphale et des méninges en particulier. Les anges gardiens que constituent les plaquettes peuvent aussi s'avérer dangereux. Ces petites cellules interviennent de façon prépondérante dans la maladie qui menace gravement tout être humain, surtout lorsqu'il avance en âge, a fortiori s'il fume, est en surpoids et mène une vie sédentaire : l'athéromatose. Elle est responsable de complications graves : accident vasculaire cérébral, infarctus du myocarde, artériopathie oblitérante. Pour lutter contre cette maladie, la médecine a recours, entre autres, à des médicaments qui bloquent ou freinent l'action des plaquettes, les antiplaquettaires, souvent appelés antiagrégants plaquettaires. L'un des principaux est un vieux produit toujours d'actualité : l'acide acétylsalicylique plus souvent appelé aspirine.

Les plaquettes interviennent aussi, à des degrés divers, dans diverses maladies parmi lesquelles la migraine, les allergies ou le cancer.

Plongée — Le sang et la plongée sous-marine

Le terme de plongée recouvre deux types d'activités différentes. L'une se pratique sans apport d'air, elle est appelée *plongée en apnée* ; la seconde comporte l'apport d'air : la *plongée en scaphandre autonome* nommée aussi « plongée bouteille » en est l'application la plus courante. Dans les deux cas, le sang constitue le facteur critique.

L'apnée

La plongée en apnée s'effectue en arrêt respiratoire volontaire, état que l'organisme ne supporte pas longtemps puisqu'il entraîne l'interruption de l'apport d'oxygène et l'impossibilité d'évacuer le gaz carbonique. Cette situation ne peut se prolonger. Les cellules et tissus ont toujours besoin d'oxygène et produisent continuellement du gaz carbonique. Après un certain temps, inférieur à la minute chez un sujet non entraîné, la reprise ventilatoire s'impose. Elle dépasse la simple volonté de poursuivre l'expérience. Cette commande impérieuse de respiration est induite par l'excès de gaz carbonique dans le sang ou hypercapnie. Des récepteurs situés dans les vaisseaux analysent en permanence le contenu gazeux du sang et envoient de puissants signaux de stimulation ventilatoire lorsqu'ils détectent une telle augmentation.

Pour s'opposer le plus longtemps possible à la reprise respiratoire et améliorer leurs performances en apnée, les plongeurs, chasseurs sous-marins, randonneurs aquatiques ou candidats aux records ont recours à de nombreux stratagèmes. Le plus habituel est l'hyperventilation préalable. Elle consiste à effectuer, avant l'épreuve, de profonds cycles d'inspiration-expiration. Contrairement à une opinion répandue, cette technique ne permet pas d'augmenter les réserves en oxygène. L'hyperventilation a pour effet principal d'abaisser le taux de gaz carbonique et donc de retarder l'hypercapnie qui induit le besoin irrésistible de respirer. Pratiquée par la majorité des apnéistes, l'hyperventilation est considérée comme dangereuse car elle peut favoriser des pertes de connaissance. En revanche, la mise au calme de l'organisme en essayant, par le relâchement musculaire et l'absence de stress, de ralentir le rythme cardiaque et la consommation d'oxygène s'avère une aide particulièrement efficace. D'autres paramètres entrent en jeu dans la durée de l'apnée. Ils tiennent à la personnalité du pratiquant, à son entraînement, à sa physiologie individuelle et à sa volonté. Ils ont permis d'établir des performances étonnantes. À côté des tentatives de records de profondeur dites *no limit*, dangereuses et parfois aux frontières de l'absurde, car responsables de nombreux décès, il existe une gamme de performances reconnue par l'Association internationale pour le développement de l'apnée, dans laquelle le record masculin, pour l'apnée statique, — position immobile, tête immergée dans l'eau — atteint les chiffres impressionnants de 11 min 35 s chez les hommes, 9 min 2 s pour les femmes !

En apnée, l'être humain reste loin des capacités animales, tortues de mer, éléphants de mer, cétacés. La palme revient aux cachalots et aux baleines. Ces splendides mammifères marins peuvent cesser de respirer pendant plus d'une heure et descendre à 3 000 mètres de profondeur pour aller chercher leur nourriture.

Le scaphandre autonome

La plongée en scaphandre autonome pose des problèmes tout à fait différents. L'air inspiré est contenu dans des bouteilles en métal, acier ou aluminium, que le plongeur porte sur le dos. Le gaz est très fortement comprimé, puisque sa pression en début de plongée est de 100 à 200 bars. Le bar est, à quelques décimales près, la pression atmosphérique normale à la surface de l'eau. Pour que cet air puisse être inspiré par un embout buccal sans effort et sans risque, il passe dans un détendeur. Ce dispositif, mis au point à l'origine par Jacques-Yves Cousteau et Emile Gagnan, permet au mélange gazeux de parvenir à la bouche avec une pression égale à celle régnant dans l'arbre respiratoire du plongeur. Sous la surface, la pression augmente d'un bar tous les dix mètres de profondeur. Elle est donc de deux bars à 20 mètres, trois bars à 30 mètres, etc. Cette augmentation de pression n'a pas d'effet sur le corps, à l'exception des cavités aériennes qui en subissent les conséquences : oreilles internes, sinus, poumons et voies aériennes supérieures. Quelle que soit la profondeur, grâce au détendeur, le sujet aura l'impression de respirer à l'air libre, puisque malgré l'hyperpression qui règne, un équilibre s'établit entre l'air arrivant dans l'embout buccal et celui contenu dans les poumons et les voies aériennes supérieures. Les systèmes ouverts, les plus courants, permettent ensuite de rejeter l'air vers l'extérieur. Il forme des bulles qui remontent à la surface.

L'augmentation importante de pression peut avoir des effets potentiellement nocifs sur les cavités de l'organisme et sur les gaz dans le sang.

Les effets de la pression sur l'organisme

Effets sur les cavités

L'augmentation de pression est sans effet sur les muscles, les parenchymes et tout ce qui n'est pas cavitaire dans le corps. En revanche, la loi de Boyle-Mariotte établit que lorsque la pression s'accroît, le volume d'air contenu dans les cavités aériennes diminue. Ce phénomène est perceptible pour le non-plongeur quand il prend l'avion. Au niveau de l'oreille interne se trouvent de petites cavités aériennes, situées derrière une membrane souple appelée tympan. La diminution de pression liée à l'altitude entraîne une douleur car cette membrane se creuse vers l'intérieur de l'oreille. En plongée, avec l'augmentation de la pression ambiante, le phénomène inverse se produit. Lors de la descente, le tympan se bombe douloureusement. Seule une manœuvre connue consistant à souffler par le nez en comprimant les narines permet à cet air de s'évacuer vers la bouche par les trompes d'Eustache. L'augmentation de pression peut aussi entraîner des accidents appelés barotraumatismes qui ne seront pas traités ici.

Effets sur les gaz du sang.

Une autre loi explique la physiologie et le risque des accidents de décompression. Il s'agit de la loi de Dalton ou loi des pressions partielles. Elle énonce que la pression d'un gaz au sein d'un mélange de gaz parfaits est égale à la somme des pressions partielles de ses constituants. En d'autres termes, chaque gaz du mélange se comporte comme s'il était seul dans le récipient et sa pression augmente en conséquence. Lorsque la pression gazeuse double ou triple, la pression de chacun des gaz inspirés double ou triple. L'air contient principalement 78 % d'azote, 21 % d'oxygène et 1 % de gaz rares. Pour les profondeurs habituelles de plongée autonome, soit 20 à 60 mètres, l'augmentation de la pression partielle d'oxygène n'a pas de conséquences. Les molécules d'oxygène inspirées en excès sous haute pression sont consommées dans les tissus et ne s'accumulent pas. Tel n'est pas le cas de l'azote. Sous l'effet des hautes pressions, une quantité importante d'azote se dissout dans le sang. Lors de la descente et pendant l'immersion en profondeur, les molécules d'azote en excès sont stockées dans le sang et les tissus. Le danger ne se situe pas pendant ces deux phases, descente et temps passé au fond, mais au moment de la remontée et dans ses suites immédiates. Du fait de la décompression, l'azote accumulé doit parcourir le chemin inverse, se dissoudre dans le sang pour être expiré. Cette étape est critique car le phénomène est lent, et l'azote non expiré peut former des bulles dans le sang et les tissus. Les bulles sont des équivalents de caillots susceptibles d'obstruer totalement des vaisseaux importants, bien que de faible diamètre. Ceci constitue le redoutable accident de décompression. Ces complications peuvent être gravissimes, mortelles ou génératrices de séquelles définitives, telles des paraplégies, partielles ou totales.

Le traitement des accidents de décompression est avant tout préventif. Toutes les écoles de plongée forment les candidats plongeurs à la prévention de ces accidents, par le respect des consignes modulant la profondeur, le temps passé au fond et les éventuels arrêts prolongés en cours de remontée, appelés paliers de décompression. Tout ceci est au mieux géré par de petits ordinateurs étanches, sorte de grosses montres que les plongeurs portent lors de chaque immersion profonde. Le traitement curatif de l'accident déclaré repose sur l'oxygénothérapie appliquée le plus tôt possible, et les séances de caisson hyperbare. Quelles que soient la qualité et la rapidité d'intervention, des séquelles peuvent subsister.

Toutes les complications énoncées ici ne doivent pas faire renoncer au plaisir d'aller explorer le monde sous-marin qui reste dénué de danger pour peu que les consignes de sécurité soient respectées.

Poésie — Le sang des poètes

Les poètes ont aimé, redouté et chanté le sang. Homère décrit fréquemment la terre ruisselant de sang, Virgile évoque le *cruor*, sang qui s'écoule de la blessure que Didon, reine de Carthage, s'inflige après qu'Énée l'a abandonnée.

La poésie française use de cette évocation, avec une volonté de réalisme, mais aussi d'images métaphoriques. Ainsi décrit-elle l'écoulement sanguin d'un être ou d'un animal blessé, soit en allégorie, soit pour donner à voir un rouge à la fois intense, profond et mystérieux. Un rouge « poétique » peignant son espace avec les mots. L'or a, par rapport au fade adjectif *jaune*, une vertu semblable. « Sang et or » est définitivement plus imagé en cruauté que « rouge et jaune ».

Villon ouvre la page de la grande poésie française. Ses morts et ses damnés ne saignent pas, à la différence des quelques victimes de ses méfaits. Ronsard utilise l'allégorie contre les bûcherons de la forêt de Gâtine :

« Ne vois-tu pas le sang, lequel dégoutte à force
Des nymphes qui vivaient dessous la dure écorce ? »

La sève est le sang des arbres. L'élégie complète est plus sanguinaire que l'extrait ci-dessus. Les écoliers récitent le début du poème par ces mots : « Écoute bûcheron, arrête un peu le bras. » Les premiers vers évoquent une histoire sanglante, avec la figure légendaire d'Érysichthon qui osa abattre un arbre vénéré par les nymphes. Pour le châtier, Déméter l'affecta d'une faim insatiable. Dès lors, il égorgea les bœufs et les moutons de sa mère puis se mangea lui-même. Le Prince des poètes envisage alors de « venger le sang des forests » en criblant de dettes le malheureux bûcheron.

À l'aube de la poésie française, le sang apparaît déjà dans ses trois dimensions majeures, symbole de vie, vecteur de l'imaginaire et lien au sacré.

Le XVIe siècle, avec ses troubles politiques et ses guerres de religion, ne se prête guère à la poésie. Celle du XVIIe est souvent teintée de sacré mais comme au siècle suivant, elle exalte l'amour et la nature. Le lecteur doit attendre le XIXe, grand siècle de la poésie française pour trouver des traces de sang en poésie.

Le loup d'Alfred de Vigny, poète parnassien, est blessé à mort.

« Les couteaux lui restaient au flanc jusqu'à la garde,
Le clouaient au gazon tout baigné dans son sang ;
Nos fusils l'entouraient en sinistre croissant. »

Il lèche ensuite son propre sang :
« Il nous regarde encore, ensuite il se recouche,
Tout en léchant le sang répandu sur sa bouche ».
Il meurt deux vers plus tard :
« Et, sans daigner savoir comment il a péri,
Refermant ses grands yeux, meurt sans jeter un cri. »

Dans un poème apologue, l'évocation allégorique du loup, image sanguinaire cherche à émouvoir par un héroïsme qui confine au sacré. Le sang est la vie. En le léchant, le loup semble essayer de retarder le lent écoulement qui le mène à la mort. Le tableau crée l'émotion autour de la fin de cet animal nourri de chair fraîche et, pour cela, encore redouté à l'époque. La férocité de la bête est minorée par son courage face à la mort qui l'atteint, alors que d'ordinaire il la donne.

Avec l'allégorie du *Pélican*, Musset lance, après quelques vers de conseils destinés au poète, le célèbre cri :
« Les plus désespérés sont les chants les plus beaux ».

Le poète est comparé au pélican, « lassé d'un long voyage », qui nourrit ses petits de ses propres entrailles :
« Le sang coule à longs flots de sa poitrine ouverte ;
En vain, il a des mers fouillé la profondeur ;
L'océan était vide et la plage déserte ;
Pour toute nourriture, il apporte son cœur ».

Le sang clôture le tableau :
« Leurs déclamations sont comme des épées :
Elles tracent dans l'air un cercle éblouissant ;
Mais il y pend toujours quelques gouttes de sang. »

La métaphore filée, proche de l'allégorie, dit au lecteur que dans tout poème, tout vers, se trouve la trace de la souffrance, de la création, de la douleur d'écrire. Le sang symbolise le supplice de toute création, le « prix à payer » de tout son être pour que le poème soit donné à lire. Le romantisme narre cette souffrance sacrificielle.

Jugé et condamné, Verlaine est en prison. Il revient à la foi catholique et compose en 1874 un poème en forme de prière intitulé *Sagesse* :
« Voici mon sang que je n'ai pas versé,
Voici ma chair indigne de souffrance ».

Il avait frappé sa femme et fait couler le sang de Rimbaud en lui tirant dessus au pistolet. Le poète exprime ainsi un repentir, une forme de regret de n'être pas la victime, mais le coupable. En lui, le sang s'écoule comme un long remords.

Sans être nommé, le sang est l'image forte du *Dormeur du val* de Rimbaud :
« Un soldat jeune, bouche ouverte, tête nue…
Dort […]

Il dort dans le soleil, la main sur sa poitrine
Tranquille. Il a deux trous rouges au côté droit. »

Tout est calme et serein. En quelques gouttes, le sang change le sens du tableau. Pour le poète, il différencie le sommeil de la mort.

Le sang est un des fils conducteurs des *Fleurs du mal*. Il y revêt de multiples métamorphoses.

Baudelaire, tous les sens en éveil, va jusqu'à évoquer l'odeur du sang d'une femme dans le balcon. La passion et la sensualité se lisent dans *Le Balcon* :

« En me penchant vers toi, reine des adorées,
Je croyais respirer le parfum de ton sang. »

La même image olfactive se lit dans *Le voyage :*

« Le bourreau qui jouit, le martyre qui sanglote ;
La fête qu'assaisonne et parfume le sang. »

Ici, la poésie se détacherait de la littérature, où l'odeur du sang est le plus souvent celle des champs de bataille ou des lieux de massacre. Chez Baudelaire, le sang participe de l'érotisme. Dans l'atmosphère très sensuelle du poème censuré *Les bijoux,* il jaillit comme un éclat quasi orgasmique dans le dernier vers :

« Il inondait de sang cette peau couleur d'ambre. »

L'image est forte, violente même, accentuée par l'opposition des couleurs.

Pour l'auteur des *Fleurs du mal*, sang et spleen « correspondent ».

La cloche fêlée s'ouvre sur une image paisible :

« Il est amer et doux, pendant les nuits d'hiver
D'écouter, près du feu qui palpite et qui fume »,

Cependant, tout comme dans le poème *La vie antérieure*, la douceur de l'instant ne peut apaiser ce feu qui le consume de l'intérieur. L'auteur se voit, à la fin, en « blessé qu'on oublie au bord d'un lac de sang ».

Le thème est retrouvé dans l'*Heautontimoroumenos* :

« C'est tout mon sang, ce poison noir ! »

Dévasté depuis sa jeunesse, qui « ne fut qu'un ténébreux orage », par ses angoisses qui le minent, par cet « *obscur ennemi* » qui lui ronge le cœur :

« Du sang que nous perdons croît et se fortifie »,

Il se sent coupable et victime : « Je suis la plaie et le couteau ». Il n'est pas à sa place dans ce monde où il se perçoit comme « un faux accord dans la divine symphonie ».

Il est son propre bourreau et l'image du sang revient : « Je suis de mon cœur le vampire. »

Le sang des autres a un parfum et un goût tout différents. Baudelaire a une attirance pour le sang et aime les êtres de sang. Il écrit dans *L'idéal* :

« Je laisse à Gavarni, poète des chloroses
Son troupeau gazouillant de beautés d'hôpital
Car je ne puis trouver parmi ces pâles roses

Une fleur qui ressemble à mon rouge idéal. »

Les Fleurs du mal sauvent de l'oubli Paul Gavarni en le qualifiant de poète. Ce peintre mineur avait créé une Lorette, femme standard et de peu d'esprit. La pâleur des jeunes filles était due à la chlorose, anémie par manque de fer. Baudelaire préfère à ces teints de pâles roses la flamboyance des femmes sanguines comme Lady Macbeth, une tueuse. Il évoque Eschyle, génie mâle et brutal, dont les héros appartiennent à la dynastie sanglante des Atrides. Le sonnet se termine par une incantation à la sculpture de Michel-Ange *La nuit*, qui orne la basilique San Lorenzo. Une femme nue dort dans une attitude langoureuse, manifestement érotique malgré le lieu :

« Ses appas sont façonnés aux bouches des Titans. »

Baudelaire, poète romantique, symboliste, joue dans ses vers de la comparaison, de la métaphore, des images et des couleurs. Il se fait peintre et convoque les arts, passant pour ce faire de la « base au sommet », du spleen poétique à l'idéal, espace des idées.

Dans un romantisme nouant vie et mort comme sont liées poésie et peinture, Baudelaire évoque parfois le sang là où pourrait être mais n'est, de fait, que symbolisé par la couleur rouge. *Les Phares*, dans ses quatrains, poétisent avec force métonymies les peintres que le poète considère comme les plus grands. L'un d'eux est consacré à Delacroix pour qui il éprouvait une réelle admiration : « Delacroix, lac de sang hanté des mauvais anges ». Évoque-t-il, ici, les représentations de personnages qui meurent de façon dramatique dans les grandes œuvres du peintre : *La barque de Dante*, *Les Massacres de Scio*, *L'Entrée des croisés à Constantinople ?* L'étude attentive de ces tableaux ne peut y trouver une goutte de sang. Dans *La mort de Sardanapale,* sorte d'orgie macabre voulue par l'empereur déchu, le rouge est omniprésent : draperies et tissus divers, éléments de décoration et rênes du cheval. Le sang est suggéré, jamais représenté dans la mort donnée ou reçue. À l'exception des tableaux figurant la *Passion du Christ*, le sang est absent de l'œuvre de Delacroix. Mais le génial coloriste a parsemé ses œuvres du rouge flamboyant de divers tissus que le poète assimile à un "lac de sang."

En 1870, Rimbaud avait adressé une lettre à Théodore de Banville. Il y proclamait : « Anchi'o, je serai parnassien ». Si tel avait été son devenir, aurait-il succombé à l'abus de la métaphore sanguine chère à cette école ?
Dans le pompeux *Héraklès solaire*, Leconte de Lille s'adresse au héros :

« Salut, Gloire-de-l'Air ! Tu déchires en vain,
De tes poings convulsifs d'où ruisselle la flamme,
Les nuages sanglants de ton bûcher divin,
Et rends l'âme dans un tourbillon de pourpre ! »

Les vers de José Maria de Heredia rougeoient de l'hémoglobine écoulée. *Stymphale* voit « Hercule tout sanglant sourire au grand ciel bleu ».
Ailleurs,

« Il s'écrie. Il a vu la terreur de *Némée*
Qui sur le ciel sanglant ouvre sa gueule armée ».

Nessus évoque le sang enfiévré de ses reins, tandis que, dans *Persée et Andromède,*

« Le cavalier vainqueur du monstre et de la Méduse
Ruisselant d'une bave horrible où le sang fuse
Emporte entre ses bras la vierge aux cheveux d'or ».

Marsyas n'est plus « Rien qu'un lambeau sanglant qui flotte au tronc de l'if ». Les *Rêves d'émail* se teintent du sang de Gorgo et le dompteur des *Vendanges* est « ivre du sang des vignes ».

Enfin, l'image la plus flamboyante se regarde dans les vers pompeux d'un *Soir de bataille* :

« C'est alors qu'apparut, tout hérissé de flèches,
Rouge du flux vermeil de ses blessures fraîches,
Sous la pourpre flottante et l'airain rutilant,
Au fracas des buccins qui sonnaient leur fanfare,
Superbe, maîtrisant son cheval qui s'effare,
Sur le ciel enflammé, l'Imperator sanglant. »

Deux guerres mondiales ont frappé le XXe siècle. Elles ont engendré morts, ruines et désolation. La poésie les a vécues, elles y ont laissé leurs traces.
Engagé dans l'armée française, Guillaume Apollinaire est blessé par un éclat d'obus en 1916. Il évoque sa souffrance dans la *Tristesse d'une étoile.*

« Une belle minerve est l'enfant de ma tête
Une étoile de sang me couronne à jamais. »

La minerve est une référence à un épisode de la mythologie. La terrible douleur dans la tête du poète est la même, à ses yeux, que celle qu'endura Zeus sur les bords du lac Triton. Pour s'en débarrasser, le roi des dieux avait demandé à Héphaïstos de lui ouvrir la tête d'un coup de hache. C'est ainsi que jaillit Athéna/Minerve qui poussa aussitôt un cri de guerre en brandissant sa lance et son bouclier.
Paul Éluard écrit le nom *Liberté*

« Sur toutes les pages blanches
Pierre sang papier ou cendre »

tandis que dans ses *Derniers poèmes d'amour*, le sang dessine un cœur.
Dans une très belle image de *La Rose et le réséda*, Aragon constate, à la mort de « celui qui croyait au ciel » et de « celui qui n'y croyait pas », que malgré tout ce qui les séparait, leur sang ruisselle de la même couleur et du même éclat. De l'opposition intérieure, du contraste, sourd la métaphore du sang qui unit la vie et la mort.

Si, pour Éluard, « la poésie est un combat », la guerre ne résume pas la place du sang dans la poésie du XXe siècle. Desnos accueille ainsi le lecteur :

« Et bonjour quand même et bonjour pour demain !
Bonjour de bon cœur et de tout notre sang ! »

Prévert, dans un poème dédié *à Éluard,* évoque avec de fortes images, Van Gogh, « homme de phosphore et de sang » qui court, hébété après s'être sectionné l'oreille. Il arrive

« Dans la chambre ou l'édredon rouge
D'un rouge soudain éclatant
Mélange ce rouge si rouge
Au sang bien plus rouge encore
De Vincent à demi mort »

La Jeune Parque de Paul Valéry est tiraillée entre la morale et le désir. Le terme sang revient six fois dans le poème. L'héroïne devient, à la fin, une « vierge de sang ». Le poète associe, de façon oxymorique, la pureté et le flamboiement d'Éros.

Le Sang d'un poète est un livre de Jean Cocteau dans lequel le « poète du cinéma » évoque *L'Expérience intérieure* — titre d'un livre de Georges Bataille —. C'est une descente en soi dans la nuit du corps humain, et le chemin suivi, symbolisé par le sang, d'une création issue du rêve. Le sang, dans ce texte et dans le film tiré de l'œuvre, métaphorise la création, toute création d'art liée à la souffrance de la main blessée.

Magnifiant la trilogie fondatrice du sang, de la vie et de la mort, le poète aura le dernier mot. René Char, dont Camus considérait qu'il était le plus grand évènement de la poésie française depuis Rimbaud, en fait l'œuvre qui immortalisera son auteur : « Un grand poète se remarque à la quantité de pages insignifiantes qu'il n'écrit pas. Il a toutes les rues de la vie oublieuse pour distribuer ses moyennes aumônes et cracher le petit sang dont il ne meurt pas. »

Porphyrie — L'autre maladie royale

Les porphyres constituent un groupe de roche magmatique dont la variété rouge est la plus caractéristique. C'est à ce minéral que la côte de l'Estérel doit sa couleur. Les carrières de l'Égypte ancienne ont fourni la pierre, qui a séduit les Romains lorsqu'ils ont pris possession de ce pays. Le qualificatif de *porphyrogénètes* s'appliquait aux princes et princesses de Constantinople qui naissaient pendant le règne de leur père empereur. Du porphyre pourpre garnissait la chambre où se déroulaient les accouchements de la famille impériale. La couleur rouge sombre a aussi fait assimiler la pierre au sang du Christ.

Les porphyries constituent un ensemble de maladies au cours desquelles les patients émettent, par crise, des urines dont la couleur évoque celle de la pierre volcanique. La plupart sont des affections constitutionnelles, dues à une anomalie du métabolisme des porphyrines, molécules précurseurs de l'hémoglobine. Il existe de nombreuses formes cliniques. La plus caractéristique est la porphyrie aiguë intermittente. Elle évolue par crises pénibles faites de violentes douleurs abdominales, accompagnées parfois de vomissements et d'émission d'urines rouge foncé qui ont donné son nom à la maladie. Des troubles neuropsychiatriques sont fréquents. Ils se traduisent par une anxiété extrême, des états confusionnels, des dépressions et des hallucinations. Les crises durent une à deux semaines. Elles peuvent se prolonger et entraîner des paralysies aggravées de douleurs résiduelles. Elles sont parfois mortelles.

La porphyrie partage avec l'hémophilie, le statut de maladie royale. Marie Stuart, emblématique reine d'Écosse, en était atteinte. Elle souffrait de ces violentes douleurs abdominales redoutées des patients. On attribue aussi à sa maladie les crises qualifiées d'hystérique qui emportaient parfois la reine. Marie Stuart n'est pas morte de sa porphyrie. Après de longues années de captivité organisée par sa rivale Elizabeth 1re, elle finit décapitée de façon ignoble puisque le bourreau dut s'y reprendre à trois fois pour arriver à ses fins.

L'enfant né du mariage de Marie Stuart avec Lord Darnley, son second époux, devient, après l'abdication de sa mère, Jacques VI, roi d'Écosse. Au décès d'Elizabeth Ire, morte sans héritier, il est nommé roi d'Angleterre sous le nom de Jacques Ier. On lui doit les premiers éléments du diagnostic, puisqu'il décrit dans sa correspondance ses urines dont il compare la couleur au vin de Porto. Il se marie sans grande passion avec Anne, fille du roi du Danemark. La rumeur prétend qu'il préférait la compagnie masculine, pourtant douze grossesses émaillent la vie de son épouse. Seuls trois enfants survivent. L'un devient Charles Ier. Il a un destin tragique puisqu'il est exécuté comme sa grand-mère. La fille de Charles Ier, connue sous le nom d'Henriette d'Angleterre, épouse son cousin le duc d'Orléans, frère de Louis XIV. Elle devient alors « Madame », épouse de « Monsieur ». De retour d'une mission diplomatique auprès de son frère Charles II, Henriette d'Angleterre ressent de vives douleurs abdominales après avoir bu un verre de chicorée. Au terme d'une agonie de quelques heures, elle meurt. Un soupçon d'empoisonnement par un produit versé dans sa chicorée plane toujours. Le rapport d'autopsie évoque plutôt une péritonite par perforation, complication classique de la porphyrie. Bossuet dans une de ses plus célèbres oraisons funèbres résume le drame : « Ô nuit désastreuse ! Ô nuit effroyable où retentit tout à coup comme un éclat de tonnerre cette étonnante nouvelle : Madame se meurt ! Madame est morte ! »

Les familles royales n'en avaient pas fini avec la porphyrie. La fille d'Henriette, Marie-Louise d'Orléans, surnommée « Mademoiselle », devenue reine consort d'Espagne, souffrait de violentes douleurs abdominales. Elle meurt au même âge que sa mère, 26 ans, et dans les mêmes conditions qu'elle. Un empoisonnement est évoqué, jamais confirmé.

Deux autres souverains anglais ont peut-être été victimes de la malédiction des urines rouges. Georges III, qui règne pendant la guerre d'indépendance des États-Unis, souffre de graves désordres psychiatriques alors qu'il a un peu plus de 40 ans. Les troubles s'aggravent, évoluant par crise, avec des périodes de rémission. Il finit aveugle et dans un état d'aliénation mentale totale. La porphyrie d'un roi a-t-elle modifié le cours de l'histoire américaine, comme l'hémophilie du tsarévitch a influencé l'histoire de la Russie ? Un doute diagnostique plane sur le roi Georges IV, personnage imprévisible et capricieux qui a présenté des signes d'instabilité mentale. On sait que sa fille Charlotte est morte brutalement à l'âge de 21 ans. D'après Jean Bernard, dix rois, princes et princesses qui appartenaient aux dynasties de Stuart et Hanovre ont été victimes de la porphyrie.

La malédiction de la reine décapitée par sa rivale menace-t-elle encore la famille royale anglaise ? Nous l'ignorons mais un élément paraît rassurant. La dernière souveraine, Elizabeth II, a fait preuve d'une étonnante longévité. Elle a exercé ses fonctions avec autorité jusqu'à son dernier jour. Elle est morte à 96 ans.

Préhistoire — Le sang et la préhistoire

« Nos lointains aïeux savaient que le sang est nécessaire à la vie, que sa perte en grande quantité entraîne la mort. Sur les murs des grottes habitées par les hommes de la préhistoire se trouvent souvent des images d'animaux blessés. La mort, parfois conséquence d'une hémorragie, est alors figurée par une tache rouge (Grotte de Niaux). » Jean Bernard, auteur de ces lignes, voit dans l'art pariétal la naissance de l'hématologie. Une première question se pose : les coulées rouges sur le flanc des bisons ou d'autres animaux dans ces grottes sont-elles du sang ? L'homme préhistorique, l'Aurignacien en particulier, ne disposait dans sa palette que de deux couleurs, le noir, préparé à partir de charbon de bois, d'os brûlés ou de dioxyde de manganèse, et le rouge qui provenait de divers oxydes de fer, dont l'hématite. Cette dernière, appelée aussi ocre, est un mélange d'argile fine et d'oxyde de fer. Plusieurs nuances étaient possibles, depuis l'ocre jaune jusqu'au marron. Son utilisation se retrouve dans le monde entier, elle n'est pas spécifique de la région franco-cantabrique.

Contraint de chasser pour se nourrir, l'homme préhistorique disposait d'armes rudimentaires, allant de simples pierres utilisées comme projectiles aux sagaies et arcs. Il devait toucher la bête, ce qui déclenchait un saignement. Il comprit aussi que l'atteinte de certaines parties engendrait des conséquences plus délétères que d'autres. À Altamira, le bison blessé, effondré sur ses pattes, a des taches rouges sur le corps. L'artiste a probablement voulu figurer la mort. Peut-on, à partir de ce constat, considérer que l'animal meurt de la perte du sang ?

La chasse était une préoccupation majeure pour l'homme préhistorique. Pourtant, les images d'animaux blessés sont peu fréquentes. Elles constituent environ 3 % de l'ensemble des représentations animalières. L'humain est rare dans l'imagerie. Michel Rousseau en cite quatre exemples : l'homme dressé devant un bison à Villars, l'homme fuyant un bison à Roc-de-Serres, l'homme tué à Cosquer et la scène du puits à Lascaux. Dans cette dernière, un homme à tête d'oiseau est allongé les bras écartés, entre un bison présumé coupable, blessé par une lance mais qui reste menaçant, et un rhinocéros laineux qui s'éloigne. Michel Rousseau voit dans la plaie de l'animal une éventration avec sortie de viscères plutôt qu'une coulée de sang.

La grotte Cosquer est un trésor orné de peintures paléolithiques, longtemps protégées par les eaux de la Méditerranée qui vont bientôt l'engloutir. L'homme tué est une gravure difficilement lisible, considérée au début comme l'image d'un phoque. Le personnage est couché sur le dos, il a un bras très long. Il est blessé par deux armes ; l'une a frappé dans le dos. Le coupable ne peut être qu'un humain. Comme dans d'autres représentations, la blessure d'un être vivant infligée par un homme ou un animal est mortelle non pas du fait de la perte de sang mais parce qu'elle a touché des zones sensibles.

Nous ne possédons pas assez d'éléments pour affirmer que nos lointains ancêtres avaient compris que le sang était indispensable à la vie. La perception qu'ils avaient de la mort reste une grande interrogation. L'affirmation selon laquelle l'homme est le seul animal qui sait qu'il va mourir a été battue en brèche. Elle reposait sur l'exclusivité humaine des rites funéraires, alors que des comportements de deuils évoquant des veillées funèbres voire des attitudes rituelles, ont été observés à maintes reprises chez des chimpanzés. Ces comportements animaliers ne vont jamais jusqu'à la transformation ou l'enfouissement du cadavre. Il convient de rappeler que cette pratique est très antérieure à la période de l'art rupestre puisqu'elle existait chez *homo sapiens* il y a 110 000 à 130 000 ans ; peut-être même avant comme l'évoquent les découvertes faites sur le site de la *Sima de los Huesos* en Espagne. Des cadavres d'*homo heidelbergiensis* ont été découverts regroupés dans une fosse, associés à un objet manufacturé. Le site est daté de 430 000 ans.

Proverbes et citations — Sur la voie de la sagesse, le sang

Conseils de sagesse, fruits d'expériences anciennes ou vérités tirées du bon sens, les proverbes accompagnent le quotidien. En amont, parce qu'il s'appuie sur le vécu, le proverbe cherche à anticiper l'issue d'une situation déjà rencontrée. En aval, énoncé après la conclusion d'une action, il l'explique tout en se confortant de détenir une vérité.

Le sang est présent dans un certain nombre de proverbes autant par sa symbolique que par sa réalité fluide. Le dictionnaire des proverbes, français et étrangers, en recense 24, de la plus consternante banalité jusqu'aux subtiles images.

Les proverbes peuvent n'être que des recettes de cuisine : « Chair fait chair, vin fait sang, main maintient », ou des incitations fortes à la discrétion comme ce conseil berbère : « Ton secret c'est ton sang ; si tu le donnes entièrement tu meurs. » On pourrait le rapprocher du dicton français : « L'homme qui perd son bien perd son sang. » En Estonie, le bien se définissait de façon plutôt cynique : « Le bien du maître est le sang et la sueur de l'esclave. » Si l'on avait écouté l'adage turc : « Renouvelle ton sang, mais non pas tes coutumes », l'esclavage n'aurait jamais été aboli.

Au rang des images, le constat médical : « Qui mouche trop son nez en tire du sang » est une critique de l'excès, tandis que « La plaie refermée, si tu la grattes trop, elle saignera à nouveau. », recommandation d'origine algérienne, met en garde contre le risque de réveiller une douleur passée en la ravivant dans un présent mémoriel. Une idée proche se trouve dans un proverbe zaïrois : « Si le cœur est blessé, le sang coule au-dedans. » L'affirmation danoise : « Quand le sang ne peut pas sortir avec force, il coule goutte à goutte. », relève d'un constat réaliste mais évoque aussi l'inéluctable. Dans une comparaison imagée, en opposition à la richesse de l'or, le sang invite à l'humilité : « Que sert d'avoir une cuvette d'or pour y cracher du sang ? » Un proverbe français prolonge cet appel à la sagesse et rejette la guerre : « L'humilité peut plus que le fer et le sang. »

L'adage américain et canadien : « On ne peut pas obtenir de sang d'un navet » fait curieusement écho à l'expression française : « Avoir un sang de navet » qui s'applique aux individus mous et dénués de courage au point que leur sang, symbole de vitalité et de force, n'est plus rouge. En résulte un constat formulé outre-Atlantique, celui de ne pas attendre d'action ni d'éclat de la part de tels êtres. Une affirmation danoise fixe les limites de cet affaiblissement sanguin : « Le sang n'est jamais si clair qu'il ne soit plus épais que l'eau. » En revanche, la fierté basque nous enseigne que « Le sang bouillonne sans feu. »

Le sang est souvent l'image forte du lien familial : « Une goutte de sang vaut mille amis. », lien plus solide que l'amitié même si un proverbe irlandais énonce : « Le sang des proches n'est pas de l'eau. » En Côte d'Ivoire, on forme le constat suivant sur les limites de l'amitié : « Un ami éponge seulement la sueur, mais il n'essuie jamais le sang. » Quant au lien familial, il permet tous les excès puisqu'on trouve une citation finlandaise qui affirme : « Le fouet de ma mère peut me fouetter des heures ; le fouet de l'étrangère fait jaillir le sang. » Comment ne pas évoquer l'incipit de *L'enfant* de Jules Vallès : « Ma mère dit qu'il ne faut pas gâter les enfants, et elle me fouette tous les matins ; quand elle n'a pas le temps le matin, c'est pour midi, rarement plus tard que quatre heures. » Le texte se termine par un constat navrant : « On me fait apprendre à lire dans un livre où il y a écrit, en grosses lettres, qu'il faut obéir à ses père et mère : ma mère a bien fait de me battre. »

Les références à la guerre et aux combats ne surprennent pas. Au proverbe allemand : « Qui baigne ses mains dans le sang les lavera dans les larmes », répond en écho l'apophtegme turc : « Le sang ne se lave pas avec du sang, mais avec de l'eau. » Shakespeare et plus tard Victor Hugo ont tous deux utilisé la même image. L'idéal serait-il dans l'affirmation espagnole : « Grande est la victoire qui n'est pas sanglante » ? Ce vœu ne pourrait s'appliquer à l'ascension au pouvoir en Birmanie où un proverbe énonce : « Pour faire un roi en Birmanie, il faut marcher jusqu'au genou dans le sang. » La sangsue a compris cette nécessaire ténacité puisqu'une observation allemande constate que : « La sangsue ne lâche prise que quand elle est pleine de sang. »

Les déboires des marins bretons dans le rail d'Ouessant ont fait naître une phrase poétique jouant sur les consonances : « Qui voit Ouessant voit son sang. » Cette affirmation semble un adage populaire. Elle est en réalité une citation issue de l'œuvre d'un auteur né à Saint-Malo, François-René de Chateaubriand qui écrivait dans les *Mémoires d'outre-tombe* : « Celui qui voit Belle Isle voit son île, celui qui voit Groix voit sa joie ; celui qui voit Ouessant voit son sang. »

Publications — Publier sur le sang

Tout chercheur, qu'il soit statutaire, médecin ou pharmacien, auteur d'un travail original, ambitionne, de le faire connaître et d'en faire une publication écrite, si possible dans une revue de langue anglaise à diffusion internationale. Satisfactions et déceptions sont les corollaires constants de cette activité.

L'itinéraire allant de la recherche scientifique accomplie, quel qu'en soit le niveau, à sa publication est complexe et semé d'embûches. Le travail peut être issu d'une seule équipe de recherches ou de la collaboration de plusieurs. Les participants doivent, tout d'abord, se mettre d'accord sur l'ordre dans lequel leurs noms apparaîtront sur l'article. Les signataires peuvent être nombreux, rarement moins de cinq et plus souvent dix, cinquante ou plus, et l'ordre dans lequel ils sont cités est un élément critique. Deux rangs sont importants dans la liste des auteurs, le premier et le dernier. La règle est de placer en premier celui qui a apporté la contribution la plus décisive au travail et en dernier le responsable de la structure où la recherche a été effectuée, équipe labellisée, service hospitalier ou autre. Choisir le dernier auteur ne pose pas de problème lorsque le travail est issu d'une équipe unique. En revanche, lorsque différentes équipes indépendantes entre elles ont collaboré, le choix de la personne la plus déterminante pour la sacro-sainte première place peut s'avérer plus difficile. Plusieurs postulants sont possibles, ce qui peut être source de conflits peu compréhensibles aux non-initiés. Un arrangement fréquent consiste à positionner deux voire trois « premiers auteurs », avec la mention *contributed equally* (ont contribué de façon égale). Une question identique peut se poser lorsque plusieurs équipes de recherche ont contribué au travail. Qui aura le privilège d'être le dernier auteur ? La stratégie utilisée pour la place en premier peut être reproduite. Les deux ou trois — voire plus — responsables de structures seront « derniers auteurs » avec la mention de contribution égale des équipes.

À cette étape, un ultime problème reste parfois à résoudre, le choix de l'auteur correspondant, celui à qui la revue et ses lecteurs s'adresseront pour échanger sur l'article. Ici, un seul élu est possible. La décision est importante. Ces préoccupations sur l'ordre de citation des auteurs peuvent paraître futiles. Les chercheurs savent que les conséquences sont majeures, autant pour leur carrière personnelle que pour la structure à laquelle ils appartiennent. En effet, cette place dans l'ordre des auteurs est prise en considération, au même titre que le niveau scientifique de la revue, dans l'évaluation du chercheur et de son équipe. Les retombées sont bénéfiques pour lui-même, s'il envisage une promotion ou une nomination, mais aussi pour sa structure d'accueil, puisque la qualité et le nombre de publications conditionnent l'attribution de crédits et le renouvellement de contrats. Il en découle des discussions parfois âpres entre les individus ou entre équipes.

Après avoir, avec plus ou moins de difficulté, déterminé la place des auteurs dans la future publication, les équipes doivent choisir à quelle revue scientifique ils envoient leur manuscrit. Ils chercheront à atteindre le plus haut niveau possible en tenant compte de l'importance qu'ils donnent à leur travail et à ses conclusions. Ce niveau s'évalue sur deux critères principaux : le facteur d'impact et le rang dans la discipline. La notoriété du journal se mesure, comme pour toute la presse scientifique, en facteur d'impact (IF : *Impact Factor)*, établi par la société *Clarivate Analytics*. Son calcul annuel repose sur le recensement du nombre de fois où les articles de cette revue ont été cités dans les références bibliographiques de tout ce qui a été publié dans les deux années précédentes. Le facteur d'impact est un indice de notoriété qui n'est lié que partiellement à la qualité scientifique. En effet, il existe un biais utilisé par certains journaux pour améliorer le leur. Ils demandent aux auteurs d'augmenter le nombre de références issues de la revue elle-même dans leur article. Cette pratique institue une autopromotion quelque peu factice. Les journaux principaux acquièrent des facteurs supérieurs à six.

Les facteurs d'impact présentent une autre faiblesse. Ils dépendent beaucoup de la diffusion du journal. Or celle-ci est étroitement liée à la spécialité visée. Ainsi un journal d'ORL ou de neurochirurgie ne pourra jamais atteindre les points d'impact d'une revue de cardiologie ou de cancérologie dont l'audience est très largement supérieure. C'est pourquoi le rang du journal dans la discipline est tout aussi déterminant. Pour l'hématologie, le journal *Blood* occupe la première place. Mais d'autres revues internationales publient des travaux touchant à la discipline, telles *Nature Immunology*, *Journal of Clinical Oncology* ou *Annals of Oncology* dont le facteur d'impact est très supérieur à *Blood*.

Revue phare de l'hématologie, *Blood* (le sang en anglais) est éditée par l'*American Society of Hematology*. C'est souvent dans ses pages que sont publiés les travaux fondamentaux d'importance majeure et les grandes études visant à démontrer l'efficacité de nouveaux médicaments ou de nouvelles combinaisons thérapeutiques. Comme pour toute la littérature scientifique, les articles soumis par les chercheurs sont évalués par un comité de lecture. Celui de *Blood* dispose d'une réputation justifiée de grande sévérité. Il est parfois soupçonné de partialité, particulièrement de la part des auteurs dont les articles ont été refusés par la revue. Elle se doit de ne publier que des travaux dont la rigueur et la méthodologie ne prêtent pas le flanc à la critique. Édités dans *Blood*, ils deviennent des références, et leurs conclusions sont souvent considérées comme acquises. Pour 2021 - 2022, le journal a atteint un facteur d'impact de 22,113. Publier un *full paper* (papier entier), article de plusieurs pages dans Blood, est un objectif ambitieux, difficilement accessible. Dans ce journal, un *short paper*, plus court et condensé, reste néanmoins une belle consolation. Si les auteurs jugent que le niveau de leur travail ne « passera » pas dans *Blood*, ou si ce journal a refusé l'article, ils se dirigeront vers d'autres revues moins prestigieuses. Elles ne manquent pas qu'elles soient généralistes en hématologie, tels *Blood Advances*, *British Journal of Haematology*, *Haematologica*, ou plus spécialisées comme *Leukemia* pour les leucémies, *Biology of Blood Marrow Transplantation* ou *Bone Marrow Transplantation* pour la greffe de moelle, *Journal of Thrombosis Haemostasis* ou *Thrombosis Haemostasis* pour l'hémostase ou *Transfusion* pour la transfusion.

La voie est difficile et incertaine. Seuls les travaux publiés dans des revues de bon niveau ont une chance de ne pas tomber aux oubliettes, où gisent parfois de fort honorables « papiers » qui n'ont pas su convaincre les comités éditoriaux des différentes revues.

Le choix du journal arrêté, le ou les rédacteurs doivent prendre soin de respecter scrupuleusement les instructions communiquées aux auteurs, parfois très pointilleuses sur le plan, la structure générale de l'article, le mode de présentation des figures et la bibliographie. Le document, lu et relu, est adressé à la revue avec une lettre explicative et une déclaration d'éventuels conflits d'intérêts de chacun des signataires. Les manuscrits sont évalués par un comité de lecture composé d'experts sur le sujet, appelés *reviewers*. Ils sont au nombre de deux ou trois. Le travail d'expertise d'article est long, fastidieux et non rémunéré. Les experts peuvent proposer d'accepter sans condition, ou bien formuler des questions et critiques auxquelles les auteurs doivent répondre. Ils peuvent refuser le travail soumis, en assortissant ce choix de commentaires plus ou moins sévères. En fonction des avis, parfois divergents, le journal prend une décision. Elle peut être : refus définitif, acceptation sous réserve des réponses fournies aux experts ou proposition de nouvelle soumission après modifications. Cette étape peut donner lieu à de multiples échanges de courrier jusqu'à la décision définitive d'acceptation ou de refus. Dans ce dernier cas, passée la déception, les auteurs doivent faire le choix d'une autre revue, tenant compte des thématiques, des critères de classement et de notoriété cités précédemment. Une question récurrente se pose souvent à ce stade : faut-il rester sur le même niveau et prendre le risque de nouveaux refus ou réduire ses ambitions et « viser moins haut » ?

Cette période d'allers-retours parfois assez déprimante peut durer plusieurs mois voire des années. Pour finir, l'article peut être accepté dans une des revues ciblées ou bien il tombe dans la catégorie des travaux maudits, refusés partout. Il reste comme solution de tenter une courte « Lettre à l'éditeur », d'abandonner le niveau international et de se rabattre sur une revue nationale, sachant que la diffusion du travail restera confidentielle. Il arrive que les auteurs lassés de telles démarches fastidieuses et décevantes renoncent avec beaucoup de regrets à publier leur travail. Ils essaient d'oublier le temps et l'argent perdus ainsi que l'énergie gâchée.

Q

Qualification — Analyser le sang pour transfuser en sécurité

La qualification biologique des dons de sang est une des quatre étapes majeures de la transfusion sanguine. Elle intervient après la collecte et précède la préparation des produits et leur distribution. Elle constitue la clé de la sécurité transfusionnelle et doit répondre, dans un court délai, à deux objectifs.

Groupages sanguins et Immuno-hématologie

Le premier est de préciser les caractères immuno-hématologiques du don et du donneur, en d'autres termes, déterminer les groupes sanguins ABO et Rhésus. Le système ABO ne comporte que 4 groupes, A, B, O et AB. Le système Rhésus est plus complexe. La présence sur les hématies d'une substance appelée antigène D définit le groupe Rhésus, positif lorsque les globules rouges portent l'antigène D, négatif sinon. À côté de ce déterminant majeur existent d'autres composants du système Rhésus, les groupes C, c, E ou e. L'ensemble constitue le *phénotype Rhésus*. La qualification étudie l'ensemble groupe Rhésus et phénotype. On y associe le phénotype Kell, autre système de groupe sanguin, le troisième par ordre d'importance. La qualification cherche aussi à détecter dans le plasma du donneur, des anticorps particuliers, qualifiés d'irréguliers. Certains peuvent être dangereux pour le receveur. Tous ces examens sont répétés à chaque don.

Microbiologie

Le second objectif vise à dépister la présence possible dans le produit testé d'un agent infectieux transmissible : bactéries, virus ou parasites. La liste des agents recherchés s'est beaucoup allongée au fil des ans. L'examen le plus ancien, puisque la réglementation l'a introduit en 1947, est le dépistage du tréponème pâle, agent de la syphilis. Des tests sérologiques sensibles et spécifiques ont remplacé le BW (prononcer *bévé*), acronyme de la réaction de Bordet-Wasserman.

En 1963, Baruch Blumberg découvre, dans le sérum d'un aborigène australien, un antigène qu'il appelle *antigène australia*. Il l'identifie ensuite comme un antigène lié au virus responsable de l'hépatite B, affection qui peut être transmise par transfusion ou par voie sexuelle. Cette découverte permet de mettre au point un test de dépistage sanguin de l'hépatite B qui devient obligatoire en 1971 pour la transfusion. Entre-temps, l'antigène australia est devenu antigène HBs. Pour la transfusion, les années 1980 sont marquées par la transmission du VIH responsable du sida. Après bien des vicissitudes et atermoiements, les tests de dépistage du VIH ont été rendus obligatoires par un arrêté ministériel du 23 juillet 1985, avec date d'application au 1er août, finalement repoussée au 1er octobre. Pendant ce mois, des produits sanguins infectés par le VIH ont pu être distribués. Ce retard reste une des composantes majeures du procès dit du sang contaminé.

Avec le développement des voyages et des transferts de population, survenaient occasionnellement des cas de paludisme post-transfusionnel. De retour d'un pays exotique, le voyageur donnait son sang sans savoir, faute de signes cliniques, qu'il était porteur du plasmodium, agent du paludisme transmis par les moustiques. Ce problème a été et reste difficile à résoudre. Le seul moyen qui permet le diagnostic de certitude est l'étude attentive du sang au microscope, à la recherche du parasite, technique inapplicable à grande échelle. Des tests sérologiques de dépistage ont été développés. Bien que leur fiabilité soit insuffisante, la recherche des anticorps anti-plasmodium a été mise en place en 1986.

À côté de l'hépatite B existe une autre hépatite, transmissible et tout aussi dangereuse. Elle avait été appelée, au début, *hépatite non-A, non-B,* pour bien la distinguer des deux formes connues. Avant les années 1990, aucun test ne permettait de dépister cet agent. C'est la raison pour laquelle a été instauré en 1988 le dosage des transaminases, enzymes sanguines dont le taux s'élève en cas d'hépatite. Ce test, peu sensible et dénué de spécificité, conduisait chaque année à éliminer de la distribution 50 000 poches de sang prélevées, chiffre très supérieur au nombre de poches contaminées. En 1990, la recherche des anticorps contre le virus de l'hépatite C a été introduite en vue de la transfusion. Un autre virus insidieux, appelé HTLV-I, a fait son apparition dans les maladies transmissibles. Il peut être responsable de leucémies et de lymphomes – d'où son nom, *Human Leukemia/Lymphoma virus type1* — ou de maladies neurologiques. Pour la France, il sévit principalement aux Antilles. Son dépistage a été ajouté à la qualification en 1991.

Une nouvelle étape est franchie en 2001. Les « années sida » ont laissé de lourdes traces en transfusion. Une crainte restait présente : voir apparaître des sidas post-transfusionnels, malgré la recherche systématique d'anticorps anti-VIH lors de la qualification des dons. Entre l'infection d'un sujet par le VIH et sa séroconversion — ce terme désigne le moment où il devient séropositif — peuvent s'écouler 6 à 8 semaines, dites de fenêtre sérologique, pendant lesquelles le donneur risque de transmettre le virus alors que le test sérologique est encore négatif. La même problématique du donneur séronégatif, porteur du germe et donc contaminant, se pose avec plus d'acuité pour l'hépatite C au cours de laquelle cette fenêtre s'étale sur 2 à 6 mois. Les progrès de la biologie moléculaire et son automatisation ont permis de trouver une parade : le *dépistage génomique viral.* Il consiste à chercher, dans le sang du donneur, l'acide nucléique du virus qui en signe la présence. Le dépistage génomique viral, malgré son coût et sa complexité de mise en œuvre rapide à grande échelle, a été introduit pour tous les dons en 2001.

La qualification biologique des dons est une histoire à rebondissements. Alors que les techniques de plus en plus sophistiquées semblaient avoir réglé le problème du risque lié à des virus connus, de nouveaux agents infectieux ont fait leur apparition. Ils obligeaient les décideurs à alourdir la panoplie des tests. Une bonne connaissance des particularités tant régionales que saisonnières de ces agents a permis de n'utiliser les tests qu'avec parcimonie sur des territoires ou dans des périodes déterminées. C'est ainsi que sont introduits de façon temporaire les dépistages de *West Nile virus* en 2004, du virus *Chikungunya* et du *trypanosome* responsable de la maladie de Chagas en 2007.

La sécurité transfusionnelle est un combat de chaque instant pour tous les centres de transfusion regroupés dans l'Établissement français du Sang. Elle commence avec les conditions du don de sang et l'interrogatoire. Ils ont pour objectif de mieux cibler les sujets à risque. Elle a atteint, en France comme dans d'autres pays, un niveau inégalé qui permet aux médecins de proposer en toute confiance de transfuser le sang ou ses dérivés aux patients lorsque l'indication est posée.

R

Rate — Souvent soupçonnée, rarement coupable

« Rate : du néerlandais *rate*, rayon de miel » (Littré)
« C'est dans le foie, et surtout dans la rate que Galien, Nicomaque, Hippocrate, tous gens savants, placent les passions.» (Voltaire)
Spleen : mélancolie sans cause apparente. Du grec *splên* (σπλην) : la rate » (Dictionnaire Robert).

Organe des passions, rayon de miel, régulateur de la dépression, de tout temps la rate a fasciné et dérouté. Les hématologues se sont approprié la rate, cet organe simple, de petite taille, dont le poids chez l'adulte sain ne dépasse pas 200 grammes, situé dans l'abdomen, mais caché sous l'hypocondre gauche. Peu d'organes ont véhiculé autant d'idées fausses sur leur rôle et leur fonction.
Le premier responsable fut Hippocrate qui décrivait quatre humeurs, le sang, la pituite, la bile jaune et l'atrabile ou bile noire. Cette dernière appelée en grec mélancolie provenait, selon lui, de la rate. Cette théorie, reprise par Galien, a traversé les siècles, résisté à la révolution scientifique du XVIIe pour n'être réellement abandonnée qu'au XIXe. Le spleen baudelairien s'inscrit dans cette perception, tout comme celui de George Sand : « L'ennemi est en moi… Je crois que ce mal est proprement le *spleen* des Anglais. », celui de Delacroix après son séjour à Nohant mais aussi de Gide : « Aujourd'hui, le spleen est venu ; ou plutôt le pressentiment, la peur à l'approche du spleen. »
La théorie du rôle de la rate dans la mélancolie n'est pas la seule idée fausse concernant l'influence de cet organe sur la thymie. Pour les talmudistes, le traité Berakhot indique que « le foie est le siège de la colère, la rate, celui du rire. »

Le point de côté

Une autre erreur, tenace, concerne les effets néfastes de la rate sur les sportifs. Sa présence constituerait une gêne à la performance, et son l'engorgement serait à l'origine du *point de côté* qui bloque les coureurs.
Cette certitude existait déjà chez les Grecs ; ils ont inventé des potions de composition tenue secrète, pour réduire la taille de l'organe. Les Romains les ont imités. Pline l'ancien préconisait une décoction d'*equisetum* à prendre pendant

trois jours après un jeûne de vingt-quatre heures pour l'atrophier. L'*equisetum* est mieux connu de nos jours sous le nom de *prêle des champs*. Cette plante à tige quadrangulaire et creuse porte des feuilles réduites à des collerettes au niveau des nœuds. Elle pousse dans les endroits humides.
La culpabilité de la rate ne se discutait pas au Siècle des lumières, dix-huitième de la série. Certains chirurgiens ont eu l'idée d'enlever cet organe inutile pour améliorer les performances. À titre expérimental, des chiens ont fait les frais de ces théories, évoquées dans l'expression « courir comme un dératé. »

La physiopathologie du point de côté a donné lieu à des développements étonnants dans divers traités de médecine du sport. L'explication la plus répandue postule que cette douleur qui survient à l'effort, en particulier lors de la course à pied chez des sujets non entraînés, serait la conséquence d'un engorgement de la rate. Une telle explication, que n'étaye aucune donnée scientifique, se heurte à un constat : la douleur siège parfois à droite. La réponse, moliéresque, apportée par les tenants de cette théorie est simple : « Le foie… Le foie, le foie, vous dis-je ». Tout viendrait d'un engorgement du foie ! Cette affirmation induit une nouvelle question : pourquoi ces deux organes se gorgeraient-ils douloureusement de sang lorsque le sportif non entraîné court, et uniquement dans ces circonstances ? En réalité, le lien entre point de côté et rate est fort peu probable. Les arguments scientifiques manquent encore pour expliquer ce phénomène pénible, mais l'hypothèse la plus vraisemblable est la survenue d'une crampe au niveau du diaphragme, peut-être favorisée par une fréquence respiratoire inappropriée. Les sportifs savent que l'entraînement et l'échauffement sont de bons moyens pour prévenir ce désagrément.

La vie sans rate

Un certain nombre de personnes vivent sans rate, après une splénectomie effectuée pour diverses raisons : traumatisme ou indication médicale essentiellement. Il serait erroné d'en conclure qu'elle est inutile. Elle est avant tout un organe lymphoïde, considéré comme le ganglion du sang. Elle joue donc un rôle dans les défenses immunitaires, en particulier chez l'enfant. L'une des complications à distance après ablation de la rate est le risque d'infections foudroyantes, pneumopathies, méningites et septicémies. Les vaccins antibactériens, pratiqués de façon systématique chez tout patient splénectomisé ou victime d'une rupture spontanée de la rate, permettent de les prévenir.
Un second rôle important de cet organe est la destruction des globules rouges anormaux. Contrairement à certains écrits, elle n'est pas le cimetière des globules rouges. Ils meurent sur leur lieu de naissance, la moelle osseuse. En revanche, les hématies pathologiques porteuses d'anomalies de la membrane ou altérées, se trouvent piégées et éliminées dans le filtre splénique. Ceci justifie l'ablation thérapeutique de la rate dans certaines maladies. Elle est aussi un réservoir de cellules, puisqu'elle retient un tiers du pool plaquettaire présent dans le corps.

Les chirurgiens savent effectuer des splénectomies totales sous cœlioscopie. Ce geste relève alors d'indications médicales dans lesquelles aucun tissu splénique ne doit rester. En revanche, la chirurgie d'urgence effectuée sur une rate lésée a fait de grands progrès. L'ablation totale a laissé la place à la suture, geste qui permet de sauvegarder ce petit organe qui, s'il n'est pas indispensable à la vie, en reste un défenseur.

Religions — Le sang, le sacré et les religions

Le sang occupe une place particulière dans les Religions du Livre. Les rites et attitudes liés au sang reposent sur des exégèses voire des interprétations des trois livres sacrés : la Torah, Le Coran et la Bible.

Dans la religion juive, la viande de bovins et d'ovins doit être *casher*, terme signifiant convenable ou conforme. Noé et ses descendants ont été autorisés à manger de la viande. Les lois de la *cacherout* qui définissent l'ensemble des règles alimentaires juives et dont la source se trouve dans la *Torah*, désignent précisément les aliments interdits et autorisés, avec, pour ces derniers, la façon de les préparer. Le sang est banni. Pour les viandes issues d'animaux terrestres, ne sont autorisées que celles provenant de ruminants dont les sabots sont fendus, ce qui limite aux bovins et ovins, et élimine le porc. La *cacherout* définit aussi le mode d'abattage. Il doit être effectué par un *shohet*, sacrificateur formé et reconnu par un rabbin. Le principe est que la graisse, le nerf sciatique et surtout le sang ne doivent pas être consommés : « Vous ne mangerez pas la chair avec son âme, c'est-à-dire son sang. » (Genèse, IX, 4) « C'est pourquoi j'ai dit aux fils d'Israël : personne d'entre vous ne mangera de sang. » (Lévitique, XVII, 10) Le but de l'abattage rituel est de vider l'animal de son sang.

Pour l'Islam, le musulman est aussi autorisé à manger de la viande, à condition qu'elle soit *halal* c'est-à-dire « permise », terme mentionné à plusieurs reprises dans le Coran. Le concept s'oppose au *haram*, ce qui est interdit. Les restrictions sur l'origine de la viande sont moins strictes que pour le casher. L'interdit porte principalement sur le porc ou sur la bête trouvée morte. L'exécution de l'animal dont la viande sera consommée doit obéir aux règles du halal. Lors de la grande fête de l'*Aïd el-Kebir*, l'animal, un mouton le plus souvent, est sacrifié selon un rite précis. Deux musulmans pratiquants doivent être présents. L'abattage rituel vise à demander à Dieu son autorisation de tuer car l'homme n'a aucun droit sur l'animal. Avant son exécution, il aura la tête tournée vers La Mecque. Il ne sera pas étourdi au préalable. Le sacrificateur, nécessairement agréé par l'une des trois grandes mosquées de France, prononce une bénédiction, égorge l'animal et le laisse se vider de son sang.

Le Christianisme a donné une place toute particulière au sang à partir de la phrase énoncée par Jésus le jour de l'Eucharistie. À la fin du repas, il présente une coupe de vin et dit : « Buvez-en tous, car ceci est mon sang. » Le lendemain a commencé la Passion du Christ, ensemble des évènements qui ont précédé et accompagné sa mort.

Dès lors, dans le Christianisme le vin prenait une valeur symbolique forte puisqu'il représentait le sang du Christ. La couleur rouge n'est évidemment pas étrangère à cette assimilation. Ce symbolisme préexistait au Christianisme. Dans le culte de Dionysos, le vin avait remplacé le sang. Dionysos était né d'une des multiples aventures de Zeus, cette fois avec Sémélé. Cette dernière portait l'enfant. Héra, jalouse, a fait mourir la mère. Zeus a récupéré l'enfant dans le ventre de Sémélé et l'a cousu dans sa cuisse. Dionysos, dieu de l'expérience divine vécue, était donc *diogonos*, « deux fois né ». Sa naissance, issue de la cuisse de Jupiter, est une résurrection.

Un grand débat théologique a opposé catholiques et protestants, sur la signification de l'eucharistie. Les catholiques et les orthodoxes soutiennent l'idée d'une conversion réelle de substance, le vin et le pain devenant réellement le sang et le corps du Christ, phénomène désigné sous le nom de transsubstantiation. Les protestants, à la suite de Luther, n'acceptent pas cette doctrine et considèrent que le pain et le vin ne sont corps et sang du Christ que « saisis dans la parole de Dieu et liés à elle ». Ils conservent leurs substances propres et coexistent avec les substances du corps et du sang du Christ, d'où le terme de consubstantiation. Après la célébration, ils redeviennent pain et vin. La place du sang est particulière. Jésus n'aurait pas dû saigner car le crucifiement est une exécution non sanglante. La flagellation puis la pose d'une couronne d'épines — on ne frappait pas au visage — et la plaie par lance ont fait couler le sang du Christ. Symboliquement, la mort de Jésus abolit tous les sacrifices sanglants. Le « sang précieux » du Christ, ainsi que le définissait l'apôtre Pierre, rachète les humains. Jésus est « l'Agneau de Dieu ». Par la suite, dans les religions chrétiennes, toute référence au sang procède de l'Eucharistie. Le Christianisme n'imposera pas de recommandations sur la nourriture. : « Ce n'est pas ce qui entre dans la bouche qui souille l'homme ; mais ce qui sort de la bouche, c'est ce qui souille l'homme » dit Jésus dans l'évangile selon Saint-Mathieu (XV, 11). La viande pouvait être sanglante, la consommation de porc, loin d'être condamnée, était encouragée et le sang sous diverses formes pouvait être cuit — comme dans la préparation du boudin — ou intégré à la cuisson et ingéré.

Un mouvement se réclamant du Christianisme, celui des Témoins de Jéhovah, apporte une restriction majeure quant au sang. Charles Taze Russell avait créé le mouvement des Étudiants de la Bible. Après un schisme, son successeur a fait adopter par la communauté le nom de Témoins de Jéhovah. S'appuyant sur une relecture de la Bible, en particulier les versets cités ci-dessus issus de la Genèse et du Lévitique, les Témoins de Jéhovah interdisent la consommation de sang humain ou animal. Ils étendent cette règle à la transfusion de sang et de ses dérivés : concentrés érythrocytaires, transfusion de globules blancs, de plaquettes ou de plasma. La transfusion n'existait pas lorsque Charles Russell a créé le mouvement des Étudiants de la Bible et son successeur, Joseph Rutherford, n'était pas défavorable aux transfusions. Elles ont donc été interdites aux témoins de Jéhovah après 1945. L'introduction en thérapeutique du fractionnement sanguin a posé un problème aux responsables du mouvement. En effet, dès les années soixante, les centres de transfusion et l'industrie ont préparé divers dérivés importants à partir des dons de sang : immunoglobulines, albumine, facteurs de coagulation pour les hémophiles. Fallait-il aussi en interdire l'usage ? La réponse des autorités est ambiguë, laissant la responsabilité au patient ou à ses représentants. La plupart des Témoins acceptent l'idée de recevoir des produits dits stables, tels que ceux cités ci-dessus, alors qu'ils refusent le don de sang qui permet la préparation de ces produits. Ce refus des transfusions pose des cas de conscience aux médecins ; il n'existe pas de substitut au sang. Certes, dans certaines anémies ou en prévision des interventions chirurgicales, il est possible d'augmenter la production médullaire de globules rouges par l'injection d'érythropoïétine. Mais face à une urgence hémorragique ou à une anémie sévère liée à une maladie de la moelle osseuse, la transfusion est irremplaçable. Ces situations donnent régulièrement lieu à des prolongements juridiques, surtout lorsqu'il s'agit d'enfant. Le juge peut décider d'imposer la transfusion contre l'avis des parents.

Le Bouddhisme a rejeté tout rite sanglant. L'histoire ou la légende de cette doctrine remonte à Asoka, empereur des Indes au IIe siècle avant notre ère. Son armée, celle de l'empire Maurya, avait mené en 261 av. J.-C., la bataille du Kalinga, état du centre de l'Inde, qu'il voulait conquérir. Cette guerre a été particulièrement sanglante et meurtrière. Choqué par ce qu'il a vu, il introduit l'*ahimsa*, principe qui consiste à ne pas nuire à autrui ou à un être vivant, et supprime de ce fait tout rituel sanglant. Une des conséquences est le véganisme qu'il a imposé.

Il serait incomplet de traiter du lien entre sang et religion sans évoquer un aspect particulier, celui des pratiques et interdits religieux concernant les menstruations et saignements génitaux féminins. Ce sujet est développé dans l'article « Sang des femmes ».

Rouge — La couleur emblématique

« Rouge. Adjectif. Qui est d'une couleur semblable à celle du feu, du sang » (Dictionnaire Littré)

« Rouge. Adjectif. De la couleur du sang » (Dictionnaire Larousse)

« Rouge. Adjectif. Qui est de la couleur du sang » (Dictionnaire Robert).

Les trois dictionnaires majeurs de la langue française font appel au même objet référent connu de tous, le sang, pour définir la couleur rouge. Une description de couleur est-elle possible par les mots seulement, sans faire appel à une représentation visuelle commune ? La définition du bleu recourt à un procédé identique : « de la couleur d'un ciel pur, sans nuages. » Le jaune pose un problème différent. Il se situe « entre le vert et l'orangé dans le spectre de décomposition de la lumière solaire ». Qui le reconnaîtrait à partir de cette lecture ? Des exemples viennent à la rescousse : le soufre, le citron, la renoncule des prés. Pour les trois couleurs composées, orange, vert et violet, la définition s'appuie sur le mélange qui permet de les obtenir, rouge additionné de jaune pour l'orange, rouge mêlé au bleu pour le violet, bleu teinté de jaune pour le vert. Ce dernier est aussi défini dans les dictionnaires comme « intermédiaire entre le bleu et le jaune, couleur dominante de la végétation », affirmation qui ne se vérifie pas en toutes saisons.

La référence « rouge comme le feu », souvent utilisée, est surprenante. La couleur d'une flamme dépend du combustible, de sa chaleur et du comburant, ce corps oxydant nécessaire à la combustion : le plus souvent le dioxygène de l'air. Ainsi, le feu de foyer habituel, dont la température moyenne est de 700 °C à 800 °C, comporte une région bleu-vert et une région jaune-orange. La température est déterminante, le jaune et rouge correspond à 1000 °C, contre 2000 °C pour la flamme bleue.

Le plasma est incolore. La couleur du sang est due aux érythrocytes. Ils contiennent un pigment, l'hémoglobine, riche en fer qui absorbe toutes les longueurs d'onde, à l'exception des plus grandes, dont le rouge. L'écrivaine polonaise Olga Tokarczuk, prix Nobel de littérature, donne une interprétation finaliste, bien plus *colorée*, citée en début d'ouvrage. Elle estime que cette *touche d'extravagance* dans un environnement *gris crème, gris marron*, à l'abri de la lumière est là pour nous avertir lorsque la *coque est fissurée.*

Rouge et sang se substituent en permanence l'un à l'autre. Les textes bibliques en constituent les premiers témoignages. En hébreu, la couleur rouge se nomme *adom* alors que le sang est noté *dam.* Certains ont voulu y voir l'étymologie du nom *Adam,* dans lequel le « a », *aleph,* première lettre de l'alphabet hébreu, représente Dieu, origine de tout. La littérature, en particulier la poésie, mais aussi la peinture ou le cinéma constituent des exemples constants de cette équivalence entre rouge et sang.

Pendant longtemps, le rouge a été la seule couleur vraie. Ainsi que le relevait Michel Pastoureau, « la triade rouge-blanc-noir a été mise en valeur par les linguistes et les ethnolinguistes. » S'il conteste l'universalité de cette triade, il reconnaît que « Dans la plupart des langues anciennes — et dans l'état ancien d'un grand nombre de langues modernes —, *rouge, blanc, noir* sont des couleurs plus souvent nommées que vert, jaune ou bleu. » Une remarque s'impose. Du point de vue physique, le noir n'est pas une couleur, mais l'absence de couleur, alors que le blanc résulte de la fusion des rayons lumineux de l'ensemble des couleurs. Noir et blanc sont, techniquement des nuances, plutôt que des couleurs.

Rouge dans les vaisseaux ou au moment où il en sort, le sang se flétrit très vite en dehors de l'organisme. De tout temps, les hommes ont rivalisé d'ingéniosité pour introduire une couleur rouge durable dans la peinture ou dans les vêtements.

La peinture, depuis la Préhistoire, a eu recours à l'oxyde de fer de l'hématite. Dans l'antiquité, les Grecs ont utilisé un sulfure naturel de mercure (HgS) connu sous le nom de *Kinnabari (Κινναβαρι),* devenu *cinabre.* Son emploi pourrait même remonter au Néolithique. Les Romains lui ont donné une appellation différente, *minium,* qui désigne maintenant un autre colorant rouge, le tétraoxyde de plomb. Ajoutant à la confusion, le terme latin de *cinnabaris,* dérivé du grec, est la résine rouge d'un arbre, le dragonnier des Canaries (*dracaena draco*) ou d'un palmier grimpant, le *rotang.* Parmi les espèces de rotang, l'une permet d'obtenir le rotin, tandis qu'une autre a reçu le nom de *sang-dragon,* description réaliste de la résine qui en est issue.

Pour les tissus, l'un des premiers colorants rouges était extrait d'une plante vivace, la garance (*rubia tinctorium*). Les teintureries qui l'utilisaient en France s'appelaient des garancières. Le terme a donné son nom à une rue parisienne et à sa faculté d'odontologie. L'autre site de cet établissement d'enseignement reste dans les mêmes nuances puisqu'il est situé à Montrouge !

Des colorants d'origine animale se sont substitués aux précédents. Ils sont tirés de la cochenille et du murex.

Kermès vermilio, le *kermès* des teinturiers, est le nom d'une variété de cochenilles parasites du chêne Kermès. Deux nuances de rouge en sont issues, le carmin et le cramoisi. Par la suite, le k*ermès vermillo* a été supplanté par la substance issue d'une espèce mexicaine, *dactylopius coccus,* plus connue sous sa désignation industrielle, colorant E120.

Le murex est un mollusque gastéropode à la coquille munie de longues épines, très courant en méditerranée. Dès l'antiquité, il a servi à préparer une teinture rouge, appelée initialement pourpre de Tyr, produite par une glande minuscule. Les Grecs et les Romains appréciaient cette couleur. Le rouge représentait le pouvoir, la religion et la guerre. Le dieu Mars le portait tout comme les prêtres et les centurions. Le monde ecclésiastique et les militaires l'ont, par la suite, largement utilisé. Le pourpre nous ramène au sang. Le terme vient du latin *purpura* ; en médecine, il désigne un symptôme cutané fait de petites taches rouges. Elles correspondent à de minimes hémorragies sous-cutanées, issues des capillaires. Elles signent l'existence d'une anomalie des plaquettes ou des vaisseaux sanguins.

Le rouge n'est pas une couleur unique. Les nuances sont nombreuses. Sur internet, un magazine de décoration propose 20 nuances tandis qu'un site de cosmétiques en détaille une palette de 46. Les qualificatifs les plus souvent retrouvés sont, par ordre alphabétique : amarante, andrinople, brillant, brique, bordeaux, cardinal, carmin, cinabre, coquelicot, cramoisi, écarlate, écrevisse, feu, framboise, fraise, fuchsia, franc, gourmand, grenadine, grenat, groseille, lie-de-vin, magenta, pourpre, rouille, rubis, sang ou sang-de-bœuf, sombre, tomate, tomette, vermillon, vif.

L'héraldique ne s'encombre pas de ces nuances. À côté de désignations évidentes, telles *azur* pour le bleu, *argent* pour le blanc et *or* pour le jaune, viennent trois termes, peu évocateurs pour les autres couleurs : *sinople* pour le vert, *sable* pour le noir et *gueules* pour le rouge initialement appelé sinople ! L'origine du terme *gueules* en héraldique est obscure. Il est tentant de l'assimiler à la couleur affichée par un animal qui ouvre sa bouche. Cette explication simple, trop simple, ne permet pas de comprendre pourquoi ce terme est toujours écrit au pluriel, à moins de n'y voir que plusieurs gueules ouvertes. Dans son dictionnaire, Émile Littré se range derrière l'opinion de Charles du Fresne du Cange, historien et philologue du XVIIe siècle. « Du Cange tire ce mot du bas latin *gulae*, collet ou bordure de pelleterie, généralement peint en rouge ». Cette étymologie est tout aussi plausible, *gulae* serait le pluriel de *gula*, gueule. Une autre origine a été proposée, le persan *ghul,* désignant la rose. Cette proposition évoque des fragrances plus attirantes que les *gueules* animales mais soulève une interrogation : le rouge peut-il être considéré comme la couleur caractéristique des roses, ces fleurs aux nuances infinies ?

Dans notre vie quotidienne, le rouge est symbole de danger ou d'interdit, le carton rouge, le téléphone rouge et l'alerte rouge en témoignent. La robe du juge porte cette teinte, tout comme les gants et le capuchon du bourreau. Le Code de la route l'utilise largement. À côté du feu rouge qui ordonne l'arrêt absolu, les panneaux les plus autoritaires, *Stop* et *Sens interdit,* sont dotés d'un fond rouge. Ceux signant une interdiction, qu'elle soit de circuler, de stationner, ou de dépasser, sont cerclés de cette couleur. Les signalements indiquant le danger sont constitués de symboles inclus dans un triangle de même teinte.

Porteur, comme le sang, de multiples ambiguïtés, le rouge est aussi couleur de fête. Noël et la Saint-Valentin en témoignent. Jusqu'au XIXe siècle, les mariées étaient habillées de rouge. Mais les prostituées devaient s'identifier par des vêtements de cette couleur. Une lampe rouge éclairait l'entrée des *maisons* où elles officiaient.

Le terme latin *coloratus* signifie à la fois coloré et rouge. Il n'est pas UNE, mais LA couleur.

S

Sacrifices — Les dieux ont soif

Georges Dumézil a émis la thèse selon laquelle les sociétés d'origine indo-européenne étaient régies par trois acteurs : le prêtre, le soldat et le paysan. Ils recouvraient trois domaines majeurs, le sacré, le guerrier et l'économique. Chacune de ces fonctions inclut l'action de faire couler le sang. Le guerrier blesse et tue. Pour nourrir la population, le paysan cultive et élève le bétail qu'il devra abattre. Le prêtre sacrifie. Le sacrifice, du latin *sacer* (sacré) et *facere* (faire), est une offrande confiée à un ou plusieurs dieux. Elle implique la destruction, réelle ou symbolique, de l'objet offert. Dans l'histoire des peuples et des civilisations, le terme de sacrifice a souvent été associé à une immolation ou un rite sanglant, voire sanguinaire, pratiqué sur un être humain ou un animal.

Des références bibliques

Dès le tout premier livre de la Bible, la Genèse, texte fondamental du judaïsme et du christianisme, Dieu demande à Abraham de lui offrir son fils Isaac en sacrifice sur le mont Moriah. Le rite n'ira pas à son terme. Un ange de Dieu arrête la main d'Abraham sur le point d'exécuter son geste. On peut considérer néanmoins l'indication qu'aux temps bibliques existaient des sacrifices humains, réclamés par les dieux. La suite du récit explique que Dieu n'a pas souhaité que le geste fût accompli mais a voulu mettre Abraham à l'épreuve. À la place d'Isaac, un bélier prisonnier par les cornes dans un buisson proche fut immolé. Il fallait que le sang coulât pour honorer Dieu. Ce thème est récurrent dans la Bible : « Tu sacrifieras ton holocauste, chair et sang… le sang des victimes sera répandu sur l'autel de l'éternel. » (Deutéronome). « Tu n'offriras en sacrifice à l'Éternel, ton Dieu, ni bœuf, ni agneau qui ait quelque défaut ou difformité. » (Deutéronome). « Alors Moïse prit le sang et en aspergea le peuple. » (Lévitique).

Civilisations du Moyen-Orient

La Bible a été écrite entre le VIIIe et Ve siècle av. J.-C. et nous ne savons pas si Moïse a existé, mais l'archéologie et l'étude des textes anciens permettent de trouver des indices qui témoignent de sacrifices sanglants dans presque toutes les religions primitives.

Le site néolithique de Çayönü en Turquie a été occupé dès le Xe millénaire av. J.-C. et probablement jusqu'au VIIIe millénaire. Il comprend trois bâtiments. Des empreintes évocatrices se trouvent à l'intérieur. L'un est le *Skull building*, ainsi nommé parce que des squelettes entassés ont été mis à jour. On a trouvé également une pierre plate, identique à celles utilisées pour les sacrifices. La surface portait des traces de sang humain et bovin. Le second bâtiment appelé *Terrazzo building* présente le relief d'un visage comportant ces mêmes traces, retrouvées aussi dans un canal communiquant avec une fosse peu profonde.

D'autres emplacements témoignent de telles pratiques. Le site néolithique de El Khiam, en Cisjordanie, révèle les marques de sacrifices animaux. Les fouilles effectuées à Basur Höyük, en Mésopotamie, sont très intéressantes. Elles ont mis à jour la tombe de deux enfants âgés de douze ans, entourée de têtes de lance et de huit cadavres d'adolescents ou jeunes adultes enterrés avec leurs vêtements, des bijoux et diverses céramiques. Les historiens ne peuvent affirmer que ces deux enfants ont été sacrifiés, mais les corps de deux adolescents portent des marques de traumatismes très violents. Ils sont considérés comme morts d'accompagnement. On trouve plusieurs autres preuves de la pratique de sacrifices humains chez les Mésopotamiens, mais les textes dont nous disposons ne mentionnent pas cette pratique.

Dans l'Égypte ancienne, tout particulièrement lors de la première dynastie (3150 av. J.-C. - 2930 av. J.-C.), des fonctionnaires étaient exécutés pour accompagner le pharaon dans l'au-delà. Nous ignorons comment ils ont été sacrifiés. Ce rite a disparu tôt dans l'histoire, dès la fin de la première dynastie.

Les Grecs

Dans l'Iliade, les bateaux d'Agamemnon n'avancent pas, contrés par des vents défavorables. Le devin Calchas trouve la cause et le remède. Le roi Agamemnon a offensé Artémise et seule la mort de sa fille Iphigénie calmera la déesse. La suite dépend des textes. Iphigénie n'est pas citée dans Homère. Euripide et Eschyle la font mourir. Dans d'autres récits, elle survit, remplacée par une biche ; Racine l'épargne aussi et la fait remplacer par une autre personne. Toute autre est l'Antigone de Sophocle qui va, volontairement, au bout du sacrifice. Ces deux exemples, issus de la littérature grecque, évoquent la possibilité historique de rites sacrificiels humains, auxquels les Grecs ne semblent pas avoir eu recours. Pour eux, ces pratiques étaient propres aux « Barbares », terme formé à partir d'une onomatopée qui désignait les peuples ne parlant pas la langue grecque. Les dieux grecs étaient néanmoins friands de sang sacrificiel. « Les sanctuaires des dieux ruissellent de sang », écrit Euripide dans *Les Troyennes*. Pour Anne Jacquemin, « Le sacrifice est l'acte majeur du rituel grec. » Le chant I de l'*Iliade* décrit de façon précise une hécatombe, dont l'étymologie signifie qu'elle concerne le sacrifice de cent bœufs. Après purification, prière et offrande de grains d'orge, la tête de l'animal était tournée vers le ciel pour que le sang monte vers les dieux de l'Olympe. L'officiant égorgeait la bête qu'il découpait avec l'aide de ses *acolytes*. La graisse et les os, destinés aux dieux, étaient brûlés puisque les dieux ne se nourrissaient que de fumées odorantes. Le terme grec utilisé pour le sacrifice est *thusia* (θυσια), issu d'une racine indo-européenne signifiant fumer, faire fumer. La viande et les entrailles constituaient les *splankhna* (σπλαχνα) ; elles revenaient aux hommes, mortels qui se nourrissent de chairs mortes. Le rite admettait de nombreuses variantes. L'animal immolé était le plus souvent un bœuf, mais les dieux acceptaient d'autres animaux domestiques, chèvre, bélier ou porc. La cérémonie était toujours publique. Elle se terminait par un banquet, appelé *symposion* dont les Romains ont tiré le mot symposium.

Holocauste est un terme tristement utilisé au XXe siècle dans des circonstances dramatiques, sans rapport avec le sacré. Chez les Grecs, il désignait une forme particulière de sacrifice. L'animal était plaqué au sol, tête tournée vers la terre, puis égorgé. Son sang était recueilli dans une fosse, tandis que son corps était entièrement brûlé, d'où la dénomination, du grec olos (ὀλος) entier, et kaustos (καυστος) brûlé.

Pour les Grecs, quelles qu'en soient les modalités le sacrifice établit un lien entre l'homme et les divinités.

Rome

Qu'en est-il du sacrifice à Rome ? Tout dépend de sa définition. Pour les Romains, le sacrifice humain est une pratique de leurs ancêtres lointains. Depuis Hercule, eux-mêmes les ont remplacés par des rites de substitution. Le sacrifice humain était l'apanage des barbares ou d'êtres dévoyés. Le conjurateur Catilina, grand adversaire de Cicéron, a été accusé de faire prêter serment à ses complices en leur imposant de boire des coupes pleines de sang humain mélangé à du vin. Même si l'on exclut la mise à mort, parfois ritualisée, d'ennemis ou d'individus considérés comme malfaisants, il reste quelques preuves de sacrifices humains effectués par les Romains. Les ensevelissements à trois reprises de couples de Gaulois et de Grecs au forum *Boarium* ont été accomplis dans le cadre de la religion publique, ordonnés par des livres sibyllins à des périodes critiques de l'histoire romaine. Tite-Live les relate et les qualifie de *sacrificia extraordinaris* et Plutarque les nomme *thusia*, en référence au terme grec signifiant le sacrifice.

Si les sacrifices humains d'essence religieuse restent des exceptions dans l'histoire romaine, l'un des rites traditionnels les plus sacrés était le *suovetaurile*. Il consistait à immoler au dieu Mars, un porc, un mouton et un taureau. L'animal était abattu d'un coup de hache sur l'occiput.

Rome a aimé faire couler le sang pour sa gloire et sa distraction. Au cirque, la confrontation sanglante d'esclaves ou de chrétiens avec des bêtes féroces, les combats armés de gladiateurs, n'avaient rien de religieux mais procédaient de la gloire de Rome. Ces jeux cruels n'ont disparu que lorsque le Christianisme a pris possession de l'Empire romain.

Jules César et quelques écrivains romains ont reproché aux Gaulois de pratiquer des sacrifices humains. Il fallait bien justifier la sauvagerie de ce peuple face à la civilisation romaine. De fait, si ces pratiques ont existé dans l'histoire des Gaulois, elles avaient depuis longtemps disparu à l'époque de l'auteur de la

Guerre des Gaules. Le but était de discréditer les Gaulois. Montaigne, dans Les Essais, dénonçait « les fausses couleurs de quoi [César] veut couvrir sa mauvaise cause et l'ordure de sa pestilente ambition ».

Les civilisations précolombiennes

Un groupe de civilisations a pratiqué des sacrifices humains à grande échelle jusqu'au XVIe siècle, les civilisations précolombiennes de Mésoamérique, qu'il s'agisse des Olmèques, des Mayas, des Zapotèques, des Toltèques, des Aztèques ou des Incas. La palme revient aux Aztèques pour qui ces pratiques étaient la clef de voûte de la religion. Il était nécessaire d'alimenter les dieux et parfois d'apaiser leur colère, lorsqu'une calamité s'abattait sur le peuple aztèque. Les chiffres rapportés sont impressionnants mais impossibles à vérifier. Ainsi, pour l'inauguration de Tenochtitlan, le nombre de 80 000 sacrifiés a été avancé — et contesté. Les victimes étaient avant tout des prisonniers de guerre. Pour les Aztèques la guerre avait comme objectif principal non pas de tuer les ennemis mais de les capturer afin d'alimenter les dieux. Les futurs sacrifiés étaient symboliquement intégrés à la cité avant d'être immolés. En dehors des prisonniers périssaient de la sorte des enfants vendus, des handicapés ou des étrangers de passage, voire des femmes. Certains esclaves devaient incarner une divinité avant d'être tués. Ils étaient alors choyés et baignés de manière rituelle pour effacer les souillures de leur vie servile. L'exécution pouvait être l'accomplissement d'une condamnation à mort liée à divers délits. Il se trouvait aussi des volontaires à l'acte sacré, persuadés de mourir ainsi de la façon la plus noble. Comment ne pas évoquer une autre forme de sacrifice effectué quelques siècles plus tard, le kamikaze, terme japonais signifiant « vent divin » conférant une dimension sacrée à cet acte désespéré de guerre ?

Chez les Aztèques, le rite revêtait des modalités variées, souvent sanglantes et toujours douloureuses. L'ablation du cœur sur sujet vivant avait la préférence des prêtres. On pourrait citer l'écorchement à vif, la crémation lente sur plaque chauffante ou l'éviscération. La liste est longue et effroyable.

Si l'on excepte quelques cas isolés relevant de rites de castes ou de criminels seuls ou en groupe, les sacrifices humains appartiennent au passé. Il serait néanmoins difficile de cerner toutes les populations du globe où ils ont été effectués de façon régulière ou occasionnelle. Tout comme l'Occident, l'Afrique, l'Inde ancienne et la Chine gardent beaucoup de leurs secrets historiques. Ces pratiques ont disparu mais les sacrifices animaux restent très présents, sous des formes plus ou moins édulcorées. La raison la plus souvent avancée dans l'Islam ou le judaïsme pour justifier la saignée qui les accompagne est la nécessité de vider complètement l'animal de son sang. Le sang est l'âme et on ne doit pas manger l'âme d'un être qui en a été doté. Celui qui s'intéresse, même de loin, à l'anatomie, sait qu'il est impossible de vider totalement le sang d'un animal…

Saignées — Les excès d'une thérapeutique historique

L'une des pratiques thérapeutiques les plus anciennes consiste à soutirer au malade une certaine quantité de sang. Le papyrus égyptien Ebers Égyptien, daté du XVIe siècle av. J.-C., mentionne probablement la saignée. Il suggère de « travailler la peau avec un silex jusqu'à ce qu'elle saigne ». Hippocrate la préconisa. Il y voyait un moyen de rééquilibrer les « humeurs ». Sa théorie des humeurs reposait sur l'idée que quatre éléments fondamentaux composaient le corps : l'air, le feu, l'eau et la terre dotés de quatre qualités, le sec, l'humide, le chaud et le froid. À ces éléments correspondaient quatre fluides qui les portaient et devaient rester en équilibre entre elles, à savoir la bile jaune produite par le foie, la bile noire ou atrabile, issue de la rate, la lymphe, appelée aussi pituite ou flegme et le sang. La prépondérance d'une humeur déterminerait quatre tempéraments, respectivement le bilieux, enclin à la colère ; l'atrabilaire, plutôt dépressif ; le flegmatique, calme, voire imperturbable, et le sanguin bien plus gai. Cette théorie explique la maladie qui proviendrait d'un déséquilibre entre les humeurs. Lorsque les procédés naturels d'élimination des mauvaises humeurs, vomissements, expectorations, saignements de nez, urines ou matières fécales, étaient absents ou insuffisants, deux moyens thérapeutiques permettaient de corriger le déséquilibre, la purge et la saignée. Cette conception de la physiologie et des maladies dérivait plus de la philosophie que de la science. Elle a dominé la médecine antique jusqu'à Galien. Il se l'est approprié et l'a diffusée.

Bien après que la théorie des humeurs est tombée dans l'oubli, la saignée représenta le geste médical majeur voire unique en Occident jusqu'au XVIIIe siècle. Pendant le moyen-âge, elle était pratiquée par les barbiers qui possédaient les instruments coupants nécessaires. Elle fut, ensuite, l'apanage de leurs héritiers directs, les chirurgiens. Les indications étaient larges. Saint-Bernard de Clairvaux, dans son Sermon des saignées spirituelles, écrit : « Il y a deux causes pour tirer du sang à l'homme : ou bien il en a trop, ou bien il l'a mauvais. Une abondance excessive de sang n'est pas moins dangereuse que son altération. » Si l'église, après le concile de Tours, s'opposa à la chirurgie et donc à la saignée, c'est dans certains couvents et monastères que se pratiquaient des saignées non thérapeutiques. Les ecclésiastiques se soutiraient systématiquement du sang quatre à douze fois par an, pour éviter qu'une trop grande accumulation dans le bas-ventre ne les pousse à transgresser le principe de chasteté. Ces indications particulières en cachaient d'autres, plus universelles : les saignées étaient aussi des traitements de confort qui visaient à réduire les conséquences néfastes des repas surabondants pris par des sujets pléthoriques voire obèses.

En parallèle à ces dérives sociales, la médecine académique codifia les méthodes et indications du geste. La technique utilisée par les barbiers puis les chirurgiens comportait une incision d'une veine du bras (phlébotomie) à l'aide d'une lancette bien affûtée. L'opération se déroulait souvent dans la pénombre, avec un accessoire omniprésent, la bougie. Les quantités prélevées étaient de huit à seize onces, soit 240 à 480 grammes, ce qui correspond aux volumes moyens d'un don de sang actuel. Chez l'enfant, les médecins recommandaient de soutirer une once par année d'âge. Les méthodes classiques avaient leurs variantes pour les sites de prélèvements. Ils pouvaient se pratiquer aux veines du pied ou dans toute zone anatomique où une veine était accessible. La *saignée latérale,* du côté du mal, était parfois préconisée ; elle se justifiait par la *sympathie* qui existait entre tous les organes. Dans de rares cas, une saignée artérielle effectuée sur l'artère temporale était proposée.

Les indications de saignée allèrent en s'élargissant jusqu'au XVIIIe siècle. En Italie, Léonard Botal avait donné la clé : « Le sang dans le corps humain est comme l'eau dans une bonne fontaine ; plus on en tire, plus il s'en trouve. » À Paris, le célèbre chirurgien parisien Dionis résumait ainsi les indications : « Si l'on voulait marquer toutes occasions chez lesquelles on doit saigner, il faudrait faire un catalogue de presque toutes les maladies. On n'en connaît guère qui ne demandent cette opération. » Ces préceptes conduisirent à des excès, autant sur les quantités prélevées — parfois le geste n'était interrompu que lorsqu'une syncope survenait — que sur les indications du traitement. On en arriva à saigner les femmes enceintes pour compenser l'arrêt des règles. La répétition du traitement, jusqu'à outrance, était jugée nécessaire. Le pauvre roi Henri II souffre atrocement après que l'on a retiré de son œil cinq grands éclats de bois issus de la lance du comte de Montgommery. Le roi vomit et saigne du nez. Ses médecins lui prescrivent, malgré tout, une saignée de douze onces.

Richelieu était porteur d'une tuberculose pulmonaire et osseuse. Il endurait des ennuis digestifs permanents, faits d'hémorroïdes et fistules intestinales. Au terme de sa vie, il subit une saignée quotidienne. Cette thérapeutique radicale a probablement accéléré la fin du cardinal. Son souverain, Louis XIII, était porteur depuis ses plus jeunes années, d'une pénible affection intestinale chronique, identifiée *a posteriori* comme maladie de Crohn, responsable de violentes crises douloureuses abdominales. Dans la même année, Bouvard, son médecin personnel lui inflige 47 saignées, associées à 215 lavements. Alors qu'il était déjà cachectique et d'une pâleur extrême, une péritonite, source de souffrances atroces, l'emporte à l'âge de 42 ans. L'apport, en grande quantité, de liquides dans un colon sujet aux fistules, combiné aux spoliations sanguines chez un malade anémique a sans conteste précipité la fin du roi de France. Son fils, Louis XIV monte sur le trône à cinq ans. Il effectue le plus long règne de l'histoire mais souffre tout au long de sa vie d'ennuis de santé. Il est victime, tour à tour ou simultanément, de petite vérole, fièvre maligne, fistule anale opérée à vif, crises de goutte, fistule bucco-maxillaire et diabète. Il meurt de gangrène. Le sang royal a beaucoup coulé sous la lancette. On estime qu'il a « bénéficié » au total de 2 000 saignées. Comment ne pas évoquer Argan et ce dramaturge Molière que le souverain appréciait tant : « *clysterium donare, postea seignare, ensuita purgare* » ?

Le XVIIIe siècle voit un net recul du recours aux saignées. D'illustres médecins lui trouvent même des contre-indications. Plusieurs raisons peuvent être avancées. D'une part, l'arsenal thérapeutique s'enrichit d'un rival à la lancette, la sangsue qui permet de réaliser des ponctions sanguines indolores et propres. Surtout, l'avènement progressif d'une médecine clinique et expérimentale avec la création des futures sociétés savantes, Académie royale de chirurgie, puis Société royale de médecine prélude aux formidables progrès du XIXe siècle.

La saignée a-t-elle disparu de l'arsenal thérapeutique ? Non, car à ce jour, même si elle n'est plus le traitement en urgence de l'œdème aigu du poumon, remplacée par les diurétiques et les médicaments tonicardiaques, elle garde deux indications validées : la polyglobulie et l'hémochromatose.

La polyglobulie est un excès de globules rouges ou, pour être plus précis, une augmentation pathologique de la masse érythrocytaire. La polyglobulie dite primitive est une affection de la moelle osseuse, appelée aussi maladie de Vaquez. Ses principales complications sont les thromboses vasculaires. Parfois, le traitement a encore recours aux saignées, même si elles ont perdu de leur intérêt au vu des thérapeutiques modernes.

L'hémochromatose primitive est une maladie constitutionnelle au cours de laquelle le fer s'accumule dans l'organisme, en particulier dans le foie, le cœur, le pancréas et dans d'autres glandes endocrines. Des complications possibles en découlent, cirrhose, insuffisance cardiaque, diabète. À ce jour, la prise en charge repose sur les saignées thérapeutiques, sous surveillance médicale. Le patient doit les poursuivre toute sa vie.

Ces deux indications actuelles illustrent curieusement celles préconisées au XIIe siècle par Saint-Bernard de Clairvaux. Il citait les deux causes qui justifiaient de tirer du sang à l'homme : « ou bien il en a trop », c'est le cas de la polyglobulie, « ou bien il l'a mauvais », comme l'excès de fer de l'hémochromatose.

Sédimentation — La sédimentation du sang et ses excès de vitesse

En 1794, John Hunter, chirurgien anglais, passionné de médecine expérimentale, étudie les effets sur le sang des blessures par arme à feu. Il constate que « la partie la plus rouge du sang sédimente plus vite lors de certaines inflammations ». Il pense, à tort, que ce phénomène résulte d'un sang devenu plus lourd. Sans le savoir, il vient de découvrir un examen de laboratoire qui sera mis au point cent ans plus tard par un jeune médecin polonais, Edmund Biernacki et perfectionné ensuite par Albert Westergren, la vitesse de sédimentation, habituellement désignée par son acronyme, VS. Son intérêt repose sur le constat que la sédimentation des globules rouges *in vitro* est accélérée lorsqu'un état d'inflammation, d'origine infectieuse ou non, existe dans l'organisme.

Dès le début du XXe siècle, les données expérimentales et les publications sur la VS prolifèrent. La corrélation entre l'augmentation de la VS et l'intensité de l'inflammation ou la gravité de l'infection est confirmée. La VS devient une arme diagnostique pour le grand fléau de l'époque la tuberculose. Ses indications s'étendent au diagnostic des cancers. Les tumeurs malignes accélèrent la sédimentation. Cet examen est même proposé pour le diagnostic de grossesse et permettrait la prédiction anténatale du sexe de l'enfant. Le test consiste à mesurer l'effet sur la VS d'une injection de testostérone chez une femme enceinte : une augmentation de VS signe le sexe mâle ! Fort heureusement, cette technique a très vite été abandonnée. Actuellement encore, la VS est volontiers demandée en routine par les médecins devant un doute diagnostique. Un VS normale rassure, un excès de vitesse alerte.

Les recherches ont permis de comprendre les mécanismes qui entraînent l'accélération de la sédimentation des globules rouges en cas d'inflammation. Lorsqu'elles sont en suspension dans le sang, les hématies se repoussent les unes les autres parce qu'elles ont une charge électronégative à leur surface. Placées dans un tube vertical, les premières cellules s'enfoncent sous l'effet de la gravitation, malgré la répulsion électronégative. Des rouleaux d'hématies se forment alors. Ils se déposent au fond du tube tandis que le plasma effectue un mouvement inverse. Plusieurs éléments peuvent favoriser la constitution de ces rouleaux, telle la présence dans le plasma de molécules lourdes et asymétriques qui neutralisent le phénomène de répulsion. Les principaux responsables sont le fibrinogène, les gamma globulines et d'autres protéines comme l'haptoglobine. Le taux sanguin de ces composés augmente notablement en cas d'inflammation, ce qui a pour effet d'accélérer la sédimentation érythrocytaire.

La VS est le plus simple et le moins coûteux des examens de laboratoire. Dans sa version la plus répandue, le sang anticoagulé est aspiré vers le haut dans des tubes de 2,5 mm de diamètre et laissé deux heures à 37 °C. L'interprétation consiste à mesurer, à la première puis à la deuxième heure, la hauteur de plasma qui sépare l'interface hématies-plasma de la surface. Des graduations présentes sur le tube facilitent la lecture. Le résultat s'exprime de façon simple en millimètres à la première et à la deuxième heure. Las ! Progressivement, des critiques voient le jour et la VS perd de son aura. Elle peut être trompeuse. Ainsi, certains grands syndromes inflammatoires se développent avec une VS normale ou peu élevée ; inversement se multiplient les cas d'augmentation de VS sans inflammation sous-jacente. De plus, de nombreux artefacts peuvent influencer le phénomène et en gêner l'interprétation. Le taux de globules rouges, les anomalies de forme ou de densité de ces cellules, certains médicaments la perturbent et la rendent ininterprétable. Enfin, à l'ère de l'automatisation, cet examen artisanal s'intègre mal dans un laboratoire moderne. On le modifie donc. Des automates mesurent à intervalles réguliers la hauteur de la couche globulaire grâce à une cellule photoélectrique ; la sédimentation fait place à la turbidimétrie. Le résultat est obtenu plus vite et l'examen mieux standardisé. Un ordinateur pilote l'appareil à VS qui n'a plus de sédimentation que le nom ; un second ordinateur connecte le premier à l'unité centrale du laboratoire ! Née dans la simplicité et popularisée par elle, la VS périclite de sa sophistication. Des paramètres plus précis viennent la remplacer avantageusement, pour caractériser l'inflammation : les dosages de la *C-reactive protein* ou CRP, de l'haptoglobine, voire de la procalcitonine, ou l'électrophorèse des protéines.

La VS reste un paramètre du diagnostic biologique d'inflammation mais son avenir est plus qu'incertain.

Sexe et sang — Nos différences

Il ne s'agit pas, ici, d'associer sexe et sang pour afficher un titre accrocheur, comme le pratiquent volontiers la littérature ou le cinéma, mais de pointer les différences entre le sang des femmes et celui des hommes.

De réelles divergences existent. La plus connue des médecins et biologistes se situe au niveau des hématies. Le sang des femmes est moins riche en globules rouges que celui des hommes. Les taux moyens sont de 4 à 5,4 millions/mm3 chez la femme contre 4,6 à 6 millions/mm3 pour l'homme. Cette différence se retrouve sur tous les paramètres érythrocytaires quantitatifs : les femmes ont un hématocrite et un taux d'hémoglobine inférieurs à ceux des hommes. De nombreux travaux ont tenté d'expliquer cette particularité.

Une donnée intéressante est la variabilité selon l'âge. La différence femme-homme n'est pas retrouvée dans la période prépubertaire et s'atténue après la ménopause pour disparaître en une dizaine d'années. Une première interprétation attribuait à cette disparité une origine hormonale. Les hormones féminines freineraient la production de globules rouges. Les hormones masculines pourraient aussi favoriser cette différence en augmentant la production cellulaire puisque la testostérone est connue pour avoir un effet stimulant sur la moelle osseuse.

Un autre constat apporte un complément d'explications. Les globules rouges des femmes seraient plus fragiles que ceux des hommes. La résistance à l'hypotonie en constitue la démonstration. Au laboratoire, lorsque le liquide dans lequel baignent les hématies est appauvri en sel, les cellules gonflent et éclatent. Les études montrent que les hématies issues de femmes résistent moins bien à l'hypotonie que celles de l'homme.

Les travaux réalisés sur l'animal ont cherché si cette différence biologique entre mâles et femelles existe dans d'autres espèces proches de l'homme. Elle n'est pas retrouvée chez les primates du Nouveau Monde. En revanche, les mâles des grands singes anthropoïdes d'Afrique ont des taux de globules rouges plus élevés que les femelles. Or celles-ci, à la différence de leurs lointaines cousines américaines, ont des menstruations. Ces constats donneraient des arguments à la théorie hormonale pour expliquer ces différences.

Une autre explication implique le fer. La ferritine est une hormone qui circule dans le sang. Son taux plasmatique est un reflet des réserves en fer de l'organisme. Les études effectuées sur de larges populations féminines trouvent des taux moyens de ferritine plus bas chez les femmes, en particulier avant la ménopause. Cette différence traduit la fréquence plus élevée de carences en fer dans une population féminine. Les femmes ont fréquemment des carences martiales sans anémie. Les règles, mais aussi les grossesses antérieures et l'allaitement, sont probablement à l'origine de ces carences modérées dont la prévalence influerait sur les paramètres érythrocytaires dits normaux. Ces derniers sont déterminés à partir d'une population en bonne santé apparente, ce qui n'exclut pas l'existence de carences en fer latentes dans ces populations témoins. En d'autres termes, dans la population de femmes considérées comme en bonne santé, à partir desquelles sont évaluées les valeurs moyennes de globules rouges, se trouve toujours une certaine proportion de sujets dont la bonne santé n'est qu'apparente puisqu'elles manquent de fer. Le docteur Knock n'est pas loin.

Une telle explication pose un problème plus général. Pour interpréter un examen biologique comme la numération sanguine, le praticien vérifie que les taux de globules rouges, d'hémoglobine et d'hématocrite mesurés chez le ou la patiente sont *dans la norme*. C'est la raison pour laquelle le laboratoire fournit pour l'homme et pour la femme, des « normales », appelées *valeurs de référence*, établies par une série de mesures effectuées sur une population en bonne santé. Si l'on admet que les valeurs de référence sont plus basses chez la femme du fait d'une plus grande fréquence de carences martiales dans la population considérée en bonne santé, la différence de normes biologiques entre les deux sexes fournie par la quasi-totalité des traités d'hématologie est inappropriée.

Le dimorphisme sexuel touche d'autres cellules sanguines. Femmes et hommes n'ont pas les mêmes plaquettes. Le taux plaquettaire moyen serait plus élevé chez les femmes, mais surtout la réactivité plaquettaire est différente. Ceci a été suggéré par un travail de M. Johnson publié en 1975 dans la revue *Nature*, et confirmé par des recherches ultérieures. Les plaquettes des femmes réagissent plus fort lorsqu'elles sont mises en présence d'activateurs. Les conséquences ne sont peut-être pas négligeables lorsque l'on considère le rôle important des plaquettes dans la physiopathologie de l'athérome. De plus les plaquettes féminines sont moins sensibles que leurs homologues masculines aux traitements antiplaquettaires utilisés dans les complications de l'athérome. Leurs plaquettes exposeraient donc les femmes à un risque cardiovasculaire augmenté, peut-être compensé par l'effet protecteur des hormones féminines avant la ménopause.

Cette différence biologique entre femmes et hommes existe dans d'autres domaines. Un dimorphisme sexuel est retrouvé au niveau du microbiote intestinal et de l'immunité anti-infectieuse qui serait plus efficace chez la femme. La plupart des études épidémiologiques ont montré qu'être un individu mâle constitue un facteur de risque vis-à-vis des maladies infectieuses. La physiologie s'opposerait donc à l'égalité des sexes.

T

Tabac — Les effets du tabac sur le sang

Introduit en Europe au XVIe siècle, le tabac y a été cultivé comme plante médicinale. L'herbe à Nicot — Jean Nicot est le diplomate qui a introduit le tabac en France — était seule capable de soulager les terribles migraines de Catherine de Médicis. Les effets nocifs du tabac sur la santé n'ont été définitivement reconnus que des siècles plus tard, dans les années 1950. Nous savons maintenant qu'il est responsable de 17 formes de cancers de localisations diverses : bronches, poumons, bouche, lèvres, gorge, œsophage, peau, vessie, pancréas, utérus et moelle osseuse (leucémies). D'autres maladies lui sont imputables dont les bronchopneumopathies, bronchite chronique et emphysème, ainsi que les affections cardiovasculaires : infarctus myocardique, accident vasculaire cérébral, artérite oblitérante. Certaines conséquences n'engagent pas le pronostic vital mais touchent des points sensibles : impuissance et stérilité, accélération de la formation de rides, vieillissement cutané précoce du visage, halitose, jaunissement et déchaussement des dents. À ces constats s'ajoutent les risques pour l'autre. Les proches d'intoxiqués tabagiques deviennent, contre leur gré, des fumeurs passifs et mettent leur santé en danger. De même, les fœtus de mères fumeuses subissent, par voie placentaire, les effets de l'addiction maternelle lorsqu'elle persiste en cours de grossesse.

Cette diversité dans les conséquences du tabagisme est liée à la composition complexe du tabac dans lequel plus de 7 000 substances chimiques sont identifiées. La nicotine en fait partie, mais l'analyse trouve aussi de l'arsenic — issue des traitements utilisés pour écarter les insectes des plants et plantations —, des agents de saveur, de texture et de conservation. Les produits nés de la combustion s'ajoutent à ce catalogue. Les principaux sont l'ammoniac, le benzène, le cyanure d'hydrogène, le monoxyde de carbone et les goudrons. Un rapide calcul montre que la consommation d'un paquet de cigarettes par jour fait boire au fumeur une tasse à café de goudrons par an.

Les effets du tabagisme sur le sang, en dehors des leucémies, sont moins graves et rarement cités. Le tabac peut entraîner une augmentation du nombre de globules blancs, en particulier des polynucléaires neutrophiles. Cette anomalie, appelée hyperleucocytose à polynucléaires, n'est pas dangereuse pour elle-même mais peut générer des erreurs diagnostiques. En effet, elle est un signe habituel d'infection ou d'inflammation. Elle constitue un élément important dans le diagnostic d'appendicite. Combien d'appendices innocents ont été sacrifiés au vu de l'association d'une douleur abdominale et d'une hyperleucocytose tabagique ? Fort heureusement, les progrès de l'échographie et les méthodes actuelles de prise en charge de la suspicion d'appendicite évitent maintenant ces erreurs et les excès thérapeutiques qui en découlent.

Une autre conséquence possible de l'intoxication tabagique est l'augmentation du nombre de globules rouges. Une polyglobulie peut être *primitive* — maladie de la moelle osseuse apparentée aux leucémies mais avec une bien moindre gravité — ou *secondaires*. Dans ce dernier cas, la moelle n'est pas malade mais elle augmente sa production de globules rouges en réponse à une stimulation ou à une demande de l'organisme. Parmi les causes de polyglobulie secondaire se trouve le tabac. Cet état n'est pas anodin, puisque l'augmentation du taux d'hématies favorise les thromboses, artérielles et veineuses.

Le tabagisme, par ses conséquences sur le sang, peut donc poser des problèmes diagnostiques au médecin. Pour prouver la responsabilité du tabac, le plus simple est de recommander son arrêt et de surveiller l'évolution des anomalies sanguines qui se normalisent assez rapidement.

Parfois, malgré cette recommandation, les symptômes persistent, amenant le praticien à mettre en doute la parole du patient. Le sang se révèle alors être un excellent indicateur grâce au dosage de la nicotinémie qui s'élève lorsque le sujet fume, puis chute en un à trois jours après l'arrêt du tabac. Cette courte durée de vie n'en fait pas un témoin suffisamment pertinent. Plus subtil est le dosage d'un produit de dégradation de la nicotine, lié à son oxydation, la cotinine. Sa présence est décelable dans le sang et dans les urines, dix jours après l'arrêt de l'intoxication.

Thalassémie — Le sang de la mer

Le terme thalassémie est formé du grec, *thalassa* (θαλασα) la mer, associé à aima (ἁιμα) le sang. De l'eau de mer dans le sang, quoi de plus banal ? Le sang, dans ses lointaines origines, dérive de l'eau de mer dont il a gardé la salinité. Cette dénomination désigne en réalité une maladie sanguine, baptisée ainsi par George Whipple dans un article cosigné avec W. Bradford, et publié dans le *Journal of Pediatry* en 1932. Sous le titre *Mediterranean disease-thalassemia (erythroblastic anemia of Cooley)*, le travail précisait les caractéristiques d'une forme d'anémie décrite en 1925 par un pédiatre américain, Thomas Cooley, d'où l'appellation proposée dans l'article : « Anémie de Cooley ».

Dans son travail, Thomas Cooley, associé à Pearl Lee, rapporte cinq cas d'anémies sévères survenues chez des enfants, associées à une augmentation de taille de la rate et des anomalies osseuses. Le pronostic est mauvais puisque trois de ces petits patients sont décédés. Whipple constate que tous les malades sont originaires du bassin méditerranéen. Ce pédiatre garde des réminiscences de sa scolarité à l'académie Philips d'Andover où il a étudié le grec. Il se souvient du passage tiré de l'Anabase de Xénophon, dans lequel l'armée des dix mille mercenaires grecs, lorsqu'ils aperçoivent la mer au terme d'une longue retraite, s'écrient : *thalassa, thalassa*. Il suggère d'appeler cette maladie « anémie thalassique ». George Corner, collaborateur de Cooley, rapporte à ce propos une petite anecdote. Les patients descendaient des populations hellénophones du pourtour de la mer Noire, connue aussi sous le nom de Pont-Euxin. Ils n'étaient donc pas méditerranéens mais pontiques. La thalassémie n'est pas une anémie méditerranéenne, même si des détroits chargés d'histoire relient les deux mers. La maladie décrite par Cooley est la forme majeure d'une affection reconnue dès 1925 par un auteur italien, Rietti, dont la caractérisation a été complétée, quelques années plus tard, par deux autres médecins italiens, Greppi et Micheli. Le nom proposé, maladie de Rietti, Greppi et Micheli, n'a pas survécu à sa complexité.

C'est un clinicien grec, Jean Caminopetros qui établit en 1936 que la thalassémie est d'origine génétique, ce que confirment Valentin et Neel en 1944.

Quelle est donc cette maladie du pourtour méditerranéen décrite par un pédiatre américain chez des patients venus d'Asie Mineure, et particulièrement fréquente en Italie ?

La thalassémie est la conséquence d'une anomalie héréditaire de l'hémoglobine, ce pigment rouge, contenu principal des hématies, qui assure le transport de l'oxygène vers les tissus. La molécule d'hémoglobine comprend quatre sous-unités. Chacune est formée d'un noyau tétrapyrrolique appelé *hème* portant un ion fer et d'une chaîne protéique, la *globine*, dont il existe plusieurs variétés désignées par des lettres grecques. La principale forme chez l'adulte, l'hémoglobine A, comporte deux chaînes alpha et deux chaînes bêta. Dans la bêta-thalassémie mineure, une seule des deux chaînes bêta porte la mutation. L'atteinte des deux chaînes est responsable de la forme majeure.

Comment se manifeste la thalassémie ?

La maladie est polymorphe. La forme la plus fréquente, bénigne, est la thalassémie mineure. Elle est habituellement asymptomatique et constitue souvent une découverte fortuite. La plupart des sujets ne sont pas anémiques et ne ressentent aucun signe. Certains, pour des raisons mal expliquées, ont une asthénie et une baisse de leur taux d'hémoglobine, signant l'anémie. L'étude des globules rouges au microscope les montre de petite taille, d'où le terme de microcytose. Le diagnostic repose sur une analyse par électrophorèse, examen qui utilise un courant électrique pour séparer les différents types d'hémoglobine. Les sujets ne portent qu'un seul gène muté, ils sont hétérozygotes.

Deux parents atteints de thalassémie mineure peuvent donner naissance à des enfants souffrant de la forme majeure. Le calcul théorique leur attribuerait, sur quatre enfants, un sujet sain, dénué de gène thalassémique ; deux porteurs d'un gène muté, définissant le trait thalassémique ; et un homozygote dont les deux gènes sont pathologiques. Il souffrirait de la forme grave, appelée thalassémie majeure ou maladie de Cooley. Sa moelle osseuse ne peut pas synthétiser d'hémoglobine normale. Ses globules rouges ont une durée de vie très raccourcie, ce qui induit une anémie permanente sévère associée à une forte augmentation de la taille de la rate et du foie, et à des malformations osseuses, décrites dans le travail initial de Cooley. Dans la plupart des cas, la survie n'est possible qu'au prix de transfusions itératives. Elles sont indispensables mais leurs conséquences sont néfastes pour l'organisme, du fait de l'accumulation de fer qu'elles engendrent. Cette surcharge en fer, appelée hémochromatose (ou hémosidérose) secondaire est responsable de graves maladies cardiaques, endocriniennes et hépatiques. C'est pourquoi les médecins la combattent en utilisant des produits chélateurs. Ils permettent d'éliminer cet ion métal toxique. Les approches actuelles de la thalassémie majeure ont recours, lorsqu'elle est possible, à la greffe de moelle osseuse, traitement lourd et non dénué de risque. Un espoir se dessine maintenant avec la thérapie génique.

À côté de ces deux aspects caractéristiques, formes majeures et mineures, il existe de nombreuses variantes, appelées thalassémies intermédiaires, de gravité variable.

Le pourtour méditerranéen reste un foyer important de thalassémie. On estime que 7 % de la population en Grèce sont porteurs de bêta thalassémie. La fréquence est plus élevée dans les isolats ethniques, en particulier les populations insulaires comme Chypre ou la Sardaigne. Les formes hétérozygotes y atteindraient 15 à 20 %. Cette forte prévalence a incité des pays comme la Grèce à mettre en place une stratégie de dépistage accompagné de consultations de conseil génétique. L'objectif est d'éviter l'apparition de nouveaux cas de thalassémies majeures.

Son nom ne l'indique pas mais la thalassémie dépasse largement le pourtour méditerranéen. Elle est retrouvée au Proche et au Moyen-Orient, en Inde et dans les pays du Sud-est asiatique où les alpha thalassémies dominent. Des travaux épidémiologiques effectués dans le sud-ouest du Pacifique ont montré une prévalence élevée des alpha thalassémies dans les zones à haute incidence de paludisme, alors que la fréquence diminue de façon très significative au-dessus de 1500 mètres d'altitude, là où les conditions climatiques sont défavorables à la présence du moustique vecteur du parasite. Il semble maintenant bien établi que l'alpha thalassémie protège des formes graves du paludisme. Elle n'empêche pas toutefois l'évolution des formes atténuées. L'infection parasitaire aurait donc favorisé l'expansion des alpha thalassémies en exerçant une pression de sélection, comme cela est constaté dans d'autres maladies de l'hémoglobine, drépanocytose ou hémoglobinose E par exemple. Dans le bassin méditerranéen, les zones les plus touchées par la bêta-thalassémie sont superposables aux régions où le paludisme a été endémique dans le passé. Les mécanismes de cette moindre réceptivité à l'infection palustre des patients porteurs de thalassémie ne sont pas complètement élucidés.

Théâtre — Du sang dans le théâtre

Si l'on exclut les cas tragiques d'assassinat ou d'attentat dans des établissements théâtraux, le sang ne coule guère sur les scènes de théâtre.
Une exception particulière appartient à l'histoire.
Le 17 février 1673, Jean-Baptiste Poquelin, dit Molière, joue le rôle d'Argan dans *Le Malade imaginaire*, dernier ouvrage du dramaturge. Auteur, metteur en scène et brillant comédien, Molière avait à l'esprit, lorsqu'il les écrivait, le rôle qu'il tiendrait dans ses pièces.

Dans cette comédie-ballet, il se moque d'une certaine catégorie de médecins et défend les circulateurs, ceux qui croient aux théories de William Harvey.

— ARGAN Il dit que c'est du foie et d'autres disent que c'est de la rate.

— TOINETTE Ce sont des ignorants. C'est du poumon que vous êtes malade.

— ARGAN Du poumon ?

— TOINETTE Oui, que sentez-vous ?

— ARGAN Je sens de temps en temps des douleurs de tête.

— TOINETTE Le poumon.

— ARGAN Il me semble parfois… (Acte III, scène 10)

Le dialogue se poursuit et Toinette conclut : « Le poumon, le poumon, vous dis-je… », avant de qualifier d'ignorants tous les médecins.

Toinette avait raison. C'est bien d'une maladie pulmonaire dont souffre Molière lorsqu'il joue le rôle d'Argan. Jean Lagrange indique : « Le 17 février, jour de la quatrième représentation du Malade imaginaire, il fut si fort travaillé de sa fluxion qu'il eut de la peine à jouer son rôle. Il ne l'acheva qu'en souffrant beaucoup, et le public connut aisément qu'il ne fût rien moins que ce qu'il avait voulu jouer… dans les grands efforts qu'il fit pour cracher, il se rompit une veine dans le corps et ne vécut pas une demi-heure ou trois quarts d'heure. » Atteint au poumon, Molière, habitué à se moquer de tous, ironise sur son propre sort. Un autre récit, intitulé *La Fameuse comédienne,* donne plus de précisions mais semble sujet à caution. Ce texte dont l'auteur est inconnu relate, avec de grandes libertés sur la vérité historique, la vie de la Molière, veuve du dramaturge, devenue la Guérin après son remariage : « Mais le zèle qu'il avait pour le public eut une suite bien cruelle pour lui. Car, dans le temps qu'il disait « de la rhubarbe et du séné » dans la Cérémonie des Médecins, il lui tomba du sang de la bouche, ce qui ayant extrêmement effrayé les spectateurs et les camarades, on l'emporta chez lui fort promptement, où sa femme le suivit dans sa chambre. » Molière est emmené

à son domicile, rue Richelieu, où il meurt une heure plus tard, après une hémoptysie massive.
Contrairement à la légende, il n'est pas mort sur scène mais y a laissé un peu de son sang.

Le sang ne coule pas sur scène dans le théâtre avant le XXe siècle. L'acte criminel doit avoir lieu en coulisses. Il est raconté ou bien le texte en montre les conséquences. Il peut aussi être énoncé, suggéré ou décrit dans la préface ou les didascalies. Parfois, un jouet de plastique ou de bois transformé en glaive touche symboliquement celui ou celle qui va mourir après avoir eu le temps de proférer quelques paroles importantes.

Absent de la scène à la différence de l'opéra, le sang est très présent dans les textes.

Aux origines de la tragédie, Eschyle est probablement le plus sanguinaire dans ses textes, ce que Baudelaire appréciait particulièrement. Dans Les *Choéphores* où la vengeance d'Oreste est mise en scène, le chœur s'interroge :

« En effet, peut-on racheter le sang répandu ? »

et affirme :

« Quand la terre nourricière a bu le sang, la souillure vengeresse devient ineffaçable. »

Deux sinistres constats apparaissent comme des présages :

« C'est la loi que le sang répandu par le meurtre demande un autre sang. »
« Les taches de sang ont résisté au temps. »

Le sang est un élément présent ou une métaphore dans la tragédie classique française, ainsi que l'énonce Corneille dans *Le Cid* : « Et nous faisions couler des ruisseaux de sang. »

Le terme « sang » est cité 41 fois dans *Le Cid*. Il est le thème de l'anaphore de Chimène :

« Sire, mon père est mort ; mes yeux ont vu son sang
Couler à gros bouillons de son généreux flanc ;
Ce sang qui tant de fois garantit vos murailles,
Ce sang qui tant de fois vous gagna des batailles,
Ce sang qui tout sorti fume encor de courroux
De se voir répandu pour d'autres que pour vous. » (Acte II, scène 8)

Racine évoque souvent le sang. « Dieux ! Quels ruisseaux de sang coulent autour de moi », s'exclame Oreste lors de la scène finale d'*Andromaque*. Dans la dernière tragédie de Racine, Athalie est « de Jézabel la fille sanguinaire » Dans la pièce éponyme, le terme revient 39 fois, « On se baigne impunément dans le sang des rois », « Le sang de vos rois crie et n'est point écouté »,

« Près de ce champ fatal, Jézabel immolée,

Sous les pieds des chevaux cette reine foulée
Dans son sang inhumain, les chiens désaltérés. »
(Acte I, scène 1)

Quel que soit le génie de Racine, l'oxymore « sang inhumain » a de quoi surprendre. Il associe la personne au personnage assoiffé de pouvoir et de puissance usurpatrice jusqu'au sang.

Comme en poésie, le mot sang est utilisé dans diverses circonstances. C'est à travers un acte récent sa présence physique qui est évoquée lorsque Chimène, horrifiée, voit l'épée de Rodrigue et réalise le meurtre de son père.

« Quoi ? Du sang de mon père encore toute trempée. »

Il est aussi symbole de mort, même lorsqu'elle n'est pas sanglante. Encouragé par Narcisse, Néron tue Britannicus en l'empoisonnant. Lorsque Burrhus apprend la nouvelle à Agrippine, mère de l'empereur, elle s'exclame, à propos de Néron :

« Quoi, du sang de son frère, il n'a point eu horreur ! » (Acte V, scène 5)

Elle reprend cette métonymie dans la scène suivante :

« Ta main a commencé par le sang de ton frère. »

Le sang désigne aussi l'appartenance héréditaire :

« Il est du sang d'Hector, mais il en est le reste »,

confie Andromaque à propos de son fils Astyanax.

Pour Corneille, l'évocation du sang peut symboliser la forte personnalité de l'homme, indépendamment de toute généalogie.

Félix vient d'apprendre la mort de Néarque, ami de son gendre *Polyeucte*. Il craint pour ce dernier la foudre de l'empereur Décie. Albin le rassure :

« Décie excusera l'amitié d'un beau-père ;
Et d'ailleurs Polyeucte est d'un sang qu'on révère. » (Acte III, scène 4)

J.P. Roux remarque : « Presque toujours dans les tragédies classiques, le sang est l'apport du père : on est le sang d'un homme, d'un dieu ; il est plus rare qu'on le soit d'une femme ou d'une déesse, mais on peut l'être. » Certes, on imagine mal remplacer le terme sang par celui désignant le fluide biologique porteur de la génétique masculine, mais la filiation maternelle aurait l'avantage de n'être jamais discutable. De plus, les scientifiques savent qu'un témoin indiscutable de l'hérédité, l'ADN, est présent dans les mitochondries, petits organites intracellulaires qui produisent et véhiculent l'adénosine triphosphate (ATP). Cet ADN mitochondrial, depuis l'aube de l'humanité, est exclusivement transmis par la mère.

Shakespeare met le sang en scène et en vers. Dans *Macbeth*, le terme *blood* est prononcé 26 fois. Macbeth prévient :

« Il y aura du sang ; on dit que le sang attire le sang. »

Ailleurs, il exprime son avis par une assertion imagée :

« On ne lave pas du sang avec du sang, mais avec de l'eau. »

Cette affirmation a été reprise par Victor Hugo, avec une dramatisation romantique :

« Le sang se lave avec des larmes et non avec du sang. »

Dans un de ses ouvrages, Jean Bernard suggère que vingt ans avant Harvey, Shakespeare, dans son *Coriolan*, aurait anticipé la circulation du sang : « Je renvoie tout par les rivières du sang jusqu'au palais du cœur, jusqu'au trône de la raison et grâce aux conduits sinueux du corps humain, les nerfs les plus forts et les simples veines reçoivent de moi ce simple nécessaire qui les fait vivre. »

Dans *Antigone* de Jean Anouilh, le garde apprend à l'héroïne que pour ne pas souiller la ville de son sang, ils vont la murer vivante dans un trou. Hécube, dans *La Guerre de Troie n'aura pas lieu*, ironise. Pâris regrette que le chant national des Troyens ne soit pas guerrier et donc peu susceptible d'effrayer les Spartiates. Abneos lui rappelle quelques paroles : « C'est nous qui fauchons les moissons, qui pressons le sang de la vigne. » Demokos se moque de l'hymne qu'il considère comme un chant de guerre contre les céréales. Hécube fait alors remarquer : « Il y a le mot sang, c'est toujours cela. »

La tragédie, ancienne ou récente, ne résume pas tout le théâtre. Cyrano de Bergerac n'accepte pas que l'on change son texte, car les conséquences seraient dommageables. Il utilise, pour le dire, une expression métaphorique :

« Impossible monsieur, mon sang se coagule
En pensant que l'on peut y changer une virgule. »

La rime est riche.

Le sang est exclu de la scène de théâtre, à la différence de l'opéra. Cependant, le terme « sang » apparaît souvent dans les textes théâtraux. S'il désigne parfois le fluide rouge qui s'écoule lorsqu'un des personnages rapporte un crime ou une exécution sanglante, le plus souvent, il est utilisé dans l'une de ses significations symboliques : filiation ou appartenance à une famille, évocation d'une guerre ou d'un combat, métonymie de la vie ou de l'être humain.

Thérapie génique — De lents progrès de grands espoirs

La thérapie génique constitue à la fois un grand espoir et un immense défi médical qui dépasse largement le cadre des maladies sanguines. Le principe consiste à modifier les gènes des cellules somatiques d'un patient pour soigner une maladie grave. Les affections concernées sont celles pour lesquelles on ne dispose d'aucun traitement ou bien de thérapeutiques lourdes et souvent peu

satisfaisantes. Elle est un défi car elle touche l'intimité biologique de l'individu, ses acides nucléiques, plus particulièrement son ADN.
L'espèce humaine possède 23 000 gènes constitués d'ADN. Chez certains patients, un ou plusieurs gènes sont absents ou altérés entraînant de ce fait des maladies constitutionnelles graves. L'idée est donc de remplacer ou réparer le ou les gènes défaillants.

Deux approches sont possibles. La première consiste à prélever des cellules du sujet, à les manipuler *in vitro* pour y insérer le gène thérapeutique, puis à les réinjecter au patient. La seconde approche, dite *in vivo*, comporte la préparation d'un transporteur qui embarque le « bon gène », puis son injection dans la circulation sanguine du malade, d'où il ira transfecter les cellules.

Dans les deux cas, une des difficultés majeures est de faire pénétrer le gène-médicament dans les cellules. Pour cela, la méthode la plus fréquemment utilisée est de faire appel à de petits organites qui savent très bien insérer leur ADN ou leur ARN dans nos cellules, et à nos dépens : les virus !

Un virus est une particule microscopique infectieuse qui entre dans les cellules pour y transférer son acide nucléique, ADN ou ARN, jamais les deux. Il utilise ensuite toute la machinerie cellulaire pour se répliquer. En thérapie génique, l'idée est d'insérer le gène normal dans un virus, inoffensif pour l'individu. Il y jouera le rôle de « cheval de Troie ». Le vecteur formé intègre en même temps son acide nucléique et le gène médicament dans le génome de la cellule qui, grâce à ce nouveau programme, synthétise la substance voulue. Le principe est plus simple que sa mise en œuvre. Le choix du virus est primordial. Le mode d'action est différent. Ainsi le *virus adéno-associé* (AAV) ne s'intègre pas au génome des cellules transfectées mais persiste sous forme d'épisome dans le cytoplasme, alors que les rétrovirus s'intègrent au génome. Le transfert de gène est une opération délicate, d'efficacité parfois limitée. Les opérations ne doivent pas altérer la cellule cible mais préserver ses capacités de multiplication de façon à produire des quantités suffisantes de la substance manquante. De plus, le système immunitaire de l'organisme receveur ne doit pas reconnaître et éliminer ces cellules inconnues. Enfin, l'intégration doit être durable puisque le but est de guérir. Chercheurs et médecins ont eu recours à des prodiges d'ingéniosité et de technicité pour résoudre tous ces problèmes. La thérapie génique a obtenu d'incontestables succès et progresse d'année en année.

Les pathologies concernées sont principalement les maladies constitutionnelles graves. En 1999, l'équipe d'Alain Fischer à l'hôpital Necker a obtenu les premiers succès mondiaux de thérapie génique chez des enfants porteurs de déficits immunitaires sévères congénitaux. Cette affection les contraignait de vivre à l'isolement dans des bulles. Les essais ont été interrompus après de rares mais sévères effets secondaires puis ont repris avec des protocoles modifiés. La thérapie génique est à l'étude dans des maladies touchant différents organes tels l'œil, le muscle, la peau ou le poumon. Dans le domaine de l'hématologie, les traitements les plus avancés sont ceux de l'hémophilie et de la thalassémie.

Le champ de la thérapie génique a débordé le cadre des maladies constitutionnelles pour aborder, de façon prometteuse, les cancers. Dans ces affections, l'organisme ne sait pas reconnaître ou ne sait pas éliminer les cellules cancéreuses qui disséminent dans le corps jusqu'au décès. Plusieurs pistes sont possibles. L'une consiste à modifier ces cellules de façon à les rendre identifiables par le système immunitaire qui les détruira. Une autre méthode consiste à les fragiliser de façon qu'elles deviennent vulnérables à une arme thérapeutique connue. Un exemple est l'insertion du gène du virus de l'herpès, suivie de l'administration d'un traitement antiviral qui détruira les cellules ainsi modifiées. Dans le même ordre d'idée, il est possible d'injecter dans la cellule tumorale une enzyme qui la rend sensible à un agent toxique. Une autre approche consiste à renforcer le système immunitaire en insérant dans les lymphocytes un gène qui permettra la synthèse d'une substance appelée cytokine, capable de détruire les cellules malignes.

Plus récemment, une technique complexe et coûteuse a montré une efficacité parfois spectaculaire, les cellules dites CAR-T pour *chimeric antigen receptor-T.* Elle consiste à prélever des lymphocytes chez le patient pour les modifier, *in vitro*, par l'introduction d'une molécule chimérique qui leur apprend à reconnaître et détruire ses cellules cancéreuses. Une telle approche nécessite de prélever les patients, d'où le terme d'*autologue*. Cette contrainte crée une limitation du fait du temps de production, du coût et des incertitudes sur les propriétés fonctionnelles des lymphocytes du malade. L'obstacle à l'avenir pourrait être levé par l'utilisation de cellules allogéniques issues de donneurs sains, conservées *off the shell* (sur l'étagère), préalablement traitées in vitro par délétion de certains gènes d'intérêt. Les principales maladies concernées par les CAR-T cells sont les leucémies réfractaires de l'enfant, les lymphomes à haute malignité, les myélomes et les formes graves de leucémies lymphoïdes chroniques.

La thérapie génique est une technique complexe, prometteuse, appelée à se développer et à se modifier. Elle bénéficie de progrès technologiques réalisés dans tous les domaines de la recherche. Ainsi voit-on poindre l'idée non plus de remplacer le gène déficient, mais de le réparer. Pour cela, un outil révolutionnaire a été mis au point. Il porte le nom abscons de CRISP-cas9. La signification de cet acronyme n'en favorise pas la compréhension. CRISP signifie *Clustered Regularly Interspaced short Palindromic Repeats*, et *cas9* est le nom d'une protéine à laquelle il est associé. Pour faire simple, il s'agit de ciseaux moléculaires, capables de couper l'ADN à un endroit précis du génome dans n'importe quelle cellule. L'idée finale est d'enlever un brin d'ADN pathologique et ensuite, dans quelques cas, d'insérer une séquence normale. De la haute couture sur ADN ! La mise au point de cette technique a valu à leurs découvreurs, Emmanuelle Charpentier et Jennifer Doudna, le prix Nobel de chimie 2020.

La voie de la thérapie génique est prometteuse mais parsemée d'embûches. Les inévitables déceptions qui l'émailleront poseront, à chaque fois, la question de la poursuite ou de l'arrêt des essais. Il est clair que pour un certain nombre de maladies constitutionnelles ou acquises, elles constitueront pour longtemps le seul espoir de guérison.

Tibet — L'hémoglobine du toit du monde

L'homme a besoin d'oxygène pour vivre. Ce gaz constitue 21 % de l'air que nous respirons. Il est en quantité suffisante sur la quasi-totalité de la surface planétaire lorsque la pression atmosphérique est normale à savoir 760 mm de mercure, soit 1013,25 millibars. Cette pression diminue avec l'altitude, ce qui entraîne une baisse de la pression partielle de l'oxygène. La raréfaction peut devenir pénible, voire dangereuse, au-dessus de 1 500 mètres. Ainsi au Tibet dont l'altitude moyenne est de 4 000 à 4 500 mètres, la pression atmosphérique est de 400 mm et celle de l'oxygène est réduite de moitié. L'homme peut difficilement vivre dans de telles conditions. L'organisme a prévu une parade. Il synthétise de l'érythropoïétine, hormone qui a pour effet en quelques semaines d'augmenter le nombre de globules rouges. Cette polyglobulie permet au corps de s'adapter à la vie sur les très hauts plateaux. Elle présente toutefois quelques inconvénients. Le principal consiste en une exagération de la viscosité sanguine, responsable de la *maladie chronique des montagnes*, appelée aussi *maladie de Monge* du nom du médecin péruvien qui l'a décrite. Autre problème, les enfants nés de ces mères polyglobuliques ont un poids plus faible à la naissance et sont l'objet d'une mortalité néonatale plus importante.

Curieusement, les Tibétains d'origine qui vivent sur ce toit du monde, n'ont pas de polyglobulie et supportent très bien le manque d'oxygène. Ils peuvent même sans dommage y accomplir des efforts physiques intenses. Ce constat intéresse Joseph Prchal, du Centre de recherche sur le cancer à l'université d'Utah. Il décide de l'étudier. Au début, faute de pouvoir aller lui-même au Tibet, il envisage de mener des recherches sur le sang des Tibétains exilés en Inde. Il espère que ceux-ci l'aideront à recruter des volontaires de même ethnie. Mais le travail se heurte à une grande difficulté, la réticence des Tibétains à donner leur sang à des étrangers. Fort heureusement, le chercheur s'aperçoit qu'un de ses collaborateurs à l'institut de recherche est né au Tibet. C'est ce collègue qui réussit à convaincre les rares Tibétains vivant en Utah et en Virginie de participer à l'étude. Prchal, d'origine tchèque comme son nom l'indique, bénéficie aussi d'une aide inattendue, celle de son compatriote Vaclav Havel, ami de Tenzin Gyatso, quatorzième Dalaï-Lama. Le président organise en République tchèque une rencontre entre les deux hommes. Elle permet à Prchal de recevoir le soutien de cette très haute autorité religieuse et morale. Il peut ainsi prélever 26 Tibétains, pratiquer des dosages et comparer le génome avec celui de 120 sujets européens et asiatiques. Il constate que les Tibétains qui habitent en altitude n'ont pas de polyglobulie. Leur nombre de globules rouges, leur hématocrite et leur taux d'hémoglobine sont normaux, inférieurs aux chiffres trouvés parmi les Chinois d'ethnie Han, vivant dans les mêmes conditions, et pourtant très proches génétiquement des Tibétains. Les études de biologie moléculaire mettent en évidence chez neuf Tibétains sur dix, et sur eux seuls, une mutation particulière d'un gène appelé EGLN1 qui contribue à leur adaptation à la haute altitude. Cette première mutation — une seconde touchant un gène intitulé EPAS sera décrite plus tard —, absente dans l'ethnie Han, induit la synthèse d'une hémoglobine modifiée, appropriée à l'appauvrissement en oxygène. Pour les sujets qui la portent cette hypoxie n'entraîne pas de polyglobulie. L'organisme n'a pas besoin d'augmenter la production de globules rouges pour s'accommoder à l'altitude.

Pour aller plus loin, les biologistes réussissent à dater la mutation tibétaine, c'est-à-dire à chercher à quel moment de l'évolution humaine elle est apparue. Ils la situent 8000 ans en arrière.

L'histoire ne s'arrête pas là. Elle nous emmène vers les montagnes de l'Altaï en Russie et plus précisément à Denisova où une grotte révèle tout un pan méconnu de l'évolution humaine. Des chercheurs y ont trouvé un petit objet en apparence insignifiant mais riche d'enseignement, la phalange auriculaire d'un enfant qui aurait vécu en ce lieu 30 à 40 000 ans en arrière. Ils découvrent que ce jeune individu appartenait à une espèce jusque-là inconnue d'hominidés que l'on appellera donc *Homo denisovensis.* Plus surprenant encore, en comparant ses gènes avec ceux de l'*Homo neanderthalensis*, les études de biologie moléculaire montrent que ce dernier a fourni 17 % du génome des Dénisoviens. En revanche, les Néandertaliens ne portent pas les mutations tibétaines. La mutation tibétaine ne provient donc pas de Néandertal qui, arrivé en Altaï, s'est métissé avec le Dénisovien. Grâce aux travaux de Svante Pääbo, récent prix Nobel, on sait depuis une dizaine d'années que les descendants de l'*Homo Sapiens*, dont nous faisons partie, possèdent 2 à 3 % du génome de Néandertal. Ce constat prouve que nos lointains ancêtres ont fauté avec cette espèce disparue. C'est ici que Denisova rejoint l'histoire tibétaine. L'ADN extrait des phalanges de l'enfant dénisovien porte les deux mutations responsables de l'adaptation des Tibétains à l'altitude !

À partir de ces éléments, on pourrait tenter de reconstituer le puzzle. Sur place, des Sapiens s'entichent de Denisova que nous présumons consentantes. L'interfécondité entre ces deux espèces permet au gène de l'hémoglobine tibétaine de passer à Sapiens. Dès lors, les Sapiens de l'Altaï — appelé aussi le Tibet russe — peuvent aller s'installer sur les hauts plateaux himalayens grâce à cette capacité d'adaptation que leur fournit cette mutation caractéristique du « gène tibétain ». En revanche, les non-Tibétains vivant sur le toit du monde ne peuvent survivre qu'au prix d'une polyglobulie. En s'acharnant à détruire l'identité tibétaine par les massacres, la venue en masse de l'ethnie Han, la déportation des enfants, la famine et l'obligation de mariages mixtes, la Chine fera-t-elle disparaître le précieux gène de l'hémoglobine tibétaine ?

Transfusion — Une histoire chaotique, une avancée majeure

L'idée de remplacer le sang manquant ou altéré par celui issu d'un être vivant, ou par toute autre substance, est ancienne. On pourrait en trouver la trace dans les *Métamorphoses* d'Ovide : « À cette vue, Médée tire une épée du fourreau ; elle ouvre la gorge du vieillard, laisse écouler le vieux sang et le substitue par des sucs qu'elle a préparés. À peine Aeson les a-t-il absorbés que sa barbe et ses cheveux redeviennent noirs, sa maigreur disparaît… une substance nouvelle comble le creux de ses rides, il se retrouve tel qu'il était quarante ans auparavant. » Le premier essai dont le rapport nous soit parvenu se déroule en un lieu aux secrets multiples, le Vatican. En 1473, le conclave choisit pour pape Giovani Battista Cybo. Il doit grandement son élection aux intrigues des Borgia. À la question postélectorale rituelle : *Quo nomine voceri ?* (De quel nom voulez-vous être appelé ?), le 213e pape de l'Église catholique répond : « Innocentius VIII » (Innocent VIII). Son pontificat est marqué par la corruption, la vénalité, le népotisme, les privilèges abusifs et les fausses bulles. En revanche, il reste intransigeant sur tous les écarts à la religion et soutient tous les excès de l'inquisition. Il est le premier pape à reconnaître ses enfants illégitimes dont il organise lui-même les noces au Vatican. En 1492, le souverain tombe gravement malade. À l'initiative d'un médecin juif, Giacomo di San Genesio, une transfusion sanguine aurait été proposée. Quelques écrits non authentifiés indiquent : « On échangea le sang du vieux pontife débile contre celui d'un jeune homme. » Le sang a-t-il été ingéré ou injecté ? L'histoire garde sa zone d'ombre. L'opération est répétée trois fois, entraînant à chaque tentative la mort du donneur involontaire. Le résultat ne se fait pas attendre : le 25 juillet 1492, le trône de Saint-Pierre est vacant.

Les débuts hasardeux

À cet épisode dont la réalité reste contestée vient se substituer la véritable histoire de la transfusion dont les débuts pourraient se situer au XVIIe siècle, des deux côtés de la Manche. À Oxford, un médecin anglais passionné de physiologie cardiaque et de circulation sanguine, Richard Lower essaye depuis deux ans d'effectuer des transfusions de chien à chien, grâce à des outils inventés par Christofer Wern, plus connu comme architecte de la cathédrale Saint-Paul. La première expérience chez l'homme, en 1667, utilise du sang de mouton injecté à Arthur Coga qui survit, mais clame partout qu'après cela il est devenu un mouton. Cette même année, le 25 juin, un médecin montpelliérain, Jean-Baptiste Denis, professeur de philosophie et mathématiques, décrit dans une lettre adressée à Henri de Montmort « une nouvelle manière de guérir plusieurs maladies par la transfusion de sang, confirmée par deux expériences faites sur des hommes. » Cette lettre est envoyée à la Royal Society de Londres, qui ne la publie pas, refusant de soutenir les expériences sur la transfusion après la mésaventure transformiste d'Arthur Coga. Denis effectue son premier essai, le 15 juin 1667, sur un jeune garçon de 16 ans qui souffre d'une forte fièvre depuis deux mois. Les saignées qui constituent son traitement l'ont affaibli. Il en a subi une vingtaine. Il souffre de pertes de mémoire et d'une grande asthénie. Le médecin propose alors d'échanger trois onces (100 ml) du sang du patient contre neuf onces de celui d'un agneau. Le résultat est spectaculaire. Le jeune homme guérit. Ceci incite Denis à poursuivre ses essais. Le second transfusé survit mais nous n'en savons guère plus. Le troisième meurt. Le décès est imputé à sa maladie. Le quatrième, Antoine du Mauroy était atteint de troubles bipolaires, avec des phases de grande excitation maniaque. Denis utilise le sang d'un veau dont le caractère paisible serait, selon lui, plus à même de calmer le receveur. Une première injection de dix onces est sans effet. Quelques jours plus tard, aussitôt après une seconde transfusion passée directement depuis l'artère de l'animal vers une veine du patient, celui-ci présente de la tachycardie, des sueurs, des douleurs lombaires et émet des urines noires. Nous savons maintenant que ces symptômes sont liés à une hémolyse aiguë, c'est-à-dire une destruction massive des globules rouges du malheureux transfusé. À cet épisode, auquel le patient a survécu, succède toutefois une amélioration des signes psychiatriques. Une récidive survient deux mois plus tard. L'homme décède avant que Denis n'ait pu réaliser une nouvelle transfusion. Malgré cela, la veuve du sieur Mauroy accuse Denis de charlatanisme et le poursuit devant le tribunal. Le premier procès du sang a lieu à Paris. Le médecin est innocenté d'autant qu'il a obtenu des confidences de son patient : sa veuve aurait tenté de l'empoisonner à l'arsenic. Elle a d'ailleurs refusé l'autopsie du défunt. Le jugement comporte une clause supplémentaire et révélatrice. À l'avenir, aucune transfusion ne pourra être réalisée sans l'approbation de la faculté de médecine de Paris. Le sort de cette thérapeutique en France est scellé ; les médecins parisiens y sont fortement opposés.

Un médecin italien, Francesco Folli, laisse son nom dans l'histoire de la transfusion. Il est l'auteur d'un traité intitulé *Balance médicale* dans lequel il évalue les arguments pour et contre ce traitement.

Les véritables avancées

Après un siècle de mise en jachère, les travaux reprennent grâce à un médecin anglais, James Blundell. Obstétricien, il est fréquemment confronté aux hémorragies aiguës de la délivrance, souvent mortelles. Blundell connaît l'impossibilité de prélever le sang dans un récipient pour le réinjecter, car il coagule rapidement. Il invente un dispositif qui permet la transfusion directe, de bras à bras. Le donneur est le mari. Il effectue ainsi dix tentatives pour des hémorragies, dont neuf survenues dans le post-partum et une après amputation. Les dix traitements se soldent par cinq succès et cinq échecs dans lesquels la procédure a aggravé le saignement.

Blundell ne trouve aucune explication à ces résultats aléatoires. C'est un médecin autrichien, Karl Landsteiner, qui apporte les premières réponses en découvrant les groupes sanguins. Il est anatomopathologiste et lors de ses autopsies — il en a réalisé 3 600 — il constate chez les patients morts après transfusion une destruction massive des globules rouges. Il se met en tête de reproduire ce phénomène en laboratoire en mélangeant les sangs d'individus différents. Une agglutination des hématies dans le tube survient dans un peu plus de 50 % des cas. Pour comprendre le mécanisme et les composants en cause, il sépare les hématies du sérum. La multiplication des expériences lui permet d'établir les premières bases de la compatibilité. Il décrit trois « groupes sanguins » qu'il appelle A, B et C. En 1901, il publie ses résultats en langue allemande. Il trouve très peu d'écho. En 1902, ses collaborateurs découvrent un quatrième groupe. Ce n'est qu'en 1922 que sera adoptée la nomenclature actuelle, A, B, AB et O. Après l'écroulement de l'empire austro-hongrois, Landsteiner quitte sa terre natale pour les Pays-Bas tout d'abord, puis, sollicité par l'institut Rockfeller, il s'installe à New York pour poursuivre ses travaux.

Vers la transfusion moderne

La découverte des groupes sanguins était le point de départ de la transfusion. La guerre en permit l'essor. Un premier obstacle devait être levé, la coagulation. Elle survient dès que le sang est sorti du vaisseau et recueilli dans un récipient. Ce phénomène contraignait à effectuer les transfusions de bras à bras. C'est en 1914 qu'est trouvée la parade, l'anticoagulation. Albert Hustin, chirurgien belge, montre l'effet du citrate pour anticoaguler le sang, lequel peut ensuite être injecté au patient. Sa publication dans une revue confidentielle le prive de passer à la postérité et c'est un médecin, chercheur et homme politique argentin, Luis Agote qui revendique la gloire d'avoir réalisé la première transfusion avec du sang anticoagulé au citrate de sodium. En France cette même année 1914, un chirurgien urologue montpelliérain, Émile Jeanbrau, médecin major à l'hôpital de Biarritz, effectue la première transfusion de guerre avec du sang citraté. Le conflit mondial 14-18, dans toute son horreur, est l'opportunité de grands progrès dans le développement de cette thérapeutique. Roux et Turner démontrent que l'adjonction de citrate de sodium permet de conserver le sang pendant deux semaines au réfrigérateur et donc d'effectuer des stocks en vue de transfusions ultérieures.

Un dermatologue français, Arnaud Tzanck, issu d'une famille juive russe émigrée en France, et dont la sœur était décédée d'une hémorragie de la délivrance, crée en 1928 le premier centre de transfusion au monde. Accueilli avec scepticisme par l'administration hospitalière, cet établissement permet la réalisation de 200 transfusions en 1929. Le nombre grossit rapidement, pour atteindre 8 000 en 1933.

La guerre donne à nouveau une impulsion définitive à la transfusion sanguine. En 1936, deux hommes, un Canadien, Norman Béthune et un Anglais, Reginald Saxton, engagés volontaires dans le service de santé des armées républicaines, ont l'idée d'organiser une banque du sang ainsi que la première unité mobile de transfusion. Le centre de Barcelone qui en est le prolongement a montré l'intérêt de constituer un stock et, en parallèle, d'établir des registres de donneurs, permettant d'avoir à disposition 9000 litres de sang. En 1938, Arnaud Tzanck crée à l'hôpital Saint-Antoine, un centre de transfusion moderne capable de répondre à la collecte et à la préparation d'un très grand nombre de dons. Malheureusement, le dermatologue, devenu transfuseur, est rattrapé par l'antisémitisme et les lois antijuives du régime de Vichy. Il doit s'exiler au Chili. Il revient en France en 1945 et poursuit son œuvre. Il est à l'origine de toute l'organisation de la transfusion dans le pays.

Née avec le XXe siècle, la transfusion sanguine a sauvé, en médecine civile et militaire, des centaines de milliers de vies humaines. Elle a permis le développement de la chirurgie, de la réanimation, ainsi que celui du traitement des cancers et des leucémies. Elle a connu, hélas, dans ce même siècle, la période la plus sombre de son histoire, celle des maladies transmissibles, sida et hépatites surtout. Ces effets adverses dramatiques ont parfois fait oublier qu'elle a constitué un des plus grands progrès accomplis par la médecine.

U

Ultrasons — Des radars aux caillots sanguins

Avec l'échographie, les ultrasons ont pris une place considérable en médecine. Pour le sang, fluide en mouvement, leur utilisation repose sur l'effet Doppler, décrit dès 1842 par un mathématicien et physicien autrichien, Christian Doppler. Une façon de le comprendre et de l'illustrer consiste à se poster au bord d'une route. Une voiture arrive. Son bruit la précède car elle émet des ondes sonores qui se propagent à grande vitesse, 340 mètres par seconde. Elle approche. Le son se fait de plus en plus aigu. Il est maximum lorsqu'elle passe et devient plus grave à mesure qu'elle s'éloigne. Partant de ce constat qui met en jeu les ondes sonores, Christian Doppler déduit que les ondes émises par un véhicule en mouvement sont comme comprimées en avant de cette source et se trouvent étirées en arrière. Il formule l'hypothèse que cette propriété s'applique aux lumières issues des étoiles. L'analyse spectrale confirme que lorsque l'une d'elles se déplace par rapport à un observateur, la lumière émise est de plus en plus bleue si l'astre se rapproche, et de plus en plus rouge quand il s'éloigne. Conséquence importante, les mesures d'intensité lumineuse ou sonore permettent d'évaluer une vitesse de rapprochement ou d'éloignement.

Dans la vie courante, l'effet Doppler a de multiples applications, dont deux notoires : les excès de vitesse et les ralentissements excessifs. Le premier cas, rongeur de permis de conduire, ne mérite pas de « mise au(x) point(s) » dans cet ouvrage ; le Code de la route s'en charge. Le second concerne l'étude de la circulation du sang dans les veines et les artères.

Dans les artères, le sang propulsé par les battements cardiaques vers l'aorte et ses branches, se déplace à grande vitesse, 30 à 40 cm/s pour les gros vaisseaux, 15 à 25 cm/s pour ceux de moyen calibre et 5 à 10 cm/s au niveau des artérioles. Dans les vaisseaux, il est freiné par les forces de frottement contre les parois et par les réductions physiologiques de calibre. En revanche, si le flux sanguin se heurte à un obstacle, un ralentissement pathologique se produit, perceptible à l'aide de la sonde Doppler. Celle-ci émet des ondes ultrasoniques et récupère le signal sonore, amplifié par un haut-parleur et visualisé sur un écran. Lors de l'examen, l'échographiste repère les axes artériels, les suit sur leur parcours et traque les ralentissements, synonymes de plaques d'athérome. L'étude complète de l'arbre vasculaire inclut les vaisseaux du cou et de la base du crâne. Elle comporte la mesure de la pression systolique artérielle. Cette investigation est précise, elle renseigne aussi sur le degré des sténoses détectées et guide les indications ainsi que les choix thérapeutiques.

En phlébologie, l'écho-doppler représente la méthode de référence pour la recherche de phlébite des membres inférieurs et supérieurs. L'examen nécessite d'analyser les grands axes veineux, puis leurs branches collatérales, d'en étudier le flux et ses irrégularités. Les codes de couleurs permettent de visualiser le sens de circulation. Le bleu indique un écoulement normal, le rouge révèle un sang veineux à contre-courant. S'il suspecte une phlébite, l'opérateur effectue une compression avec la sonde d'écho-doppler pour vérifier la flexibilité de la veine. L'absence ou l'insuffisance d'affaissement du vaisseau à la pression signe la présence du caillot. L'examinateur peut visualiser tout l'arbre veineux et en tracer un schéma anatomique. Il évalue aussi le degré d'insuffisance veineuse, aide au choix des thérapeutiques, guide le geste chirurgical, lorsqu'il est nécessaire, par un marquage cutané préopératoire des varices. Il peut en anticiper les conséquences immédiates.

En médecine vasculaire, l'écho-doppler est un progrès considérable. Non invasif, totalement anodin et indolore, il ne délivre pas de rayons X et peut être répété. Il s'avère d'une grande précision à condition d'être effectué par un praticien bien entraîné. Il a permis d'éviter dans la plupart des cas certains examens pénibles comme l'artériographie ou la phlébographie.

L'écho-doppler est très utilisé en cardiologie pour apprécier l'état des coronaires et détecter les anomalies de fonctionnement des valves cardiaques. En obstétrique, il permet d'évaluer les apports sanguins au niveau de l'utérus, d'explorer la circulation utéro-placentaire et fœtale. Il aide au diagnostic des retards de croissance in utero, voire à la recherche d'anémie chez le fœtus.

L'écho-doppler n'est qu'une des applications de l'usage des ultrasons en médecine. Ils ont constitué, avec le scanner et l'imagerie par résonance magnétique (IRM), une révolution dans les moyens d'exploration du corps humain.

Unités de mesure — Quand l'unité ne fait pas l'unanimité

L'objet n'est pas de plaider pour l'unité de l'hématologie mais d'aborder un point sensible de la médecine du sang, celui des unités. L'unité, nous dit le dictionnaire Robert, est une « grandeur finie servant de base à la mesure des autres grandeurs de même espèce ». Son existence repose sur le principe d'un étalon qui permet de mesurer une grandeur physique. Le système international comporte sept étalons de base : le mètre, le kilogramme, la seconde, l'ampère, le kelvin, la candela et la mole. Chacun d'eux répond à une définition qui a évolué dans le temps afin de gagner en précision. C'est le cas du mètre.

Le 19 mars 1791, sur avis des plus hautes autorités scientifiques, dont Condorcet, Lagrange, Laplace, Lavoisier et Monge, la définition du mètre repose désormais sur la géographie planétaire. Il est la dix millionième partie d'une moitié du méridien terrestre. L'imprécision est considérable et la mesure de ce quart de méridien s'avère ardue. Un mètre étalon en platine est confectionné. La première Conférence générale des poids et mesures établit que le mètre est « la longueur du mètre étalon déposé au Bureau international des poids et mesures à Saint-Cloud en France. » Cette définition évolue vers une dématérialisation. Une obscure caractérisation la remplace. Elle est fondée sur un multiple de longueur d'onde des radiations émises par un gaz rare, le krypton. Enfin, la lumière vient. Après 2019, le mètre devient tout simplement « la longueur du trajet parcouru dans le vide par la lumière pendant une durée de 1/299 792 458 de seconde. » Précis, inamovible et invérifiable.

Plus modestement, les dosages des paramètres cellulaires sanguins s'appuient de très loin sur ces fondamentaux. Ils se doivent aussi d'avoir leurs unités. Le sang est liquide, c'est pourquoi les mesures portent non sur des valeurs absolues mais sur des concentrations. Elles permettent de répondre à diverses questions : combien dénombre-t-on de globules rouges, de globules blancs ou de plaquettes dans un certain volume de sang ? Quelle est la quantité d'hémoglobine dans chaque érythrocyte ? Quel est le volume occupé par les cellules dans un volume donné de sang ?

Avant que les comités de standardisation n'y mettent de l'ordre, les examens d'hématologie brillaient par la disparité du mode d'expression des résultats.

Premier exemple coloré, les globules rouges. Les taux s'exprimaient en nombre de cellules par millimètres cubes. Chez un individu en bonne santé, le résultat peut se formuler ainsi : « Cinq millions d'hématies par millimètres cubes (5 000 000/mm^3). » Le millimètre cube peut être remplacé par le microlitre, puis à quelques puissances de 10 près, par le litre, unité plus adaptée aux liquides. Le même individu a maintenant cinq mille milliards de globules rouges par litre (5 000 000 000 000/L). En pratique, une telle expression est inutilisable. Les mathématiques venant au secours du français, le chiffre précédent peut s'écrire 5 x 10^{12}/L. Les préfixes numériques recyclés simplifient encore plus la tâche. Le 10^{12} s'écrit *téra* (du grec *tera,* le monstre). Le taux de ce sujet est alors de 5 téras par litres, en abrégé, 5 T/L.

Pour les globules blancs, le taux de 4 à 10 000/mm3 devient 4 à 10 x 10^9/L. Les 10^9 se métamorphosent en gigas (du grec giga$, grand) d'où les valeurs de 4 à 10 G/L pour les leucocytes et de 150 à 400 G/L pour les plaquettes.

Le poids moyen d'hémoglobine contenu dans chaque globule rouge s'exprime par des chiffres plus simples, parfois trompeurs. Traditionnellement, il se mesurait en gramme par décilitre, unité de volume très peu utilisée par ailleurs. Pour harmoniser le tout, on en est revenu au litre. Le taux bondit alors de 12,9 g/dL à 129 g/L, valeur identique à condition de ne pas laisser traîner la virgule parmi les trois chiffres.

La qualité des examens effectués au laboratoire permet de déterminer d'autres paramètres fort utiles pour l'interprétation d'un hémogramme. Ainsi des calculs simples permettent d'évaluer la taille des globules rouges. L'expression des résultats nécessite de passer du très grand au très petit. Le volume globulaire moyen des hématies, en abrégé VGM, se mesure en femtolitres (fL), préfixe du système international. Il représente 10^{-15} fois une unité, le litre dans ce cas. Le volume des globules rouges est donc, en moyenne, de 80 à 100 fL. Les appareils de laboratoire évaluent aussi le poids moyen de l'hémoglobine contenue dans chaque érythrocyte. L'unité de mesure est alors le picogramme (pg) qui vaut 10^{-12} grammes. L'hématocrite est une donnée très importante puisqu'il détermine le volume ou la part de volume occupée par les globules rouges dans un volume de sang. Un même individu qui l'effectuerait le même jour dans trois laboratoires différents pourrait obtenir trois résultats en apparence dissemblables : 45 L/L, 45 % ou 0,45.

Pauvres étudiants en médecine, pharmacie ou biologie, qui doivent apprendre tout cela et que des examinateurs sadiques embrouillent dans ce système complexe où le changement d'unité avec ses puissances positives ou négatives de dix entraîne des modifications trompeuses de la valeur mesurée !

V

Vampires — Le grand mythe des assoiffés

Les vampires humains, ces êtres qui se nourrissent de sang, constituent un des grands mythes de la littérature et du cinéma. Déjà, dans l'antiquité, les stryges, démons mi-femmes et mi-oiseaux, étaient réputées sucer le sang des nouveau-nés. Les histoires de vampirisme circulaient en Grande-Bretagne, puisque Hamlet, dans la pièce de Shakespeare y fait allusion : « Tis now the very witching time of night… Now, I could drink hot blood. » (C'est maintenant le moment très ensorcelant de la nuit… Maintenant, je pourrais boire du sang chaud). Le terme de vampire apparaît dans la littérature anglaise en 1745, date de la publication d'un livre intitulé *Travels of three English gentlemen, from Venice to Hamburg* écrit probablement par un ecclésiastique nommé John Swinton. L'auteur rencontre le baron Valsavor qui lui rapporte que des vampires infestent le pays. Ils sont censés être « les corps de personnes décédées, animés par des esprits maléfiques. » Il ajoute : « Ils sortent des tombes, pendant la nuit, sucent le sang de nombreux vivants et les détruisent ainsi. » Une précision importante est indiquée plus loin : « Après leur mort, pour empêcher la propagation d'un mal, il est nécessaire d'enfoncer un pieu à travers le corps mort. » Détail supplémentaire : « Les Hongrois appellent ces spectres *Pamgri* et les Serbes *Vampyres,* mais l'étymologie et la raison de ces noms ne sont pas connues. »

C'est en Europe de l'Est que fleurissent les mythes des vampires. Deux personnages historiques, réels et peu recommandables, Vlad Dracul et Erszébet Bathory les ont probablement inspirés.

Vlad Basarab est né en 1431 en Valachie, l'actuelle Roumanie. Son père Vlad II, dit Dracul (le dragon) appartenait à l'ordre du Dragon dont l'objectif était de protéger les intérêts de la chrétienté. Vlad III porte le titre de *Voïvode*, terme souvent traduit par « prince ». Il désigne, en fait, un gouverneur militaire. C'est lors de la guerre contre les Ottomans que Vlad III se voit gratifié du vocable roumain de *Tepes*, l'empaleur. Il aurait fait subir le supplice du pal à un certain nombre de ses ennemis, dont des aristocrates orthodoxes, les boyards. Les textes le décrivent comme un homme cruel qui prend plaisir à torturer et tuer. L'écrivain anglais Bram Stoker qui a étudié l'histoire de la Transylvanie, sans jamais y aller, utilise la légende et le nom de Vlad III Dracul pour composer son roman Dracula, publié en 1897. Il reprend le mythe du vampire immortel, habitant un château retiré des Carpates et qui se repaît du sang des vivants. Dans son livre, Bram Stoker parle aussi d'une princesse vampire nommée Lénore. Pour la créer, il se serait inspiré d'une autre personnalité historique, la comtesse hongroise Erszébet Bathory qui, après la mort de son mari, s'est livrée à un certain nombre de meurtres sur de jeunes femmes et des filles qu'elle aurait torturées et saignées. Elle se baignait ensuite dans leur sang pour garder son éternelle jeunesse. Comme souvent, la légende le dispute à l'histoire d'autant que les aveux et accusations, fournis par les témoins lors de son procès, ont été obtenus sous la torture. Elle-même, en tant que noble, n'a pas été soumise à la question ni poursuivie au tribunal.

Un dernier personnage, moins connu, a peut-être inspiré Stoker, plus encore qu'Erszébet Bathory : la princesse autrichienne Eléonor-Amélie de Lobkowicz. Elle était atteinte d'une maladie incurable, qualifiée par la rumeur de mal des vampires. Elle en souffrait beaucoup, dit-on. La légende rapporte que des monstres lui auraient transmis cette affection. Elle utilisait divers remèdes, formules et potions magiques qui ne sont pas venus à bout de ses douleurs. Elle a été, elle aussi, accusée de se tremper dans le sang d'adolescentes qu'elle massacrait pour se préserver du vieillissement. Bien plus tard, l'étude des rapports d'autopsie a révélé qu'elle était morte d'un cancer du côlon.

Les bains de sang n'ont pas disparu des coutumes de l'Altaï au sud de la Sibérie. Au printemps, les jeunes cerfs voient leur ramure grandir de plusieurs centimètres par jour. Les bois s'engorgent de sang et deviennent spongieux. Les paysans locaux les scient et récoltent le fluide qu'ils versent dans une baignoire. Le bain doit allonger l'espérance de vie de l'utilisateur. Cette pratique encore en cours en Russie aurait un adepte, Vladimir Poutine (information sous réserve, non vérifiable actuellement).

Bram Stoker n'a pas été le premier à écrire sur les vampires mais son roman épistolaire a eu un grand succès, surtout après le décès de l'auteur. Ce succès était dû tout à la fois au thème développé et à la personnalité que Stoker prête à Dracula. Simple mortel, il a trouvé, grâce au sang ingéré, la recette d'une vie éternelle, au prix de cette morbide dépendance. Le livre a inspiré une riche littérature fantastique et une abondante filmographie où se sont illustrés Max Schreck, devenu Nosferatu, Béla Lugosi qui a joué quatorze fois le rôle et finit par s'identifier au personnage, et le plus célèbre d'entre tous, Christopher Lee.

Van Leeuwenhoek Anton — Le premier hématologue

Le premier hématologue n'était pas médecin, mais marchand de tissus. Anton van Leeuwenhoek est né à Delft, la ville de Vermeer — ils étaient contemporains — où il exerçait sa profession de drapier. À cette époque, l'appréciation de la texture des étoffes se faisait à l'aide de compte-fils, loupes dont le grossissement atteignait au mieux quinze fois. Passionné d'optique, ce commerçant polyvalent bricole des instruments composés d'une lentille biconvexe simple, de haute qualité, faite en verre fondu, soufflé puis poli, et maintenue entre deux feuillets métalliques. Ses petites loupes dont il garde le secret de fabrication sont dotées d'une très courte longueur focale. Elles lui permettent d'obtenir des amplifications de 200 à 300 fois. Les échantillons observés sont posés sur un stylet qu'il peut déplacer pour assurer la mise au point, grâce à un ingénieux système de vis à crémaillère. La lumière, orientée avec précision, évite la diffraction qui constitue la gêne principale pour l'observation à partir de microscopes à lentilles multiples. Au cours de sa longue carrière, il aurait ainsi construit près de 500 lentilles et microscopes.

Doté d'une curiosité scientifique, lui qui n'a aucune formation de ce type, il entreprend d'examiner toutes sortes d'échantillons et fait d'étonnantes découvertes.

Le 1er juin 1674, il écrit : « J'ai observé le sang de ma main et j'ai trouvé qu'il consiste en des globules rouges nageant dans un liquide clair ». Ainsi, alors que jusque-là les hommes, y compris les plus grands scientifiques, pensaient que le sang était un liquide rouge, il démontre que ce fluide est en réalité un tissu de cellules, rouges en majorité, nageant dans un liquide incolore, le sérum. Mieux encore, il évalue la taille des hématies comme la millionième partie du volume d'un grain de sable. La précision est étonnante. Le volume moyen d'un grain de sable est compris entre 10^{-6} et 10^{-9} litres, celui des hématies est de 80 à 100 femtolitres, soit 10^{-13} litres. Le millionième de ce volume situe donc le globule rouge entre 10^{-12} et 10^{-15} litres ! En décrivant pour la première fois les cellules sanguines, le commerçant néerlandais est devenu le premier des hématologistes.

Il poursuit avec succès ses travaux dans d'autres domaines.

Entre 1674 et 1676, il s'en va régulièrement prélever des échantillons dans des puits et dans l'un des nombreux lacs qui entourent Delft. Il est le premier à voir de tout petits animalcules, parfois ciliés, dont il évalue la taille. Il vient de découvrir les protozoaires. Plus tard, il identifie les bactéries dans la plaque dentaire.

En 1677, il observe dans le sperme d'animaux et d'humains d'autres animalcules doués d'une grande mobilité, les spermatozoïdes. Il pense que ces structures sont à l'origine de la reproduction des mammifères. Il est contredit, à tort, par les savants de l'époque, dont William Harvey, ce visionnaire qui a décrit la circulation sanguine. Van Leeuwenhoek n'est pas issu du monde scientifique ; il ne parle ni le latin ni l'anglais, et ne publie ses travaux dans aucune revue scientifique. Il se contente de longues lettres descriptives. Beaucoup de savants mettent en doute les nombreuses découvertes du marchand de tissus hollandais. Un médecin anatomiste de Delft, Reinier de Graaf, aide van Leeuwenhoek à diffuser ses travaux. Il l'introduit dans les sociétés savantes, parmi lesquelles la *Royal Society of London* dont il devient membre en 1680 grâce au soutien de Robert Hooke, secrétaire de la prestigieuse société.

À la fin d'une vie longue et riche — il meurt à 90 ans —, Anton van Leeuwenhoek laisse une œuvre considérable de plus de 300 lettres, rédigées en néerlandais et envoyées à la *Royal Society*. Sa notoriété est établie. Elle lui permet d'être l'hôte des grands : Marie II d'Angleterre, Pierre le Grand, Frédéric 1er de Prusse. Le monde scientifique lui rendra tardivement l'hommage que méritent ses remarquables travaux.

W

Waldenström Jan — La maladie des chefs d'État

Jan Waldenström est un médecin suédois issu d'une grande famille médicale. Professeur de médecine à l'université d'Uppsala puis de Lund, il décrit en 1944 une maladie qui porte maintenant son nom. Elle se range parmi les hémopathies lymphoïdes ; elle comporte une gammapathie monoclonale à immunoglobulines M. En clair, les termes désignent une maladie maligne dans laquelle est mise en évidence une sécrétion anormale d'un certain type d'anticorps appelé IgM.

La maladie de Waldenström forme, avec le myélome ou maladie de Kahler et une entité plus floue appelée MGUS (acronyme de *monoclonal gammapathy of undetermined significance),* le groupe des maladies avec gammapathie monoclonale.

La maladie décrite par le médecin suédois a acquis la réputation d'être celle des chefs d'État, puisque dans une période assez courte elle compte parmi eux quatre victimes : un président de la République française, un président de la République algérienne, un souverain iranien et une Première ministre israélienne. Jean Bernard s'intéressait à la question ; il avait interrogé un célèbre statisticien pour chercher si une corrélation pouvait être établie entre ces deux raretés, la maladie de Waldenström qui touche une personne sur 250 000, et l'exercice de Présidence d'un état. Sur la centaine de pays dénombrés à l'époque, quatre chefs d'État représentaient une moyenne d'un sur vingt-cinq. Le grand hématologue a obtenu une réponse qui laissait le champ libre à toutes les hypothèses. La liste devrait s'enrichir d'un dirigeant de plus pour que cette « différence soit significative ». En d'autres termes, pour que la proportion de chefs d'État atteints par cette hémopathie soit indiscutablement supérieure à celle calculée à partir de l'incidence de la maladie dans la population générale, un grand dirigeant supplémentaire devait s'ajouter à la liste. À ce jour, à notre connaissance, la maladie de Waldenström n'a pas fait de nouvelles victimes chez les dirigeants de la planète. La rigueur scientifique impose de préciser que parmi les quatre victimes évoquées ci-dessus, seuls trois répondaient aux critères diagnostiques de la maladie. Un simple hasard s'était abattu sur les dirigeants. Ce constat peut rassurer les futurs chefs d'État, mais prive peut-être l'affection d'une notoriété médiatique.

X

X — Rayons X, dangereux et utiles

Le sang est transparent aux rayons X. Avant l'arrivée des techniques modernes d'imagerie que sont le scanner, l'imagerie par résonance magnétique et la tomographie par émission de positons ou PET scan, il était nécessaire pour explorer les vaisseaux d'opacifier le sang en injectant des produits iodés. La moelle osseuse n'aime guère les rayons X qui peuvent la tuer ou l'altérer gravement. Maria Sklodowska, devenue Marie Curie après son mariage avec Pierre, en a fait la triste expérience. Cette chercheuse de génie menait ses recherches dans un bâtiment qualifié par le chimiste allemand Wilhelm Ostwald d'étable ou de hangar à pommes de terre. Elle y découvre le polonium et le radium. Elle manipule ces substances radioactives sans aucune précaution puisqu'elle ignore leur dangerosité. Elle a un peu plus de cinquante ans lorsqu'elle ressent les premiers signes de faiblesse. Elle suspecte la responsabilité du radium sur lequel elle travaille depuis plus de vingt ans. Elle ne se trompe pas. Son organisme développe un état préleucémique, appelé alors anémie réfractaire, qui évoluera en leucémie fatale. Marie Curie a reçu deux fois le prix Nobel, en physique d'abord, puis en chimie. Elle repose au Panthéon dans un cercueil plombé.

L'exposition aux rayons X et plus généralement aux radiations ionisantes peut être de deux natures différentes, aiguë ou chronique. La moelle osseuse n'est pas la cible première de l'exposition aiguë, celle qui peut se produire lors d'une explosion ou d'un accident nucléaire. L'irradiation massive atteint violemment l'ensemble de l'organisme. La mort peut survenir en deux à trois semaines dès lors que la dose reçue a dépassé six grays. Le gray, de symbole Gy, représente l'énergie d'un rayonnement ionisant d'un joule pour une masse d'un kilogramme. Les signes immédiats d'irradiation aiguë sont de graves brûlures, une prostration, des troubles digestifs et cardiovasculaires et un syndrome hémorragique. Ce n'est que secondairement, si le sujet survit, que peuvent apparaître les maladies malignes, cancers, leucémies, insuffisances médullaires.

Plus insidieuse est l'exposition chronique à de faibles quantités de radiations ionisantes dont les effets sont totalement aléatoires. Le risque augmente avec les doses reçues qui s'incrémentent tout au long de la vie. Nous accumulons au cours de notre existence un quota de radiations ionisantes ; elles s'additionnent au fil des années. Elles accroissent le risque de maladies radio-induites : cancers et diverses hémopathies malignes, leucémies aiguës, leucémies chroniques, myélodysplasies, lymphomes, aplasies médullaires. Les doses reçues s'ajoutent à celles issues de la radioactivité naturelle qui, à elle seule, ne constitue pas une menace majeure.

Certains professionnels de santé sont plus particulièrement exposés au risque radique. Ce sont les radiologues, les manipulatrices et manipulateurs radio, les dentistes, les personnels infirmiers des services de radiologie, radiothérapie, ou scintigraphies isotopiques. D'autres professions sont concernées, principalement les travailleurs qui pratiquent leur activité dans des centrales nucléaires, les physiciens et chimistes, les chercheurs et les techniciens de forage. Ils font l'objet d'une prévention stricte ; elle comporte à la fois protection et dépistage des doses reçues. Les affections radio-induites sont prises en charge au titre des maladies professionnelles.

Ces sombres tableaux descriptifs des effets néfastes liés aux radiations ionisantes ne doivent pas faire oublier les bénéfices que la médecine a su tirer de leurs effets biologiques et tissulaires. Certes, les rayons peuvent tuer, mais ils ont aussi la capacité de sauver des vies. La radiothérapie est une arme majeure en cancérologie. Elle fait partie de l'arsenal thérapeutique des hémopathies malignes, principalement les lymphomes hodgkiniens et non hodgkiniens. Dans toutes ces indications, la moelle osseuse reste, avec la peau et les tissus situés à proximité des zones ciblées, l'organe critique à préserver, surtout en cas d'irradiation large. La surveillance de la numération formule sanguine est impérative, à court terme et à distance, même si les cas d'hémopathies radio induites post-thérapeutiques sont heureusement fort rares.

Étonnamment, la médecine hématologique sait utiliser la sévère toxicité des radiations ionisantes sur la moelle. Pour effectuer chez un patient une greffe de moelle, la destruction préalable de toutes ses cellules médullaires est nécessaire, qu'elles soient malades ou saines. Pour parvenir à ce résultat, on peut avoir recours aux rayons X, en délivrant des doses sublétales qui « conditionnent » la moelle, et donnent plus de chances de succès à la greffe. Ce geste permet le remplacement des cellules détruites par celles d'un donneur.

Dangereux et indispensables, les rayons X ont introduit une ère nouvelle en médecine, pour le diagnostic d'abord, puis en applications thérapeutiques.

Y

Ypérite — La moutarde peut tuer ou soigner

Appelée aussi gaz moutarde du fait de son odeur, l'ypérite porte le nom de la ville d'Ypres (*Ieper*) où ce gaz asphyxiant a été utilisé pour la première fois en 1917 par les troupes allemandes contre les Britanniques. Il était toxique pour les cellules et provoquait une sévère irritation de la peau et des muqueuses, générant de grosses cloques ou vésicules — d'où le qualificatif de vésicant — identiques à celles déclenchées par les brûlures. L'atteinte des yeux et des poumons pouvait entraîner cécité et asphyxie. Sa synthèse a été améliorée par deux chimistes français qui avaient récupéré quelques échantillons sur les champs de bataille. Ils ont mis au point une technique capable de fabriquer beaucoup plus rapidement le composé qui sera utilisé avec succès par les Français dans la seconde bataille de la Marne. Après la guerre, l'armée britannique a pris pour cobaye des soldats indiens afin de déterminer la meilleure dose, créant chez ces malheureux sujets des séquelles irréversibles.

En 1925, sur proposition de la France, le protocole de Genève vise à interdire les armes chimiques. Étendu aux armes biologiques, il entre en vigueur en 1928. Malgré le protocole, ces méthodes effrayantes ont été utilisées par l'Italie lors de la guerre d'Éthiopie (1934-1935), par le Japon dans son conflit avec la Chine (1937-1945), plus récemment par la Libye dans son affrontement avec le Tchad, et probablement aussi par la Syrie. La Convention sur l'interdiction des armes chimiques a été signée en 1993. Elle comportait l'arrêt de la fabrication et la destruction des stocks.

Le gaz moutarde et ses dérivés auraient pu rester comme de mauvaises inventions à reléguer au ban de l'histoire, si leur mode d'action n'avait intéressé scientifiques et médecins. Dès la Première Guerre mondiale, un anatomopathologiste américain, Edward Krumbahaar, a constaté que les soldats intoxiqués présentaient une diminution importante des globules blancs que les effets du gaz décrits ci-dessus n'expliquaient pas. On sait maintenant que l'ypérite est un antimitotique. Il insère dans la molécule d'ADN des radicaux chimiques appelés alkyles qui empêchent la réplication de l'acide nucléique et sa transcription. Pendant la Seconde Guerre mondiale, aux États-Unis, des dérivés moins toxiques, les *moutardes azotées,* sont préparés et injectés à des souris porteuses de tumeurs malignes des organes lymphoïdes, les lymphomes. Devant l'indiscutable effet antitumoral de la molécule, les médecins la testent sur un patient atteint d'un lymphome radiorésistant. La régression spectaculaire de la tumeur incite à poursuivre l'essai dont les résultats positifs ne sont publiés qu'en 1946. Ces constatations conduisent au développement du premier agent de chimiothérapie anticancéreuse, la chlorméthine appelée aussi méchloréthamine. En France elle devient la caryolysine. À son début, le composé est utilisé principalement dans le lymphome de Hodgkin, où son association avec trois autres médicaments, la vincristine (*Oncovin*), la procarbazine et la prednisone, prend le nom de protocole MOPP, acronyme dans lequel le M désigne une moutarde. Ce traitement permet des guérisons de la maladie maligne. Par la suite, son utilisation par voie générale sera en grande partie abandonnée, du fait du risque de leucémies secondaires induites par l'effet mutagène de ce produit. Seule persiste l'application locale pour traiter certains lymphomes cutanés. La caryolysine a pratiquement disparu de l'arsenal thérapeutique, mais ses dérivés, les agents alkylants, restent très largement utilisés dans les protocoles de chimiothérapie anticancéreuse.

Le gaz moutarde, créé pour engendrer la souffrance et la mort a donc donné naissance à une génération de médicaments visant à préserver la vie.

Z

Z — Une dernière pour conclure

Ce *Dictionnaire* n'a pas la prétention d'être l'alpha et l'oméga du sang et de l'hématologie. Seules des raisons strictement alphabétiques le font débuter dans une atmosphère alcoolisée. Il devait se clore, comme tout dictionnaire, sur un « Z ».

Il eût été commode de créer un chapitre « Zoé – Le sang de la vie », d'expliquer que le terme Zoê (Ζωη) désigne en grec la vie, puis de reprendre le thème : le sang c'est la vie, perdre son sang est perdre sa vie, pour positionner le sang au centre du vivant. Mais le cœur, le cerveau, le foie et bien d'autres organes ont tout autant de légitimité pour revendiquer leur absolue nécessité dans la survie de l'être. Certains animaux, tels les coraux, les éponges ou les méduses n'ont pas de sang et s'en accommodent bien. Non, l'hématologie ne peut avoir la prétention de s'identifier à la science de la vie. Elle n'a pas, pour autant, méconnu la dernière lettre de l'alphabet.

Un autre titre possible eût été : « Z – Une dernière protéine ». Des hématologues, spécialistes en hémostase ont attribué cette lettre à une molécule nouvellement décrite, la protéine Z. Ses propriétés restent encore assez floues mais on sait qu'elle intervient, de façon modérée, dans la régulation de la coagulation sanguine. Dans cette catégorie se trouvent déjà la protéine C et la protéine S. Ses découvreurs, en 1977, l'affublent donc de la lettre Z, car elle est la dernière des protéines vitamine K dépendante décrite. Faute d'être les premiers à révéler l'existence de protéines régulatrices nécessitant de la vitamine K pour être actives, ils veulent en clore la liste, privant ainsi d'une lettre plus reculée les futures protéines de même nature.

Le dernier article aurait pu s'intituler « Zebra fish – Le poisson-zèbre au secours de l'homme ? » Ce cyprinidé qui vit dans les eaux douces d'Inde et de Malaisie est capable de régénérer des parties de son corps en cas de blessure. De plus, 70 % de ses gènes ont un équivalent chez l'homme. Il constitue un modèle d'étude remarquable des maladies génétiques humaines, largement utilisé dans la recherche en hématologie sur les cellules souches.

Il aurait aussi été tentant de conclure par un article intitulé : « Zola – Un homme de sang ». Le sang tient une place particulière dans l'œuvre d'Émile Zola. Un texte de jeunesse intitulé *Le sang* figure parmi les nouvelles composant les *Contes à Ninon*. Les descriptions sanglantes abondent dans l'œuvre en vingt volumes des Rougon-Macquart. Dans un article écrit en 1880 pour *Le Figaro*, sous le titre *l'Encre et le sang*, cet antimilitariste fait l'éloge des intellectuels tout en condamnant le soldat et le politicien qui souillent leurs mains du sang du peuple, quand l'écrivain macule ses doigts d'encre pour dénoncer les crimes. De nos jours, la plupart des écrivains ont abandonné la plume pour le clavier ou le dictaphone, rendant caduc ce parallèle particulier. Ils savent, malgré tout, nourrir leurs écrits avec le bien le plus précieux que leur ait légué l'évolution, ce liquide qui n'en est pas un, leur sang.

Frédéric Nietzsche, dont le nom comporte un « z » qui ne se prononce pas, le résumait ainsi : « J'ai toujours mis dans mes écrits toute ma personne… de tout ce qui est écrit, je n'aime que ce que l'on écrit avec son propre sang. »

INDEX DES PRINCIPAUX NOMS CITES

Addison Thomas (1793-1860) médecin et scientifique britannique
Agote Luis (1868-1954) médecin, chercheur et homme politique argentin
Al Baghdadi (1162-1231) médecin et philosophe arabe enseignant à Bagdad ou au Caire
Alcméon de Crotone (Ve siècle av. J.-C.) médecin, physiologiste et philosophe grec
Alexander Benjamin (1909-1978) médecin hématologue américain
Alibert Jean-Louis (1768-1837) médecin dermatologue français.
Anouilh Jean (1910-1987) dramaturge et scénariste français
Apicius Marcus Gavius (25 av. J.-C.-37 apr. J.-C) chef cuisinier romain
Apollinaire de Kostrowitsky, Guillaume (1880-1918) poète français
Aragon Louis (1897-1982) poète français
Aristote (384 av. J.-C.-322 av. J.-C.) philosophe et polymathe grec
Avicenne, Ibn Sina dit Avicenne (980-1037) médecin, philosophe d'origine iranienne
Aznavour Charles (1924-2018) auteur-compositeur et interprète français
Francis Bacon (1909-1992) peintre britannique
Barbara, Monique Serf dite Barbara (1930-1997) auteur compositeur interprète française
Barnard Christiaan (1922-2001) chirurgien cardiaque sud-africain
Bathory de Ecséd Ersébeth (1560-1614) comtesse hongroise
Baudelaire Charles (1821-1867) poète français
Baudet Jacques (1938-2022) chirurgien plastique bordelais
Gilbert Bécaud, François Silly dit G. Bécaud (1927-2001) chanteur compositeur français
Beer Charles (1915-2010) chimiste canadien
Benett John Hughes (1812-1875) médecin anatomopathologiste anglaise
Bernard Jean (1907-2006) médecin hématologiste et écrivain français
Bessis Marcel (1917-1994) médecin et universitaire français
Bethune Norman (1890-1939) médecin chirurgien thoracique canadien
Bettelheim Bruno (1903-1990) pédagogue et psychothérapeute américain
Biermer Anton (1827-1892) médecin interniste allemand
Biernacki Edmund (1866-1911) médecin polonais
Biggs Rosemary (1912-2001) médecin hématologiste anglaise
Binet Jacques-Louis (né en 1932) médecin hématologue et écrivain français
Bizet Georges ((1838-1875) compositeur français
Bizzozero Giulio (1846-1901) médecin et chercheur italien
Blasco Ibanez Vicente (1867-1928) écrivain, journaliste et homme politique espagnol
Blumberg Baruch (1925-2011) médecin et généticien américain

Blundell James (1780-1877) médecin obstétricien anglais
Browning Charles Albert « Tod » (1880-1962) réalisateur scénariste et acteur américain
Buchner Johann Andreas (1783-1852) pharmacologue allemand
Burkitt Denis (1911-1993) chirurgien militaire irlandais
Burton Richard (1925-1984) acteur de théâtre et de cinéma britannique
Cabrel Francis (né en 1953) chanteur français
Caen Jacques (né en 1927) médecin hématologue et chercheur français
Callimaque (IIe siècle av. J.-C.) poète grec
Camus Albert (1913-1960) écrivain, philosophe et dramaturge français
Calvin Jean (1509-1564) pasteur et théologien français
Casteret Anne-Marie (1948-2006) journaliste
Castle William Bosworth (1897-1990) médecin physiologiste américain
Cavalli-Sforza Luigi (1922-2018) généticien et anthropologiste italien
Caventou Joseph (1795-1877) pharmacien français
Cesalpino Andrea (1524-1603) médecin, philosophe et botaniste italien
César Jules (100 av. J.-C.-44 av. J.-C.) général, homme d'État et écrivain romain
Char René (1907-1988) poète, écrivain et résistant français
Charpentier Emmanuelle (née en 1968) microbiologiste et chercheuse française
Charpy Christian (né en 1959) haut-fonctionnaire français
Chrétien de Troyes (1135-1180 ou 90) poète français
Clairvaux Bernard, dit Saint-Bernard de Clairvaux (1090-1153) moine bourguignon
Crisler Segar Elzie (1894-1938) écrivain américain auteur de bandes dessinées
Cicéron (106 av. J.-C.-43 av. J.- C.) avocat, orateur et homme d'État romain
Cocteau Jean (1889-1963) poète, peintre, dramaturge et cinéaste français
Cooley Thomas (1871-1945) médecin pédiatre américain
Corneille Pierre (1606 -1684) dramaturge et poète français
Craven Wesley Earl « Wes » (1939-2015) cinéaste, réalisateur et producteur américain
Curie Marie née Sklodowska (1867-1934) physicienne et chimiste polonaise puis française
Cybo Giovani Battista (1432-1492) devint pape sous le nom d'Innocent VIII
Dameshek William (1900-1969) médecin hématologue américain
Dausset Jean (1916-2009) médecin immunologiste français
De la Brosse Guy (1586-1641) botaniste et médecin français
Delacroix Eugène (1798-1863) peintre français
Delflandre Clotild-Camille (1871-1946) médecin et chercheur française
Denis Jean-Baptiste (1635-1704) médecin montpelliérain
Denise Henri (1855-1932) cuisinier français
Descartes René (1596-1650) mathématicien, physicien et philosophe français
DeVita Vincent Jr (né en 1935) médecin, épidémiologiste et cancérologue américain

Dieffenbach Johann Friedrich (1792-1847) médecin chirurgien allemand
Dionis (1643-1718) chirurgien et anatomiste français
Diop Cheikh Anta (1923-1986) anthropologue, historien et homme politique sénégalais
Doudna Jennifer (Née en 1964) biochimiste et biologiste moléculaire américaine
Du Bellay Joachim (1522-1560) poète français
Donizetti Gaetano (1797-1848) compositeur italien
Donné Alfred (1801-1878) médecin et bactériologiste français
Donnal Thomas Edward (1920-2012) médecin et chercheur américain
Doppler Christian (1803-1853) physicien et mathématicien autrichien.
Douay Luc (né en 1953) médecin hématologue et chercheur français
Dracul Vlad (1392-1447) prince de Valachie qui régna sous le nom de Vlad II
Duckert François-Henri (1922-1998) médecin chimiste et biochimiste suisse
Dumézil Georges (1898-1986) philologue et anthropologue français
Éluard Paul, Eugène Grindel dit Paul Eluard (1895-1952) poète français
Empédocle (Vè siècle av. J.-C.) philosophe pythagoricien
Epstein Michael Anthony (né en 1921) virologue et pathologiste britannique
Eschyle (525 av. J.-C.-456 av. J.-C.) dramaturge grec
Euripide (480 av. J.-C.-406 av. J.-C.) dramaturge grec
Ferenczi Sandor (1873-1933) neurologue et psychanalyste hongrois
Farber Sidney (1903-1973) pédiatre et pathologiste américain
Fahrenheit Daniel Gabriel (1686-1736) physicien allemand
Fischer Alain (né en 1949) médecin pédiatre et immunologiste français
Folli Francesco (1624-1685) médecin et philosophe italien
François Claude (1939-1978) chanteur français
France Anatole, François-Anatole Thibault dit Anatole France (1844-1924) écrivain français
Galien Claude (129-201) médecin et écrivain grec
García Lorca Federico (1898-1936) poète et dramaturge espagnol
Garretta (né en 1944) médecin français
Gautier Théophile (1811-1872) poète, romancier et critique d'art français
Gerhardt Charles (1816-1856) chimiste français
Gibran Khalil (1883-1931) poète et artiste peintre libanais
Giono Jean (1895-197) écrivain et cinéaste français
Goudemand Maurice (1919-2002) médecin hématologue français
Goya Francisco José, F de Goya y Lucientes (1746-1828) peintre et graveur espagnol
Grimm Jacob (1785-1853) linguiste, philologue et écrivain allemand
Grimm Wilhelm (1786-1859) linguiste, philologue et écrivain allemand
Guillotin Joseph-Ignace (1738-1714) médecin français
Gyatso Tenzin (né en 1935) moine bouddhiste, 14e Dalaï-Lama
Gluckman Éliane (née en 1940) médecin hématologue et chercheuse française
Griffith David Wark (1875-1948) cinéaste réalisateur américain

Haircraft John Berry (1587-1922) médecin et physiologiste britannique
Haldane John Burdon Sanderson (1892-1964) généticien britannique puis indien
Halliday Johnny, Jean-Philippe Smet, dit J Halliday (1943-2017) chanteur français
Hayem Georges (1841-1933) médecin hématologue français
Harvey William (1578-1657) médecin anatomiste et physiologiste anglais
Hemingway Ernest (1899-1961) écrivain américain
Henri VIII (1491-1547) roi d'Angleterre et d'Irlande
Heredia José, José Maria de Heredia (1842-1905) poète français d'origine cubaine
Havel Vaclav (1636-2011) écrivain dramaturge et homme politique tchèque
Hippocrate (460 av. J.-C.-377 av. J.-C.) médecin grec
Hitchcock Alfred (1899-1980) cinéaste, réalisateur et scénariste britannique
Hodgkin Thomas (1798-1866) médecin anatomo-pathologiste anglais
Hoffmann Félix (1868-1946) chimiste allemand
Homère (VIIe siècle av. J.-C.) écrivain et aède grec
Horace (65 av. J.-C.- 27 av. J.-C.) poète latin
Howell William Henry (1860-1945) physiologiste et biochimiste américain
Hughes Bennett John (1812-1875) médecin anatomiste et physiologiste britannique
Hunter John (1728-1793) médecin chirurgien anglais
Hustin Albert (1882-1967) médecin, chirurgien et scientifique belge
Jeanbrau Émile (1873-1950) médecin français, urologue et transfuseur
Kahler Otto (1849-1893) médecin austro-hongrois
Kaplan Henry (1918-1984) médecin radiothérapeute américain
Kerenski Alexandre (1881-1970) avocat et homme politique russe
Kipling Rudyard (1865-1936) écrivain britannique
Edward Krumbahaar (1882-1966) médecin anatomopathologiste américain
Laërce Diogène (IIIe siècle av. J.-C.) poète, doxographe et biographe grec
La Grange, Charles Varlet dit La Grange (1635-1692) comédien français
Landsteiner Karl (1868-1943) médecin et biologiste autrichien
Lautréamont Isidore Ducasse dit Lautréamont (1846-1870) poète franco-uruguayen
Layrisse Miguel (1944-1980) médecin vénézuélien
Leconte de Lille Charles (1818-1894) poète français
Lévy-Bruhl Lucien (1857-1939) philosophe, sociologue et anthropologue français
Lobkowicz Eléonor-Amélie de Lobkowicz (1682-1741) princesse de la noblesse autrichienne
Lower Richard (1631-1691) médecin physiologiste anglais
Karl-Paul Link (1901-1978) biochimiste américain
Lee Christopher (1922-2015) acteur, chanteur, producteur et musicien britannique
Linné Carl, Carl von Linné (1707-1778) naturaliste suédois

Leuwenhoek, Anton van Leuwenhoek (1632-1723) drapier et chercheur hollandais
Lorfeuvre-Audabram Régine () sociologue auteur française de livres de cuisine
McLean Jay (1890-1957) chirurgien américain codécouvreur de l'héparine
Maïmonides Moïse (1135-1204) rabbin séfarade, médecin, philosophe, et écrivain
Manet Édouard (1832-1883) peintre et graveur français
Malpighi Marcello (1628-1694) médecin et naturaliste italien
Markwardt Fritz (1924-2011) pharmacologue allemand
Masson André (1896-1987) peintre, graveur et décorateur de théâtre français
Mathé Georges (1922-2010) médecin, cancérologue et immunologiste français
Menon Joseph (1700-1771) cuisinier français
Metchnikoff Ilya Illitch (1845-1916) zoologiste, bactériologiste et immunologiste ukrainien
Minot Georges (1885-1950) médecin physiologiste américain
Mitterrand François (1916-1996) homme d'état français
Molière, Jean-Baptiste Poquelin (1622-1673) comédien et dramaturge français
Montagnier Luc (1932-2022) biologiste, virologue et chercheur français,
Montherlant Henri (1895-1972) écrivain, romancier et dramaturge français
Morawitz Paul (1879-1936) médecin physiologiste russe
Mouloudji Marcel (1922-1994) chanteur, auteur-compositeur et interprète français
Mountbatten Philip (1952-2021) époux de la reine d'Angleterre Elisabeth II
Mozart Wolfgang Amadeus (1756-1791) compositeur autrichien
Munch Edvard (1863-1944) peintre et graveur norvégien
Murakami Haruki (né en 1949) écrivain japonais
Murphy William (1892-1987) médecin physiologiste américain
Nietzsche Friedrich (1844-1900) philosophe et poète allemand
Nicot Jean (1530-1604) diplomate et philologue français
Noble Robert (1910-1990) médecin et chercheur de l'université de Toronto au Canada
Nothomb Amélie (née en 1966) écrivain belge d'expression française
Osler William (1849-1919) médecin canadien
Osorio, ana de Osorio (1599-1625, épouse de Luis de Cabrera, vice-roi du Pérou
Ovide (43 av. J.-C.-17 apr. J.-C.) poète latin
Owren Paul (1905-1950) médecin et chercheur norvégien
Paré Ambroise (1509-1590) chirurgien et anatomiste français
Patin Guy (1601-1672) médecin et épistolier français
Perrault Charles (1628-1703) écrivain français
Pierre Pelletier (1788-1842) chimiste et pharmacien français
Pääbo Svante (né en 1955) biologiste, généticien et chercheur suédois
Pablo Picasso (1881-1973) peintre, sculpteur et graveur espagnol
Pastoureau Michel (né en 1947) écrivain, historien et chercheur français

Platon (428 av. J.-C.-248 av. J.-C.) philosophe grec
Plaute (254 av. J.-C.-184 av. J.-C.) écrivain et dramaturge romain
Pline l'ancien (23-79) écrivain et encyclopédiste romain
Prévert Jacques (1900-1977) poète français
Puccini Giacomo (1858-1924) compositeur italien
Pythagore (580 av. J.-C.-495 av. J.-C.) philosophe, mathématicien et scientifique grec
Rapaport Felix (1929-2001) chirurgien et scientifique allemand, a exercé aux États-Unis
Racine Jean (1639-1699) dramaturge et poète français
Raimi Sam (né en 1959) réalisateur, scénariste et producteur de cinéma
Raspoutine Grigori Efimovitch dit Raspoutine (1869-1916) mystique et guérisseur russe
Ratnoff O (1916-2008) médecin hématologue américain
Recklinghausen Friedrich (1833-1910) médecin pathologiste allemand
Rimbaud Arthur (1854-1891) poète français
Riolan Jean (1577-1657) médecin français
Ronsard Pierre, Pierre de Ronsard (1524-1585) poète français
Rouget dit de Lisle Claude (1760-1836) officier français et poète
Roux Jean-Paul (1925-2009) historien français
Russell Charles Taze (1852-1916) pasteur américain
Rutherford Joseph (1869-1942) pasteur américain
Saxton Reginald (1911-2004) médecin américain
Scorcese Martin (né en 1942) réalisateur, acteur et scénariste italo-américain
Servet Michel (1511-1553) médecin et théologien espagnol naturalisé français
Schofield Frank (1889-1970) vétérinaire et chercheur canadien
Shakespeare William (1564-1616) dramaturge, poète et acteur anglais
Schultze Max (1825-1874) biologiste allemand
Senghor Léopold Sédar (1906 -2001) poète, écrivain et homme politique sénégalais
Serres Michel (1930-2019) philosophe et historien français
Smith Dick (1922-2014) maquilleur et inventeur d'effets spéciaux cinématographiques
Soulier Jean-Pierre (1915-2003) médecin et chercheur français
Störk Anton, Anton von Storck (1731-1803) médecin autrichien
Stoker Bram (1847-1912) écrivain irlandais et britannique
Stuart Marie (1542-1587) reine d'Écosse sous le nom de Marie première
Swinton John (1703-1777) écrivain britannique
Tobelem Gérard (1947-2023) médecin, chercheur et écrivain français
Tokarczuk Olga (née en 1962) écrivain polonaise
Tudor Marie (1516-1558) reine d'Angleterre et d'Irlande sous le nom de Marie première.
Tzanck Arnaud (1886-1954) médecin dermatologue et transfuseur français

Vainchenker William (né en 1947) médecin et chercheur français
Valéry Paul (1871-1945) écrivain, poète et philosophe français
Verdi Giuseppe (1813-1901) compositeur italien
Verlaine Paul (1844-1896) poète français
Victoria, née Alexandrina Victoria (1819-1901) reine du Royaume-Uni
Virgile (70 av. J.-C.-19 av. J.-C.) poète latin
Vigny Alfred, Alfred de Vigny (1797-1863) poète français
Virchow Rudolf (1821-1902) médecin pathologiste et homme politique prussien
Voltaire, François-Marie Arouet dit Voltaire (1694-1778) écrivain et philosophe français
Waldenström Jan (1906-1996) médecin suédois
Wren Christopher (1632-1723) architecte et savant britannique
Westergren Alf (1891-1968) médecin interniste suédois
Whipple Georges (1878 -1976) médecin et chercheur américain
Wiener Alexander (1907-1976) biologiste américain
Willis Lucy (1888-1964) médecin hématologiste et chercheur britannique
Zola Émile (1840-1902) écrivain français

BIBLIOGRAPHIE

ANONYME, *La fameuse comédienne ou histoire de la Guérin auparavant femme et veuve de Molière*, Barraud, Paris, 1870.

BAILLY A., *Dictionnaire grec-français*, Hachette, Paris, 1950.

BERCHE P. et LEFRÈRE J.J., *Gloires et impostures de la médecine*, Perrin, Paris, 2011.

BERNARD J et RUFFIÉ J., *Hématologie géographique*, Masson, Paris, 1966.

BERNARD J., *Le sang et l'histoire*, Buchet/Chastel, Paris, 1983.

BERNARD J., BESSIS M. et BINET J.L., *Histoire illustrée de l'hématologie*, R Dacosta, Paris, 1992.

BERNARD J., *La légende du sang*, Flammarion, Paris, 1992.

BETTELHEIM B., *Psychanalyse des contes de fées*, R Laffont, Paris, 1999.

BIALE D., *Le sang et la foi*, Bayard, Montrouge, 2009.

BINET J.L., *Le sang et les hommes*, Gallimard, Paris, 2001.

BORGOGNINI TARLI S.M. & PAOLI G., Les groupes sanguins du système ABO à partir des tissus d'anciens Égyptiens, *Bulletin et Mémoires de la Société d'Anthropologie de Paris*, 1981, 8, 297-305.

BOUSTANI F., *La circulation du sang- Entre Orient et Occident, l'histoire d'une découverte*, Philippe Rey, Paris, 2007.

BROUSSOLE B., MÉLIET J.L., COULANGE M., *Physiologie et médecine de la plongée*, Ellipses, Paris, 2006.

CAEN J., *Le sang d'une vie*, Plon, Paris, 1994.

CAVALLI-SFORZA L., *Gènes, peuples et langues*, Odile Jacob, Paris, 1996.

CAVALLI-SFORZA L. et CAVALLI-SFORZA F., *La génétique des populations- Histoire d'une découverte*, Odile Jacob, Paris, 2008.

CAVALLI-SFORZA L. et F., *Qui sommes-nous ? Une histoire de la diversité humaine*, Champs Sciences, Flammarion, 1997.

CHANDRA D., PARISINI E., MOZAFFARIAN D., Meta-analysis: travel and risk for venous thromboembolism, *Annals of Internal Medicine*, 2009, 4:180-190.

DANIC B. et LEFRÈRE J.J., Le sang dans l'art, l'art dans le sang, In *Transfusion clinique et biologique*, 1986, 17, 382-385.

EDEINE B., *La Sologne*, Éditions du Mouton, Paris, 1974.

LAYRISSE M., ARENDS T., DOMINGUEZ S.R., Nuevo Grupo sanguineo encontrado en descientes de Indios, *Acta Medica Venezuelana*, 1955 ; 3 : 132.

LEFRÈRE J.J. et SCHVED J.F., *Transfusion en hématologie*, John Libbey, Paris, 2010.

Le sang au cinéma – Blow up, documentaire Arte, 25 oct. 2016.

LEMONNIER P., Quand la mort est toujours extrême. La complémentarité entre rites de mort et formes d'imputation du malheur en Nouvelle-Guinée, *Études sur la mort*, 2009, 2 : 109-118.

LEVINE P., ROBINSON E.A., LAYRISSE M., ARENDS T., DOMINEZ S., The Diego blood factor, *Nature*, 1956 ; 177 : 40-41.

LORFEUVRE-AUDABRAN R. et RICARD F., *Le sang- Dix façons de le préparer*, Éditions de l'Épure, Paris, 2005.

MAZIERES S. et COSTEDOAT C., Diego, Asie et Amérique : comment la répartition d'un groupe sanguin suffit à décrire le peuplement de deux continents, CNRS Éditions, *Os, sangs, gènes et Cultures*, 2019, 17 : 133-143.

MOTHE J.P., *Du sang et du sexe dans les contes de Perrault*, L'Harmattan, Paris, 1999.

OWEN A. Jr., *A history of blood coagulation*, Mayo Foundation for Medical Education and Research, Rochester, 2001.

PASTOUREAU M., *Rouge. Histoire d'une couleur*, Éditions du Seuil, Paris, 2019.

PERRAULT C., *Contes*, Garnier-Flammarion, Paris, 1992.

PERRIN Y., « L'étranger à Rome au Haut-Empire ou des vertus et des limites d'un questionnement anachronique », dans *Étrangers et sociétés*, Presses universitaires de Rennes, 2009, 27-44.

PORTER L., *The myth of "Bloody Mary": A biography of Queen Mary I of England*, St Martin Press, New York, 2008.

ROUX J.P., *Le sang- Mythes, symboles et réalités*, Fayard, Paris, 1988.

SCHERPEREEL P., *Le sang : imaginaires et réalités. Des excès de la saignée à la transfusion sanguine*, L'Harmattan, Paris, 2016.

SONG S., STARUNOV V., BAILLY X., RUTA C., KERNER P., ANNEMIEK J., CORNELISSEN M., BALAVOINE G., Globins in the marine annelid Platynereis dumerilii shed new light on hemoglobin evolution in bilaterians, *BMC Evolutionary Biology*, 2020, 20 :165.

SORIANO M., *Introduction aux contes de Perrault*, Flammarion, Paris, 1991.

THORWALD J., *Histoire de la médecine dans l'antiquité*, Hachette, Paris, 1962.

TOBELEM G., *Histoires de sang*, Perrin, Paris, 2013.

WHIPPLE G.H. & BRADFORD W.L., Mediterranean disease-thalassemia (erythroblastic anemia of Cooley), *The Journal of Pediatrics*, 1936 ; 9:279-311.

WINTROBE M.M., *Blood, pure and eloquent*, McGraw-Hill Book Company, New York, 1980.

Remerciements

Mes remerciements iront, une fois de plus, et plus encore que précédemment à Michèle Reby, qui a retouché, à la virgule près, ce texte dont beaucoup de pages sanguinolentes étaient loin de ses domaines familiers. Je mesure, ici, l'étendue du travail effectué.

Merci aussi à mes collègues, amis et complices Jean-Yves Cahn et Norbert Ifrah qui ont relu, corrigé, annoté et enrichi tous les textes relevant de l'hématologie et de quelques-unes de leurs passions.

Tous les articles, médicaux ou non, du présent ouvrage ont été confiés pour avis et corrections éventuelles à des collègues et personnalités compétentes dans le domaine traité, médical ou non. J'exprime ainsi, plus particulièrement, ma gratitude à Patricia Aguilar-Martinez, Pierre Albaladéjo, Alain Fischer, Sophie Fruit, Jérome Giovanonni, Jean-Pierre Laroche, Emmanuel Margueritte, Claude Maugard, Olivier Nasr, Nicolas Piedra, André Sacoune et Michel Schved.

J'ai, ici, une pensée pour tous ceux auprès desquels j'ai appris les différentes composantes de l'hématologie, Pierre Izarn, Jean-Marie Emberger, Maurice Navarro, mais aussi Jacques Caen et Michel Samama qui m'ont aidé dans les moments les plus importants de ma carrière.

Enfin, je veux rendre hommage à celui qui, il y a une cinquantaine d'année, a ébauché sans le savoir les premières lignes d'un livre dont, hélas, il ne connaîtra pas l'existence. Son enseignement lumineux est probablement à l'origine de ma dilection pour l'hématologie. Il me plait que son nom s'inscrive pour clore cet ouvrage : Jacques-Louis Binet.

SOMMAIRE

Structures éditoriales du groupe L'Harmattan

L'Harmattan Italie
Via degli Artisti, 15
10124 Torino
harmattan.italia@gmail.com

L'Harmattan Hongrie
Kossuth l. u. 14-16.
1053 Budapest
harmattan@harmattan.hu

L'Harmattan Sénégal
10 VDN en face Mermoz
BP 45034 Dakar-Fann
senharmattan@gmail.com

L'Harmattan Cameroun
TSINGA/FECAFOOT
BP 11486 Yaoundé
inkoukam@gmail.com

L'Harmattan Burkina Faso
Achille Somé – tengnule@hotmail.fr

L'Harmattan Guinée
Almamya, rue KA 028 OKB Agency
BP 3470 Conakry
harmattanguinee@yahoo.fr

L'Harmattan RDC
185, avenue Nyangwe
Commune de Lingwala – Kinshasa
matangilamusadila@yahoo.fr

L'Harmattan Congo
219, avenue Nelson Mandela
BP 2874 Brazzaville
harmattan.congo@yahoo.fr

L'Harmattan Mali
ACI 2000 - Immeuble Mgr Jean Marie Cisse
Bureau 10
BP 145 Bamako-Mali
mali@harmattan.fr

L'Harmattan Togo
Djidjole – Lomé
Maison Amela
face EPP BATOME
ddamela@aol.com

L'Harmattan Côte d'Ivoire
Résidence Karl – Cité des Arts
Abidjan-Cocody
03 BP 1588 Abidjan
espace_harmattan.ci@hotmail.fr

Nos librairies en France

Librairie internationale
16, rue des Écoles
75005 Paris
librairie.internationale@harmattan.fr
01 40 46 79 11
www.librairieharmattan.com

Librairie des savoirs
21, rue des Écoles
75005 Paris
librairie.sh@harmattan.fr
01 46 34 13 71
www.librairieharmattansh.com

Librairie Le Lucernaire
53, rue Notre-Dame-des-Champs
75006 Paris
librairie@lucernaire.fr
01 42 22 67 13

www.ingramcontent.com/pod-product-compliance
Lightning Source LLC
LaVergne TN
LVHW011315061026
849535LV00005B/1566